Für alle,
die die Hoffnung noch nicht
aufgegeben haben

INHALTSVERZEICHNIS

VORWORT

Vor 11 Jahren – ein Notfallanruf einer Hausarztpraxis im Dillkreis. Dieser Arzt ist selbst Christ und möchte, dass sein Patient, ein Missionar, von einem gläubigen Psychiater behandelt wird. Letzter Auslöser für seinen Besuch war die Mitteilung über völlig unklare, katastrophale Leberwerte. Und dann sitzt er da, seine Frau neben ihm zur Unterstützung. Ein jugendliches Aussehen, aber irgendwie matt und kraftlos. Jörg Eymann kann seine Situation schildern, dabei ist er aber völlig ratlos: Wie kann das sein, wo kommt das her, was sagt das über meinen Glauben und über Gott? Allmählich wird mir klar: Das ist einer, der von Gott beauftragt für Gott brannte, und nun ist er ausgebremst.

Erst nach und nach wurden die biografischen, biologischen und kognitiv denkerischen Bedingungen der Entstehung des »Burnout« beziehungsweise der von mir diagnostizierten depressiven Reaktion deutlich.

Das sollte jedem Leser nach Lektüre des Buches klar sein: Nur wer brennt, kann ausbrennen. Aber Gott will nicht, dass wir aus- oder verbrennen; Gott will, dass wir und die sendende Gemeinde und/oder Organisation auf uns aufpassen, uns notfalls bremsen und umsorgen.

Jörg Eymann gelingt in diesem Buch der Brückenschlag zwischen – auch im christlichen Bereich mittlerweile ausreichend vorhandener – Ratgeberliteratur und dem persönlichen Erleben eines Weges ins, im und durchs Burnout. Dabei geht er schonungslos und erstaunlich ehrlich mit seinen falschen Motiven, seinem Ringen mit Gott und der Bereitschaft, los- und sich fallen zu lassen, um und gibt liebevolle Hinweise, die keine Rat-»Schläge« sein wollen, zur Selbstfürsorge, Prävention und Nachsorge.

Für Verantwortliche in Gemeinde und christlichen Werken gibt er wertvolle Anregungen zur »Member Care«, für Unterstützer und Beter eine Anleitung zu Kontakten und Begleitung von Hauptamtlichen und für Kandidaten, Missionare und Angehörige einen Spiegel zum gesunden Umgang mit Auftrag, Berufung, Einsatz und »Selbstliebe«. Dass dieses Buch nun gerade in der Coronakrise veröffentlicht wird, ist zwar so nicht geplant, passt aber auch für Betroffene, die Corona als zusätzlichen Stressor erleben.

Rehe, 13.07.2021
Hasso Dapprich
Arzt für Psychiatrie und Psychotherapie

DARUM GEHT ES

»Wo die anderen im grauen Alltag nur Staub sehen, haben wir Schürfrechte auf die Edelsteine Gottes – und wir finden sie.
Unser Leben ist ein Diamantenfeld.«[1]

»Nur im Dunkeln kannst du die Sterne funkeln sehen!«, sagte ich, als ich eines Nachts zusammen mit zwei meiner Bekannten den wolkenlosen Himmel ansah. »Das ist doch logisch! Im Hellen würdest du sie kaum sehen.«, meinte da spontan die eine Bekannte. »Stimmt!«, betonte daraufhin die andere: »Im Hellen würde meine Seele viele Dinge, viel Kostbares, viele Schätze nicht sehen, da man die nur im Dunkeln entdecken kann.«

Ein Satz, zwei grundlegend verschiedene Reaktionen und Betrachtungsweisen. Einer sieht, was er vor Augen hat, ein anderer blickt tiefer. Diese Begebenheit hat mich überrascht, zum Nachdenken angeregt. Über mein Leben, über Erlebnisse in der Vergangenheit, über dunkle und helle Zeiten. Denn davon gab es und gibt es in meinem Leben genug: Dunkles und Helles, Niederlagen und Siege, Verletzungen und Heilungen, Leiden und Freuden, Tiefen und Höhen, ...

1 Rudolf Bösinger bei Willy Weber, Entdecke das Kind in dir!, R.Brockhaus Verlag, Wuppertal, 2005, S. 6; dazu auch mein Tagebucheintrag vom 9.12.2010.

»Alles hat seine Zeit!«, sagt der Prediger Salomo im Alten Testament. So ist es wohl auch. Natürlich bevorzuge ich die hellen, schönen, farbenprächtigen Zeiten, wenn die Sonne scheint und in meinem Leben alles grünt und blüht, ich mich voller Energie und Frische fühle, voller Hoffnung und Mut, das Leben anzupacken, und ich mich voller Schwung und Begeisterung an meine täglichen Aufgaben mache. Ein Lächeln liegt dann auf meinem Gesicht und ein fröhliches Lied kommt aus meinem Mund: Wie herrlich ist das Leben!

Doch es gibt eben auch die dunklen Tage, wenn einfach nichts gelingen will. Wenn die Sonne hinter den Wolken verborgen ist und vielleicht sogar dunkle Nacht mein Leben umgibt. Wenn ich nicht weiterweiß und guter Rat teuer ist. Wenn meine Lebensenergie irgendwie nicht fließt und jede kleine Aufgabe zur großen Last wird. Wenn Falten auf meiner Stirn liegen, und ich alles blöd finde, mich am allermeisten! Ja, diese Zeiten gibt es. Ich will sie dann überhaupt nicht haben, aber ich kann ihnen auch (meist) nicht ausweichen.

»Alles hat seine Zeit!« Der Prediger Salomo hat wohl recht mit dieser Aussage, mit den Beobachtungen, die er in seinem eigenen Leben und im Leben anderer Menschen gemacht hat.[2]

---

2 »Ein jegliches hat seine Zeit,
und alles Vorhaben unter dem Himmel hat seine Stunde:
Geboren werden hat seine Zeit, sterben hat seine Zeit;
pflanzen hat seine Zeit, ausreißen, was gepflanzt ist, hat seine Zeit;
töten hat seine Zeit, heilen hat seine Zeit;
abbrechen hat seine Zeit, bauen hat seine Zeit;
weinen hat seine Zeit, lachen hat seine Zeit;

Es sind irgendwie sehr nüchterne Aussagen von Salomo, die aber eben doch stimmen, die sich mit dem decken, was ich in meinem Leben erlebt habe und weiterhin erlebe.

Ich erlebe diese Kontraste, ja mein Leben lebt von diesen Gegensätzen, von diesen gegensätzlichen Polen, die sich doch irgendwie ergänzen und das Leben zu dem Leben machen, wie ich es erlebe und schätze.

Bestände mein Leben nur aus Höhen, würde ich keine Tiefen kennen. Bestände mein Leben nur aus Tiefen, würde ich mich in den »schwarzen Löchern« verlieren und wahrscheinlich irgendwann darin zugrunde gehen. Gäbe es nur Helles und Strahlendes, würde ich vieles nicht sehen, was man nur im Dunkeln sehen kann. Gäbe es nur Dunkles, würde ich bald die Orientierung verlieren und »eingehen wie eine Primel«.

Ich mag das Dunkle nicht, keine dunklen Räume und auch keine dunklen Zeiten. Ich will ihnen ausweichen, aber es gibt sie. Und das Verrückte und Überraschende ist: Ich brauche sie! Die dunklen Zeiten, die ich nicht mag und denen ich am liebsten ausweichen möchte: Ich brauche sie!

Wenn ich z. B. an den Schlaf denke, wird das mehr als deutlich. Wenn es um mich herum nicht richtig dunkel

---

klagen hat seine Zeit, tanzen hat seine Zeit;
Steine wegwerfen hat seine Zeit, Steine sammeln hat seine Zeit;
herzen hat seine Zeit, aufhören zu herzen hat seine Zeit;
suchen hat seine Zeit, verlieren hat seine Zeit;
behalten hat seine Zeit, wegwerfen hat seine Zeit;
zerreißen hat seine Zeit, zunähen hat seine Zeit;
schweigen hat seine Zeit, reden hat seine Zeit;
lieben hat seine Zeit, hassen hat seine Zeit;
Streit hat seine Zeit, Friede hat seine Zeit.« (Prediger 3,1-8).

ist, kann ich kaum tief und fest schlafen. Das weiß jeder, der schon mal im Sommer nördlich des Polarkreises war und wo nachts um 1.00 Uhr noch die Sonne geschienen hat. Die Mitternachtssonne ist zunächst vielleicht eine atemberaubend schöne Erfahrung für Touristen; wer aber dadurch Tage und Wochen nicht mehr richtig schlafen kann, sehnt sich bald die dunkle Nacht herbei, wenigstens für ein paar Stunden ...

Schlaf ist sehr wichtig. Das wissen wir. Dadurch gewinnen wir Energie und Frische für den neuen Tag, wenn die Sonne wieder aufgeht und es hell wird. Und am besten schlafen wir, wenn es um uns herum richtig dunkel ist. Auch Dunkelheit hat eben seine Zeit, seine Berechtigung und seinen Sinn!

Auch in unserem Leben.

Aber was ist, wenn es ganz dunkel um unsere Seele wird? Macht das Dunkel auch dann noch wirklich Sinn? Wenn ja, welchen? Wie komme ich wieder raus aus diesem Dunkel? Wo finde ich neues Licht? Denn selbst, wenn das Dunkel in und um meine Seele irgendwo einen Sinn machen sollte, auf die Dauer kann das ja nicht gesund sein! Oder? Was mache ich, wenn alles dunkel, unklar, »hoffnungslos« erscheint? Wie, wo finde ich dann noch Hoffnung? Durch was, durch wen?

In diesem Buch möchte ich mit Ihnen, liebe Leserinnen und Leser, Entdeckungen und Erfahrungen teilen, die ich vor allem vor mehr als zehn Jahren gemacht habe, die aber auch noch in den Jahren danach mein Leben grundlegend geprägt haben und bis heute an vielen Stellen mein Handeln mitbestimmen. Damals, vor mehr als einem Jahrzehnt, hat eine richtig lange Krisenzeit angefangen. Seither habe ich viel Schönes und Helles erlebt, aber vor allem auch richtig harte, dunkle Zeiten, in denen es mir an die Substanz ging, ans Eingemachte! Da waren viele Zeiten dabei, in denen nichts mehr ging, ich am Ende meiner Kräfte war, und morgens schon das Aufstehen die reinste Qual war. Es gab hoffnungslose Zeiten, in denen ich »am Ende meines Lateins« angelangt war, am Tiefpunkt meines Lebens.

Ich hoffe und bete, dass dieses Buch all denen einen Hoffnungsschimmer vermittelt, die in einer ähnlich schwierigen Situation sind, die empfinden, dass sie den »Karren an die Wand gefahren« haben, die einfach nicht mehr weiterwissen. Allen, die einfach nicht mehr weiterkönnen, weil sie einfach nicht mehr die Kraft dazu haben, weil sie »ausgebrannt« sind und nur vor der »qualmenden Asche« ihres Lebens stehen.

Dieses Buch ist in vier Hauptteile gegliedert.

Im *ersten*, umfassendsten Teil beschreibe ich autobiographisch, wie ich da hineingeraten bin, ins »Burnout«, als nichts mehr ging, wie ich diese Lebenskrise mit wenig Höhen und vielen Tiefen erlebt und erlitten habe und wie ich aus der Krise des »Ausgebranntseins« wieder herausgefunden habe zu einem Leben mit neuer Energie, Perspektive und Hoffnung. Unter der Überschrift »Wegetappe« am Ende von vier der fünf Kapiteln ergänze und vertiefe ich mit wichtigen Erkenntnissen und Gedanken meine persönlichen Erlebnisse und Erfahrungen.

Im *zweiten* Teil kläre ich, was ein Burnout ist, welche Ursachen und Auslöser es dafür gibt und in welche Haupt- und Unterphasen man es unterteilen kann. Damit verbunden gebe ich einige Hilfestellungen aus meiner eigenen Erfahrung, wie man sich in den verschiedenen Phasen verhalten sollte, um sie gut zu bewältigen.

Im *dritten* Teil geht es mir darum, darzustellen, wie man sich vor einem Burnout präventiv schützen kann. Hier beschreibe ich etliche praktische Tipps und Hilfen, wie man es vermeiden kann, in ein Burnout hineinzugeraten, bzw. was man nach einem Burnout weiterhin vorbeugend tun sollte, um nicht wieder in ein solches »hineinzurutschen«.

Im abschließenden *vierten* Teil lade ich die Leser ein, mit mir zusammen zu träumen von einem Leben im Licht, das mit viel Hoffnung und klarer Perspektive erfüllt ist, und sich mit mir auf die Suche nach der Quelle zu machen, aus der solch ein hoffnungsvolles, überfließendes Leben »sprudelt«. Ich lade ein, mit mir zusammen ins Land der Hoffnung, ins »Abenteuerland« zu gehen, dort aus der »Quelle der Hoffnung« zu »trinken« und somit selbst zu einem Hoffnungsträger für andere zu werden.

Jeder Teil ist durchzogen von meinen eigenen Erlebnissen und Erfahrungen mit dem Burnout. Ich bin kein Mediziner oder Therapeut. Aber ich bin selbst Betroffener! Mich bewegen und prägen noch heute diese Zeiten, in denen buchstäblich nichts mehr ging, weil alle meine Energie aufgebraucht war.

Nach all den Jahren nenne ich mich immer noch »Burnoutler«. Ich habe wieder Energie und ich bin wieder in einem guten Maße belastbar, aber mein Energieniveau ist nicht mehr wie zuvor. Viele Wunden sind verheilt, aber manche Narben spüre ich noch. Ich habe viel gelernt und habe in der Dunkelheit manchen »Schatz« entdeckt und »Stern« funkeln sehen, aber ich bin immer noch gefährdet, zurückzufallen in alte Muster, alte Zeiten.

Ich wünsche mir sehr, dass vielen, die dieses Buch lesen, viele meiner Erfahrungen erspart bleiben. Deshalb habe ich dieses Buch geschrieben. Das hat mich viel Kraft gekostet, vor allem emotionale. Aber ich wusste, dass ich es tun sollte, für mich und für andere.

TEIL I
DER WEG INS, IM UND DURCHS BURNOUT

Es war wirklich ein sehr, sehr langer, mühsamer Weg, der mich ins, im und aus dem Burnout herausgeführt hat. Ein befreundeter Arzt hat mir auf diesem Weg einmal gesagt, dass es genauso lange dauert, aus einem Burnout herauszukommen, wie es gedauert hat, in solch eine existentielle Lebenskrise hineinzukommen. Er hatte recht. Und wie!

KAPITEL 1
DER SCHLEICHENDE WEG INS BURNOUT

Im Raum ist es schwülheiß, doch ich zittere vor Panik und Erschöpfung. Mein Atem geht schnell. Mein Herz rast. Mir ist schwarz vor Augen. Und auch meine Seele sieht nur noch schwarz. Ich habe ein totales »Blackout«! Ich bin am Ende, und dabei triefend nass. Angstschweiß strömt aus allen meinen Poren und vermischt sich mit dem Wasser, das sich aus dem Duschkopf ergießt. Meine Haare tropfen, meine Kleidung auch. Ich sitze in der Dusche und habe dabei alle meine Klamotten an. Aber das ist mir völlig egal. Alles ist mir egal! Ich nehme meine Umgebung kaum wahr! Ich »stehe« völlig neben mir. Ich weiß nicht mehr, was unten oder oben ist, was ich denken, fühlen oder tun soll.

So muss es wohl sein, wenn einer durchgeknallt ist! Irgendwie ist es wie in einem falschen Film, oder wie in einem Alptraum. Aber das Wasser ist real, mein Zittern auch. Wie bin ich nur hierhin gekommen? Wie konnte es überhaupt nur so weit kommen?

1.1 NEUES LAND

Einige Jahre zuvor bin ich endlich am Ziel. Endlich in Japan! Nach vielen Jahren gründlicher biblisch-theologischer und missions-theologischer Vorbereitung bin ich endlich mit 30

Jahren zusammen mit meiner Frau Dorothea[3] im »Land der aufgehenden Sonne« angekommen! Endlich sind wir am Ziel unserer Träume! Endlich haben wir es geschafft!

Alle sind hier irgendwie mehr in Hektik, im Stress, auch die Missionare, die uns abholen. Kaum sind wir am Flughafen angekommen, geht es gleich zur Anmeldebehörde und nach dem Mittagessen in einem »Family Restaurant« (das Essen schmeckt recht westlich, weil es eine amerikanische Kette ist!) zum Führerscheinbüro, um den deutschen »Lappen« auf einen japanischen umschreiben zu lassen. Viele Menschen, aber alles geht irgendwie »wie am Schnürchen«! Nur beim Foto machen für den neuen Führerschein bin ich leicht irritiert: »Bitte nicht lächeln!«, sagt mir die Fotografin. »Komisch«, denke ich, »ich soll nicht lächeln im ›Land des Lächelns‹?«

Allerdings strahlt die Sonne von einem tiefblauen Himmel. Hier ist es nicht wie im neblig trüben deutschen Winter, die Sonne knallt regelrecht auf einen herab und es blühen Heckenrosen. Im Winter! Unglaublich! Aber dann erinnere ich mich, dass wir hier auch geographisch auf der Höhe von Nordafrika sind. Kein Wunder also! Und in der Wohnung der Missionare dann die besondere Überraschung: Es gibt keine Zentralheizung, es ist nur bedingt warm (da, wo ein Heizgerät steht), insgesamt eher kalt und morgens sogar sehr kalt. Nach der ersten Nacht mit einem mehr oder weniger tiefen Schlaf gehe ich am Morgen in die Dusche, das Fenster ist auf und es sind gefühlte null Grad

3 An anderen Stellen bezeichne ich »Dorothea« auch mit ihrem Spitznamen »Doro«.

Celsius im Raum. Die Lust auf Duschen ist mir schlagartig vergangen. Aber zugleich denke ich: »Was einen nicht umbringt, macht einen hart! Ich bin ja schließlich nun Missionar. Also Kleidung runter, Wasser marsch, Augen zu und runter unter die Dusche!« Das kalte Wasser wird schnell wärmer und Wasserdampf füllt den ganzen Raum. So wird auch der Raum ein wenig wärmer. Immerhin!

In den nächsten Tagen beginnen wir, Japan noch weiter zu entdecken, und erleben dabei: viel Verkehr, viele Menschen, viel Beschäftigung. Nette, lächelnde (!) Gesichter, unverständliches Sprachgewirr, ungewohnte Manieren. Fremdartiges Essen, unbekannte Gerüche, eigenartige Geräusche.

So taste ich mich zusammen mit meiner Frau langsam, vorsichtig, Schritt für Schritt vor in eine völlig neue, unbekannte Welt. Als Erwachsener noch mal wie ein Kleinkind eine neue Sprache, eine neue Kultur mit unbekannten Verhaltensformen lernen. Nach zwei Jahren intensiven Paukens in einer Sprachschule sich immer noch wie ein »I-Männchen« fühlen, zwar erwachsen sein, aber trotzdem oft fast nichts verstehen, was um einen herum geschieht, was der nette Japaner, der einen freundlich anlächelt, gerade meint.

Im Anschluss an die Sprachschule die erste eigene Verantwortung für den Aufbau einer neuen Gemeinde in einem eher traditionell-ländlichen Gebiet. Verantwortung für Gemeindeveranstaltungen, bei denen ich den Dialekt unserer Besucher nicht verstehe und wo ich mich auch oft nur ungenügend verständlich machen kann. Höchstes Stresslevel, wenn Menschen anrufen und ich einfach »nicht die Bohne« verstehe, was der Mensch, der da auf mich einredet und den ich noch nicht einmal sehen kann (so könnte ich wenigstens was am Gesicht ablesen!), von mir will! Die ersten zaghaften und echt äußerst anstrengenden Predigterfahrungen mit Ablesen der fast komplett (natürlich in Japanisch) aufgeschriebenen Message (mir tun meine Zuhörer heute noch leid!).

Bei allem gehen meine Frau und ich mit einer großen Motivation und mit »hehren« Zielen und Idealen an unsere Aufgaben heran, mit einer klaren Berufung für die Missionsarbeit in der größten vom Evangelium unerreichten Volksgruppe der Welt.

Wir erleben viel Schönes, viel Hilfe von Seiten der Japaner. Dabei können wir mithelfen, dass vor allem junge Menschen einen Start mit Jesus wagen, wir bringen ein bisschen Farbe in das eher trist-traditionelle japanische Gemeindeleben hinein. Das wird auch von den japanischen Gemeinden von uns – hinter vorgehaltener Hand – erwartet: wir sollen »bunte Hunde« sein, die Menschen in die Gemeinden ziehen, neue Kontakte knüpfen.

Die ersten Jahre gehen vorbei wie im Flug. Nach fünfeinhalb Jahren »nonstop Japan« ist es so weit, dass wir das erste Mal wieder nach Deutschland zurückfliegen. Welch ein Kontrast, was für eine andere Welt, dieses Deutschland: Nicht mehr Höflichkeit und Freundlichkeit, sondern klare Ansagen zählen. »Jörg, du musst dich nicht ständig vor mir verbeugen. Das brauchst du hier nicht!«, wird mir wohlmeinend, aber unmissverständlich gesagt ...

Aber zumindest können wir auf einmal wieder alles verstehen, zumindest rein verbal. Gleich am Flughafen verstehe ich die Durchsagen. Super! Welch eine Wohltat!

Und trotzdem: Deutschland ist anders (das mit dem Internetanschluss kann hier schon mal ein paar Wochen dauern!) und es hat sich viel verändert. Die Heimat ist nicht mehr so, wie sie einmal war. Vieles verstehen wir nicht mehr, und werden auch nicht mehr recht verstanden, selbst von Freunden nicht. Wir wollen so gerne so vieles von unserem Erleben in Japan erzählen. Aber die wenigstens hören wirklich zu; die meisten sind mit ihren eigenen Dingen vollauf beschäftigt. Das Leben ist weitergegangen! Wie sollte es auch anders sein?!

1.2 START EINER NEUEN ARBEIT

Nach dem einjährigen Aufenthalt in Deutschland wagen wir im zweiten Arbeitsabschnitt (ca. 3 Jahre lang) den Start einer missionarischen Jugendarbeit, den Start eines christlichen Jugendzentrums. Es bedrückt uns einfach sehr, dass sich nur so wenige junge Menschen in den japanischen Gemeinden befinden und sich auch nur wenige Ideen für eine konkrete Jugendarbeit in den Gemeinden, die wir kennen gelernt haben, finden lassen. Wir starten dabei ohne große Hilfe von japanischer Seite, zumindest in der ersten Zeit. Grundsätzlich unterstützt unser japanischer Partnergemeindebund die Arbeit des Jugendzentrums. Teilweise müssen wir aber auch Kritik einstecken: »Was ist das schon mit eurem Jugendzentrum! Das ist ja nichts Gescheites! Fangt lieber eine richtige Gemeindearbeit an!«

Trotz mancher Kritik erleben wir Ermutigendes. Ein kleines Mitarbeiterteam entsteht; Kurzzeitmissionare aus

Deutschland unterstützen die Arbeit. Wir können immer mehr Programm anbieten und Kontakte knüpfen. Junge Japaner stoßen dazu, einzelne öffnen sich für Jesus und werden Christen. Aber letztlich hängt doch viel an Dorothea und mir. Das wird uns besonders deutlich, als wir turnusmäßig wieder zum Heimataufenthalt nach Deutschland gehen. Wir können zwar für ein paar Monate eine Vertretung gewinnen, aber so richtig funktioniert das nicht ...

Von Anfang an läuft die Arbeit des Jugendzentrums stark angebunden an eine örtliche Gemeindearbeit, und zwar als offene, missionarische Jugendarbeit dieser Gemeinde. Die beiden Räumlichkeiten liegen zwar ca. einen Kilometer auseinander (später dann vier), aber die beiden Arbeiten sind eng miteinander verzahnt und auch die meisten unserer Mitarbeiter kommen von hier. Die Besucher vom Jugendzentrum, die zum Glauben an Jesus kommen, werden in der Gemeinde getauft und dort Mitglieder. Aus dieser engen Verzahnung ergibt sich, dass ich als Leiter des Jugendzentrums auch lange Jahre Mitglied in der Leitung der Gemeinde bin und auch an einigen Stellen mitarbeite, vor allem am Sonntag, da an diesem Tag grundsätzlich keine Veranstaltungen (d. h. auch kein Gottesdienst) im Jugendzentrum stattfinden.

Somit bin ich viele Jahre Leiter des Jugendzentrums, das mich aufgrund der Entwicklung eigener gemeindeähnlicher Strukturen immer mehr fordert, aber gleichzeitig auch mitverantwortlicher Mitarbeiter in der Gemeinde, die die Arbeit des Jugendzentrums als Teil der eigenen Gemeindearbeit versteht. Konkret heißt das: Während der Woche bin ich voll mit den verschiedenen Aufgaben im Jugendzentrum beschäftigt (oft bis Samstag spätabends), um dann am Sonntag das komplette Sonntagsprogramm (Gottesdienst, Mittagessen, Mitarbeitertreffen, musikalische Veranstaltungen, ...) in der Gemeinde zu absolvieren. Mehr und mehr komme ich mir vor, wie jemand, der auf zwei Hochzeiten gleichzeitig tanzt, was ich zunehmend als sehr stressig empfinde und mich immer wieder an die Grenzen meine Kräfte stoßen lässt.

Aber damit nicht genug: Zudem bin ich viele Jahre Mitglied im Leitungsteam der Bundesjugendarbeit unseres japanischen Bundes, sogar einige Jahre deren Leiter. D. h. ich habe Verantwortung für die Vorbereitung und Durchführung von Freizeiten und anderen Veranstaltungen für die jungen Menschen in unserem Bund. Diese Arbeit macht mir und meiner Frau einerseits viel Freude, kostet aber auch viel Energie, vor allem die Freizeiten in der heißen Sommerzeit. Zudem gibt es massive Probleme mit einem Jugendlichen, die immer mehr zunehmen (mehr dazu gleich).

Darüber hinaus arbeite ich in einem japanischen Ausschuss mit, der zum Ziel hat, neue Gemeinden in Japan zu gründen bzw. neu gegründete Gemeinden strukturell und finanziell zu unterstützen. Das ist etwas, was ich von Herzen gerne unterstütze, u. a. deshalb, weil auch das Jugendzentrum mehr und mehr gemeindliche Strukturen entwickelt und es möglicherweise nur eine Frage der Zeit ist, dass aus der bisherigen missionarischen Jugendarbeit eine Gemeinde für junge Menschen wird. Auch diese Arbeit kostet Kraft.

1.3 DER SCHOCK

Und dann war da noch ein sehr persönliches Erlebnis, das mich emotional sehr schwer durchgeschüttelt hat: An unserem 16. Hochzeitstag, als Dorothea und ich gerade ein wenig auf unsere schon beachtlich lange Zeit als Ehepaar anstoßen wollen, erreicht uns die Nachricht, dass meine Mutter im Sterben liege. Sie war schon lange sehr krank und meinte ein paar Tage zuvor zu mir am Telefon: »Jörg, ich glaube, ich muss bald sterben!« Ich sagte daraufhin nur: »Mami, so schnell stirbt man nicht!« Doch nicht mit 61 Jahren! Nun liegt sie im Koma. Ein befreundeter Arzt, der meine Mutter behandelt, rät uns nur: »Kommt schnell. Sonst werdet ihr Jörgs Mutter nicht mehr lebend erleben.« Es steht für uns außer Frage: Wir fliegen sofort nach Deutschland! So kaufen wir auf dem schnellst möglichen Weg die Flugtickets, packen die nötigsten Sachen zusammen und sitzen am nächsten Tag im Flugzeug. In Frankfurt angekommen, erreicht uns die Nachricht, dass meine Mutter kurz zuvor verstorben ist. Wir sind zu spät! Uns, mir fehlen die Worte ...

Spät abends im Krankenhaus angekommen, führt uns der Arzt noch in den Raum, wo meine Mutter aufgebahrt ist. Ich berühre ihren Körper, er ist einfach nur kalt, ohne Leben. Ein unglaublicher Schock für mich! Meine Mutter ist nicht mehr da. Ihre Seele ist weg! Ein paar Tage später tragen wir zusammen mit meinem Vater, meiner Schwester und lieben Angehörigen und Freunden meine Mutter zu Grabe. Der Abschied ist für uns alle sehr schmerzhaft, gerade auch für mich. Wir haben ein paar Tage Zeit, gemeinsam zu trauern, uns an die schönen Tage mit meiner Mutter zu erinnern, ein paar Sachen zu sortieren und Behördengänge zu erledigen, aber dann müssen meine Frau und ich auch schon wieder zurück nach Japan.

Wenige Tage später hat uns die Arbeit auch schon wieder voll im Griff, aber ich spüre, dass ich keinen richtigen Antrieb für meine Arbeit habe. Ich komme einfach über den Tod von »Mami« nicht hinweg. Die Trauer raubt mir richtig viel Kraft. Ich habe so etwas noch nie zuvor erlebt. Ich hatte noch nie zuvor bewusst den Tod eines nahen Angehörigen zu betrauern, und natürlich schon gar nicht den Tod meiner Mutter. Logisch! Der Verlust ist einfach unbeschreiblich! Noch jetzt, wo ich diese Zeilen schreibe, geht er mir sehr nahe. »Mami« ist einfach nicht zu ersetzen! Meine Schwester meinte einige Jahre später bei einem Grabbesuch einmal zu mir, dass ich eine ausgesprochen enge Beziehung zu Mutter gehabt hätte. Ihre Aussage hat mich damals echt verblüfft. Ich hatte das noch nie so gesehen, so eingeschätzt. Aber diese Aussage hat mir geholfen zu verstehen, warum mich der Tod meiner Mutter so hart getroffen hat. Das Ganze hat mich wochenlang, ja monatelang blockiert und regelrecht aus der Bahn geworfen. Vor allem war ich sauer auf Gott, dass er mir nicht die Chance gegeben hatte, meine Mutter noch einmal lebendig zu erleben.

Ich habe diese Problematik dann auch mal bei einem Missionarstreffen als Gebetsanliegen angesprochen, weil meine Not an dieser Stelle einfach zu groß war. Meine Mitmissionare haben dann intensiv für mich gebetet, und eine Mitmissionarin hat sich ein paar Tage später Zeit für ein Gespräch mit mir genommen. Sie meinte dabei, dass ich

Gott darum bitten sollte, mir eine Gelegenheit zu geben, noch mal ganz bewusst von meiner Mutter Abschied nehmen zu können.

Als ich nach dem Gespräch wieder allein war, hatte ich auf einmal ein »Bild« vor mir. Meine Mutter lag, wie gewohnt, zum Mittagsschläfchen auf ihrem Bett und ich bin, um sie aufzuwecken (»Mami, es ist mal wieder Zeit, dass du aufstehst«), an ihr Bett gegangen. Sie lag da so friedlich mit offenen, lebendigen Augen, nur, dass ich auf einmal wusste, dass sie nie mehr aufwachen würde. Ich habe ihr dann die Augen zugemacht und gesagt »Mami, bis bald in der Ewigkeit bei Jesus!« So habe ich noch einmal ganz bewusst von meiner Mutter Abschied nehmen können. Mir kommen zwar immer noch die Tränen, wenn ich an dieses außergewöhnliche Erlebnis zurückdenke, aber zugleich ist mein Herz voller Dank, dass mein himmlischer Vater mir mit diesem sehr realen »Bild« geholfen hat, den Tod meiner Mutter ein großes Stück mehr zu verarbeiten.

Wenn ich über diese zweite Phase meines Einsatzes in Japan schreibe, merke ich, dass ich mit sehr vielen gemischten Gefühlen darauf zurückblicke. Sie hatte viele schöne, positive Aspekte, aber auch vieles, was ich als sehr anstrengend, bedrückend und auch negativ erlebt habe. Sie war eben eine Übergangsphase, nicht so ganz eindeutig, hat aber eine noch schwierigere Phase eingeläutet.

1.4 MASSIVE PROBLEME

Wir sind wie jedes Jahr auf einem Sommercamp. Die Atmosphäre ist aufgeladen. Nicht nur äußerlich, denn es ist 35 Grad im Schatten und schwülheiß, sondern auch auf der Freizeit geht es heiß her. Wir Mitarbeiter haben massive Schwierigkeiten mit einem Jugendlichen, der einfach macht, was er will, und Grenzen, die wir Mitarbeiter ihm setzen, nicht respektiert. Das geht nun schon seit Jahren so und wird immer schlimmer. Guter Rat ist teuer. Nach einem erneuten Vorfall stellen wir ihn zur Rede. Er ist völlig uneinsichtig und die Situation eskaliert. »Ich finde euch alle Sch...! Ich bringe euch um!« Schreiend rennt er aus dem Raum. Wir als Mitarbeiter fühlen uns hilflos und sind in Sorge um die anderen Freizeitteilnehmer. »Was sollen wir nur tun?«

In der Nacht kann ich kaum schlafen, habe Alpträume. Ich habe Angst, dass der Kerl kommt und mir oder anderen irgendwas antut. Schließlich verlässt der Jugendliche die Freizeit und fährt nach Hause. Dadurch findet die Freizeit ein einigermaßen gutes Ende. Ein sehr fader Nachgeschmack bleibt ...

Danach gerät die Situation völlig aus dem Ruder. Der Jugendliche bedroht massiv einen unserer Freizeitmitarbeiter, so dass dieser um sein Leben fürchtet und die Polizei und einen Rechtsanwalt einschaltet. Letztlich ist unser gesamter japanischer Gemeindebund, der insgesamt nur recht klein ist, davon betroffen. Die Sache schlägt hohe Wellen. Der Jugendliche bekommt in den japanischen Gemeinden Hausverbot und auch im Jugendzentrum, das er jahrelang regelmäßig besucht und wo er auch immer wieder für Unruhe gesorgt hat.

Das alles kostet auch mich viel Kraft und Nerven, da ich ursprünglich eine recht gute Beziehung zu dem Jugendlichen hatte, die nun so zerrüttet ist. Diese chaotische Situation nimmt mich ziemlich mit. Ich laufe nun regelmäßig – bevor ich abends schlafe – durch das Jugendzentrum (dort wohne ich mit meiner Frau auch) und vergewissere mich mehr als zuvor, dass die Türen und Fester ordentlich geschlossen sind. Zunächst nehme ich den Grund dafür gar nicht recht wahr, aber mehr und mehr wird mir deutlich, dass ich schlicht und ergreifend Angst habe. Angst davor, dass der Kerl kommt, uns was antut oder uns die Bude anzündet!

Erst später habe ich so richtig wahrgenommen, wie viel Energie dieser Jugendliche von mir »weggesaugt« und welche massiven Spuren sein Verhalten in meiner Seele hinterlassen hat. Echt unglaublich!

Was dem Fass den Boden ausgeschlagen hat, war dann, dass uns als Bundesjugendmitarbeiter von einigen (wenigen) Christen vorgeworfen wurde, dass wir die Situation mit dem Jugendlichen nicht richtig angegangen hätten und zu streng mit ihm umgegangen seien. »Als Christen müssen wir es doch schaffen, jeden anzunehmen und zu integrieren!«, war die Aussage. Vor allem ein Verantwortlicher im japanischen Bund hat sich da hervorgetan und uns und auch mir das vorgeworfen. Bei einem klärenden Gespräch hat die betreffende Person die Frage aufgeworfen, ob man meinen Aussagen zu den Vorfällen mit dem Jugendlichen glauben könne. Das war nicht nur schmerzhaft, sondern hat mich zutiefst verletzt. Die Narben spüre ich heute noch!

In dieser Phase werde ich irgendwie auch immer dünnhäutiger. Ich merke das in der Beziehung zu Menschen, gerade auch zu den Mitarbeitern im Jugendzentrum. Ich ziehe mich mehr als sonst in mein Büro zurück und lasse anderen immer öfter spüren, dass sie mich bitte bloß in Ruhe lassen sollen. Menschen, die mir als Beziehungsmensch sonst sehr wichtig sind, gehen mir immer mehr auf den Geist. Mir fehlt immer mehr die Kraft, auf sie und ihre kleinen Problemchen einzugehen.

Ich erinnere mich heute noch mit Grausen an ein Gespräch mit einem jungen Mitarbeiter, der an der einen oder anderen Stellen mit mir und meiner Art zu leiten nicht einverstanden war und mich offen darauf ansprach. In mir fing es vehement an zu brodeln und ich dachte: »Was fällt diesem jungen Burschen eigentlich ein! Kaum, dass er aus den Windeln raus ist, will mir dieser Kerl Vorhaltungen machen! Mir, dem erfahrenen Missionar! Das lasse ich mir nicht bieten!« Das habe ich ihm dann auch ziemlich klar zu verstehen gegeben. Es kam zu einer sehr heftigen Auseinandersetzung. Irgendwann wurde mir klar, dass ich emotional viel zu massiv auf die sachlichen und teils berechtigten Anschuldigungen des jungen Mannes reagiert hatte. Das hat mich wirklich peinlich berührt. Ich habe mich zwar dann am Schluss dafür entschuldigt, dass ich so »ausgerastet« bin, aber auch hier blieb ein bitterer Nachgeschmack übrig. »Was ist mit mir los? Warum bin ich nur so arg empfindlich?«

Und dann kam noch was, was mich bis heute nervt und ich immer noch nicht so richtig verstehen kann. In der

Phase, in der ich sowieso schon mit einer Vielzahl innerer und äußerer Probleme zu kämpfen habe, wurde mir fast beiläufig mitgeteilt (ich habe es aus einer E-Mail erfahren), dass ich in die Bundesleitung des japanischen Gemeindebundes gewählt worden sei, und zwar als Ersatz für einen Missionar (der das Amt des stellvertretenden Landesleiters innehatte), der für einige Monate nach Deutschland zum Heimataufenthalt gehen sollte. »Die haben nicht alle Tassen im Schrank! Das können die nicht einfach so über meinen Kopf hinweg entscheiden!« Ich war stinksauer, habe das auch den verantwortlichen Mitmissionaren klar gesagt, nur war die Entscheidung bereits endgültig gefallen. Es hätte für mich in der japanischen Schamgesellschaft einen massiven Gesichtsverlust bedeutet, mich dieser Entscheidung nicht zu beugen. So habe ich der Übernahme dieser neuen Verantwortung zähneknirschend zugestimmt. Mit dem Herzen war ich allerdings nicht wirklich dabei und Entlastung gab es an anderer Stelle auch nicht.

Zugleich hat sich die Arbeit im Jugendzentrum erfreulich gut entwickelt und fordert von mir als Leiter viel Kraft. In unserer örtlichen Gemeinde, mit der wir als Jugendzentrum ja eng verzahnt sind und die sich seit Monaten in einer Bauphase befindet, trage ich Mitverantwortung. Zudem bin ich weiterhin Leiter der Bundesjugendarbeit, Mitglied im Gemeindegründungsausschuss, für das Programm der Kurzzeitmissionare (mit) zuständig, organisiere regelmäßig Missionsteameinsätze (dazu weiter unten noch mehr), ... Ich fühle mich immer mehr als Getriebener, fremdbestimmt, überfordert. Ich funktioniere nur noch, mehr schlecht als recht ...

Irgendwas stimmt nicht mehr mit mir. Irgendwas ist bei

mir nicht mehr im Gleichgewicht. Irgendwie »ticke« ich nicht mehr richtig! Ich nehme das zwar irgendwo wahr, sehe diffus verschiedene »Warnlampen« vor mir, ziehe aber keine Konsequenzen daraus. Ich habe auch keine Ahnung, wie hilfreiche und sinnvolle Konsequenzen aussehen könnten! Und so mache ich mehr oder weniger wie gewohnt weiter. Denn es muss ja weitergehen! Es wird schon irgendwie wieder besser werden, dachte ich.

1.5 DER ANFANG VOM ENDE

Es ist ein schwülheißer japanischer Hochsommertag. Wer diese Schwüle, die sich über viele Wochen hinzieht, einmal erlebt hat, wird sie so schnell nicht mehr vergessen und sich kaum mehr danach zurücksehnen. Jeden Tag weit über 30 Grad und auch nachts kaum darunter. An konzentriertes Arbeiten am Tag und erholsames Schlafen in der Nacht ist da kaum zu denken, höchstens mit Klimaanlage ...

Es ist etwa 8.00 Uhr morgens und bereits um die 30 Grad heiß. Wie immer halt. Fast unerträglich! Ich mache mir aber weiter keine Gedanken darüber, weil es eben jeden Tag so heiß ist und ich an diesem Tag einiges vorhabe. Ich bin nämlich auf dem Weg zum Flughafen, um einen Bekannten abzuholen.

Es ist ein normaler Wochentag, daher sind viele Pendler mit mir auf dem Weg zum Bahnhof. Der ist wie immer zur Berufsverkehrszeit brechend voll. In einer langen Schlange warte ich mit vielen anderen auf den Zug, der auf die Minute pünktlich ankommt und der wie immer um diese Tageszeit bei der Ankunft bereits voll ist. Aber voll bedeutet in Japan nicht, dass keiner mehr reinpasst. Da kaum ein Fahrgast aussteigt, drängen sich die Wartenden immer schön der Reihe nach in den Zug hinein bzw. werden von den anderen immer weiter ins Innere des Abteils hineingepresst. Und ich bin irgendwie mittendrin.

Als ich es dann endlich in den Zug hineingeschafft habe, werde ich von den anderen, die noch hineinwollen, einfach weiter hineingedrückt, immer weiter hinein in das Abteil; dabei habe ich keine Kontrolle mehr darüber, wohin sich mein Körper bewegt. Ich werde von dem Strom einfach mitgerissen, bis irgendwann alle drin sind und die Türen sich schließen. Ich stehe nun eingekeilt in der Menschenmasse, »eingepfercht«, und kann mich keinen Millimeter bewegen. Dabei ist es so schrecklich stickig-heiß!!

Mit dem Schließen der Türen und dem Anfahren des Zuges wird mir schlagartig bewusst: Ich bin jetzt bis zur nächsten Station, die nächsten 12 Minuten, hier eingeschlossen. Ich habe keine Chance mehr, hier rauszukommen. »Ich will hier raaaaus!« Panik! Noch mehr Panik! »Jesus, hilf mir! Ich glaube, ich drehe durch!« So etwas habe ich bis dahin noch nie erlebt. Ich bekomme kaum mehr Luft. »Ich breche gleich zusammen!« In meiner Not stammle ich auf Japanisch: »Gomen nasai. Entschuldigung!« Und irgendwie wissen alle meine zusammengedrängten und in sich verkeilten Nachbarn sofort, scheinbar intuitiv, was ich brauche: Platz! Platz!!! Und zwar sofort! Alle Fahrgäste um mich herum machen augenblicklich etwa ein, zwei Zentimeter Platz um mich herum. Unglaublich! Sie schaffen es tatsächlich, Platz für mich zu schaffen!

Unfassbar! Ich weiß bis heute nicht, wie sie es geschafft haben, denn alle um mich herum hatten genauso wenig Platz wie ich. Haben da vielleicht Engel für mich Platz geschaffen, um mich eine Schutzmauer aufgebaut. Ich weiß es nicht. Ich weiß nur, dass die paar Zentimeter mir ein wenig Luft verschafft haben, für meinen Körper und auch für meine Seele. Und mir fiel auf, dass es in dem sonst schon absolut ruhigen Abteil noch ruhiger geworden war. Keiner hat mich angesehen oder nur irgendeine Regung mir gegenüber gezeigt. Alle sahen weg, waren mit irgendetwas beschäftigt. Und es war irgendwie gespenstisch still!

Letztlich habe ich es dann bis zur nächsten Haltestelle geschafft, wo dann viele Fahrgäste ausgestiegen sind und ich endlich wieder genug Platz zum tiefen Durchatmen bekommen habe. Der Schreck saß mir aber immer noch tief, ganz tief in den Knochen. Ich zitterte. »Was war denn das gewesen?« Alles um mich herum ging seinen gewohnten Lauf, die Fahrgäste stiegen aus und ein. Ich aber bekam alles irgendwie nur noch wie in einem Film mit. Ich stand irgendwie neben mir. Und wusste nicht, wie ich das Erlebte einordnen sollte. »Wahrscheinlich hat mein Kreislauf, und haben auch irgendwie meine Nerven bei dieser Hitze einfach nur schlapp gemacht!«, sagte ich mir zur Beruhigung. »Das alles gibt sich schon wieder!« Dachte ich zumindest ...

Am Flughafen angekommen, habe ich dann meinen Bekannten in Empfang genommen, und irgendwie hat sich dieses flaue, komische Gefühl in mir wieder normalisiert. Nur so ein fader, undefinierbarer Nachgeschmack lag weiter auf meiner Seele ...

Ein nächstes rotes Warnlicht erlebe ich wenige Tage später. Ich bin morgens auf dem Weg zu einer Sitzung der japanischen Bundesleitung (der ich, wie weiter oben gesagt, nur wider Willen angehörte). Es ist weiterhin heiß und ich bin etwas spät, muss mich daher beeilen, denn ich will auf die andere Seite der Metropole, in der ich wohne. Damit ich einigermaßen gut durch den Berufsverkehr komme, nehme ich die Stadtautobahn, die zwar Gebühren kostet, mir aber viel Zeit spart. Aber auch hier ist viel Verkehr und ich gerate mitten in den Berufsverkehr hinein. Ich habe noch vor Augen, dass ich auf der mittleren von fünf Fahrbahnen fahre und dabei überall umgeben bin von Autos. Ich fühle mich in meinem Auto auf einmal eingesperrt wie in einem Kerker und bekomme Panik. »Hilfe. Ich will hier raus! Komme hier aber nicht mehr weg. Ich kann noch nicht einmal an den Randstreifen fahren (den es hier meist auch gar nicht gibt).« Angstschweiß rinnt mir den Bauch und Rücken hinunter. »Nur ruhig! Lass dich von dem Verkehr einfach weitertreiben. Irgendwie kommst du hier schon durch!«, habe ich mir selber Mut gemacht. Irgendwann hat die Angst (die ja bekanntlich von »Enge« kommt), die Panik wieder nachgelassen und ich bin letztlich an meinem Ziel angekommen.

Auch hier blieben bei mir Fragen und eine wachsende Unsicherheit übrig: »Was geht da in mir ab? Was soll ich nur machen?! Das kann ja nicht so weitergehen mit diesen Panikanfällen!«

1.6 DER »SUPER-GAU«

Tage später ist bei gleicher Hitze für zwei Wochen ein Missionsteam aus Deutschland bei uns in Japan. Die Teammitglieder kennen sich kaum, es gibt einen großen Altersunterschied. Die Beziehungen untereinander gestalten sich schwierig, sogar sehr schwierig! Es sind ein, zwei schwierige Charaktere dabei. Eine junge Teilnehmerin schließt sich bewusst aus der Gruppe aus (u. a. setzt sie sich beim Gruppentreffen mit dem Rücken zur Gruppe, echt »strange«, abgefahren). Und der, der eigentlich die Leitung hat, ist mit der gesamten Situation total überfordert. Ich muss immer wieder einspringen, schlichten, Entscheidungen treffen ... Echt superanstrengend!

Wie immer haben wir uns mit dem Missionsteam viel vorgenommen. Besondere, offene Veranstaltungen, Verteilaktionen, Gebetstreffen,... sind geplant und halten uns Tag für Tag von morgens bis abends auf Trab. Dabei ist es schwülheiß. Und ich habe schon seit einigen Tagen eine Erkältung, die nicht besser wird. Jeden Abend falle ich erschöpft, wie tot ins Bett.

Vor allem auch die zwei Sonntage mit dem Team sind voll verplant. Am zweiten Sonntag gestalten wir morgens einen Gottesdienst: Musik, Lebensbericht, Anspiel und Predigt. Das volle Programm. Am Nachmittag schließt sich dann ein Gospelkonzert an. Ich natürlich immer mittendrin. »Kannst du mal hier helfen?« »Ich verstehe nicht, was der Japaner hier sagt! Ich brauche Übersetzung!« »Wo sind die Liederbücher?« ... Ständig bin ich mit irgendwelchen Problemen und Problemchen konfrontiert. Ich versuche zu helfen, wo es geht!

Nach dem Gottesdienst bin ich wie erschlagen. Ich habe einfach keine Kraft mehr. Ich lege mich in einem ruhigen Zimmer ein wenig hin. Aber ich komme nicht zur Ruhe! »Gleich geht es weiter!« Ich bin zwar völlig ausgepumpt, kann aber nicht einschlafen (was mir sonst immer ziemlich bald gelingt). Ich fühle mich elend, irgendwas ist in mir überhaupt nicht mehr im Gleichgewicht. Dazu die Erkältung, die trotz erneuter Einnahme von Medikamenten nicht besser werden will. Ich weiß nicht, was in mir vorgeht. Irgendwie ist in mir solch eine dumpfe Leere. Und es wird nicht besser, trotz des Ausruhens!

Mit buchstäblich letzter Kraft raffe ich mich auf. Denn am Nachmittag ist das Konzert dran, bei dem ich mitsinge und auch noch die Kurzbotschaft habe. »Wie soll ich das nur schaffen?« Mit diesen Gedanken schleppe ich mich in die Vorbereitungen. Wieder liegt es vor allem auch an mir, dass ich die deutschen und die japanischen Mitarbeiter zusammenhalte und an ihren Platz bringe, dass alles läuft. Und letztlich läuft auch alles. Es kommen viele Besucher, und ich singe, mobilisiere die allerletzten Kräfte, auch für die Kurzbotschaft. Und dann ist es vorbei! Nicht ganz, die Chormitglieder wollen noch mit dem Missionsteam zum Essen. So ist es seit langem geplant. Da muss ich natürlich auch noch mit. Beim Essen halte ich auch noch eine kurze Dankesrede. Sie wollen einfach nicht aufhören, diese vielen Aufgaben. Irgendwann falle ich ins Bett ...

Wenn ich das heute, mit einigen Jahren Abstand, so schreibe, denke ich: Echt absolut verrückt, was ich mir da zugemutet habe! Echt prall! Das war doch gar nicht zu schaffen! Aber damals fand ich so einen Einsatz »normal«, weil er ja für Gott und sein Reich war!

Aber das mit dem Missionsteam ging noch weiter.

Am nächsten Tag dann, am Montag, am »Ruhetag«, ist ein Ausflug geplant. Wieder hängt die Planung vor allem auch an mir. Zudem bin ich einer der Fahrer zum Ausflugsort und auch noch der Reiseführer ... Wer auch sonst?! Ich bin weiter total erschöpft. Der nächtliche Schlaf hat da nicht viel geholfen. Die Erkältung hat sich weiter verstärkt. Ich versuche das Ganze mit Medikamenten möglichst in Schach zu halten. »Ich brauche auch noch einen Energydrink mit viel Taurin und Koffein, sonst schaffe ich es nicht!«, denke ich, während ich vor der Abfahrt noch ein wenig auf der Couch versuche auszuruhen. »Bald geht es los. Das Team ist schon am Einpacken!« Allein dieser Gedanke versetzt mich schon fast in Panik. »Ich schaffe es nicht! Es geht einfach nicht!« Auf einmal schreit alles in mir: »Hilfe! Hilfe! Ich schaffe es nicht! Meine Seele fliegt auseinander! Ich bin total am Ende!«

Noch heute fällt es mir schwer bis sehr schwer, das zu schreiben. Es hat Jahre gebraucht, bis ich bereit war, mich mit den damaligen Erlebnissen so intensiv schriftlich auseinanderzusetzen. Was da an Gedanken und Gefühlen hochkommt, ist unglaublich! Ich schreibe daher gerade diesen Teil nur Schritt für Schritt, Häppchen für Häppchen, gerade so viel, wie meine Seele gerade vertragen kann. Denn damals hat mein Inneres einen schweren Riss bekommen, an manchen Stellen ist sogar etwas zerrissen, was bis heute nicht ganz geheilt ist. Wie ein Gummiband, das überdehnt wurde und dann auseinandergerissen ist. Das kann man notdürftig wieder flicken, verknoten, verkleben, aber ganz funktionsfähig, hundertprozentig belastungsfähig wird es nicht mehr.

Damals ist in meiner Seele etwas zu Bruch gegangen, sie ist mir regelrecht um die Ohren geflogen. Ich kann es nicht anders beschreiben. Da ist in mir etwas »ausgehackt«, ich bin regelrecht »ausgetickt«. Ich habe jegliche Belastbarkeit verloren, jeglichen Sinn für meine Umgebung, irgendwie auch den Lebensmut.

Aber so weit habe ich gar nicht gedacht, konnte ich gar nicht mehr! Es ging eigentlich nur noch um das nackte Überleben in der Situation. Ich wusste nicht mehr aus noch ein. Mein Herz raste, ich habe hyperventiliert, mein Kreislauf brach irgendwie zusammen. Ich habe mich in meiner Not einfach so, wie ich war, bekleidet unter die Dusche gestellt, um mich irgendwie abzukühlen, um irgendwie runterzukommen, um einfach irgendwas zu machen...

Da saß ich dann in meinem Elend, triefend nass...

1.7 »RIEN NE VA PLUS« – NICHTS GEHT MEHR!

Vor dieser »Duschaktion« hatte ich noch einen Hilfeschrei losgelassen. Dorothea und ein Teilnehmer vom Missionsteam, der »zufällig« Krankenpfleger war, haben diesen meinen Schrei gehört und sind mir sofort zur Hilfe geeilt.

Sie haben mich aus der Dusche geholt, mich nass, wie ich war, auf einen Stuhl gesetzt (die Wasserflecken darauf kann man heute noch sehen!), meine Beine hochgelegt und mir Mut zugesprochen.

Der Ausflug wurde schließlich abgesagt. Aber das war mir damals auch ziemlich wurscht. Ich war eigentlich nur noch mit mir beschäftigt, konnte keine klaren Gedanken mehr fassen, keine Entscheidung mehr treffen. Mir war wirklich alles total egal! »Macht doch, was ihr wollt!«

Und trotzdem fühlte ich – verrückterweise – weiterhin Verantwortung für das Missionsteam. Außerdem war mir alles ziemlich peinlich. Was die jetzt für eine Vorstellung von einem Missionar haben!

Als es mir nach einer längeren Ruhephase den Tag über am Abend ein bisschen besser ging, habe ich mich aufgerafft und am Abschiedsabend für das Missionsteam teilgenommen. Viele Freunde und Besucher unserer Arbeit waren da. Ich habe ein abschließendes Dankeswort gesagt, was für mich der pure Stress war. Aber irgendwie habe ich es hingekriegt. Ich konnte mir ja nicht noch eine Blöße geben. Was für ein furchtbarer Gedanke, denke ich heute! Unmöglich!

Und am nächsten Tag war ich noch bei der Verabschiedung des Teams am Flughafen dabei. Mein Gefühl dabei: »Hauptsache, ich bin das Team endlich los! Endlich! Danach geht es bestimmt bald besser. Denn es muss! Die Jugendfreizeit steht in ein paar Tagen vor der Tür. Ich der Freizeitleiter! Wenn ich heute mal ganz ausruhe und ein paar Nächte länger schlafe, geht es dann bestimmt wieder.« Dachte ich.

Wer schon mal ein Burnout erlebt hat, kennt diese Gedanken. Ein bisschen ausruhen, ein oder zwei Nächte mal wieder richtig schlafen und dann geht es schon wieder. Denkste! Ich hatte noch nichts verstanden. Überhaupt nichts!

Die nächsten Tage wurden zur Qual. Ich konnte nachts kaum zur Ruhe kommen, kaum schlafen. Ich war total übermüdet und gleichzeitig total aufgedreht. Ich dachte ständig: »Ich schnappe gleich wieder über!« Ich fand in meiner Seele kaum noch eine belastbare Stelle! Es war so dunkel um mich herum! Heute weiß ich, dass ich immer wieder in eine tiefe Depression abgerutscht bin. Da gab es kein Halten mehr, keine inneren Widerstände mehr dagegen. Es geschah einfach mit mir. Meine Seele machte mit mir, was sie wollte. Ich war dagegen hilflos, machtlos. Ich verstand nicht die Bohne, was in mir abging!

Meine Frau konnte auch nicht verstehen, was mit mir los war. Ich versuchte es ihr zu erzählen, aber sie verstand mich nicht wirklich, obwohl sie es sicherlich wollte. Ich verstand mich ja selbst nicht mehr!

Mehr und mehr wurde mir deutlich, dass das mit der Freizeitleitung nichts wird. Für mich ein absolut schrecklicher Gedanke! Ich musste zugeben, dass ich nicht mehr konnte. Ich konnte doch sonst immer! War immer zur Stelle. Konnte mir was darauf einbilden. Nun war ich nur ein Schatten meiner selbst. Ich konnte die Freizeit nicht leiten. Diese Erkenntnis traf mich echt wie ein Hammer! »Was bin ich überhaupt noch wert?! Was werden meine Mitarbeiter sagen, was die Freizeitteilnehmer? Wer wird die Verantwortung an meiner Stelle übernehmen? Wie kriegen wir das hin, so kurzfristig? Oh Gott, ich schaffe es nicht! Ich schaffe es einfach nicht!«

Das trieb mich in die nächste Depression. Noch viele sollten folgen.[4]

4 Zu diesem Zeitpunkt wusste ich noch gar nicht, dass ich stark depressive Phasen erlebte, da ich so etwas zuvor noch nicht erlebt hatte. Später fand ich im Buch von Christy Wilson Beam, »Miracles from Heaven«, eine gute Definition davon, was eine »Depression« ist bzw. wie sie sich anfühlt, wie sie erlebt und durchlitten wird.
So beschreibt die Autorin, dass der Unfall ihrer Tochter Anna (diese war beim Spielen und Klettern auf einen alten Baum in dessen meterhohen, hohlen Stamm gefallen und musste dort mehrere Stunden durchhalten, bevor sie von der Feuerwehr gerettet werden konnte) ihr einen neuen Weg vermittelt hätte, ihren Kampf mit Depressionen zu verstehen und damit umzugehen.
Depressionen wären so etwas, wie in einem »hohlen, dunklen Baumstamm« gefangen zu sein, aus dem es mit eigener Kraft kein Entrinnen gebe. Menschen, die einen lieben und einem so gerne helfen wollten, wären dir ganz nahe und könnten dich trotzdem nicht erreichen, denn du wärest in deiner eigenen, unzugänglichen, dunklen Welt gefangen, aus der es keinen sichtbaren Ausweg gebe (bei dem Unfall ihrer Tochter Anna waren sie als Eltern und auch die Rettungskräfte »nur« eine paar Zentimeter durch den äußeren, intakten Baumbereich von Anna getrennt und kamen trotzdem nicht an sie ran). Die, die dich mögen, könnten auch nicht verstehen, wie es dir in diesen dunklen Zeiten der Gefangenschaft gehen und welche »Hölle« du durchmachen würdest.
Christy Wilson Beam betont, dass man ein ganzes Team an »Rettungskräften« bräuchte (ähnlich wie bei der Rettung ihre Tochter), das einen mit viel therapeutischem Sachverstand, Glaube, Liebe und Geduld aus dem »Loch« rausholen würde. Ohne die Hilfe solch eines Teams hätte sie es nie geschafft, aus diesen dunklen, depressiven Zeiten herauszukommen ... (vgl. Christy Wilson Beam, Miracles from Heaven, Piatkus Verlag, London, English Edition, Kindle Edition 2015, S. 166 f. Das Buch von Christy Wilson Beam gibt es auch auf Deutsch mit dem Namen »Himmelskind«, erschienen bei SCM Hänssler.)

WEGETAPPE 1: TAPPEN IM DUNKELN!

Ich habe es noch nie gemocht. Das Dunkle. Ich habe es gemieden. Ich meide es noch heute, in einer komplett dunklen, stockfinsteren Umgebung zu sein. Das Dunkle ist irgendwie unheimlich, nicht geheuer!

Vielleicht hat es der eine oder andere schon mal erlebt, dass er in einem Kaufhaus auf einer Toilette war und plötzlich geht automatisch das Licht aus. Es gibt kein Fenster und es ist plötzlich stockfinster.

So war es bei mir eines Tages vor vielen Jahren. Ich bin im Kaufhaus XY und muss auf den »Pott«. Ich finde die Toilette und beginne mit meiner »Sitzung«. Plötzlich macht es irgendwo »klack«, das Licht geht aus und ich bin von kompletter Dunkelheit umgeben. »Scheiße!« ... »Äh, wo war nochmal das Klopapier? Ah hier, ich habs! Das ist schon mal gut!« Ein paar Augenblicke später ziehe ich mir geübt meine Kleidung zurecht (das geht auch noch im Dunkeln einigermaßen) und ertaste – nach ein wenig Suchen – schließlich auch den Spülhebel und löse die Spülung aus. »Das wäre schon mal geschafft. Nun noch das Türschloss finden – ah, da ist es!« Ich öffne die Tür. Aber auch hinter der Tür ist alles nur dunkel, wie in tiefster Nacht. Keine Spur von Licht! Nichts!

Und ich habe keine Ahnung mehr, wo nochmal der Lichtschalter oder der Ausgang war. Ich habe es mir nicht gemerkt. Ich suche und suche, suche ihn verzweifelt, finde ihn aber einfach nicht! Nur ruhig bleiben! Ich suche weiter, aber ich ertaste die ganze Zeit nur kalte, geflieste Wände. Panik!

Irgendwann kommt ein anderer Kunde herein und plötzlich fällt Licht in den Raum. Auch das Neonlicht geht wieder an. Alles ist auf einmal hell, es blendet mich regelrecht. Auf einmal ist alles wieder ganz klar! Kein Problem mehr! Ich wasche meine noch etwas zittrigen Hände und gehe ...

Damals, als ich in das Burnout rutschte, umgab mich ein unheimliches Dunkel, das ich nicht abschütteln konnte. Es klammerte sich an meine Seele, wie klitschnasse Kleidung kalt am Körper klebt. Wie schwarzes Pech.

Und, ich fand den »Lichtschalter«, den Ausgang, die Lösung für meine Krise einfach nicht, obwohl ich so sehr gesucht habe! Was hätte ich für ein bisschen Licht, ein bisschen Klarheit, ein bisschen neue Hoffnung gegeben!

Ja, das wäre es gewesen: Hoffnung haben, wenigstens einen »Funken« davon. Hoffnung, die wie Licht ist, wie ein Lichtstrahl im Herz des Hoffnungslosen!

Wo Hoffnung ist, da müssen das Dunkel und die damit oft verbundene Angst weichen. Da wird es hell, denn Licht fällt hinein und das verändert alles komplett.

So, wie wenn ich im Traum durch einen dunklen Tunnel gehe. Es ist wirklich finster, stockfinster. Ich komme nur mühsam voran mit kleinen Schritten, immer achtsam, ja nicht über irgendwas zu stolpern und hinzufallen. So komme ich nur mit kleinen, sehr kleinen Schritten vorwärts, ein Schrittchen nach dem anderen. Der Weg ist scheinbar endlos. Irgendwo muss doch das Ende von diesem blöden Tunnel sein. Gehe ich vielleicht sogar in die falsche Richtung? Gibt es überhaupt einen Ausgang? Langsam geht mir die

Puste aus, meine Kraft schwindet, und mein Mut auch. Ich finde einfach den Ausweg nicht ... Doch plötzlich – ist es wahr? Das kann doch gar nicht sein, wahrscheinlich spielen mir meine Augen einen Streich. Aber nein, vor mir wird es tatsächlich ein bisschen hell und dann noch eine bisschen heller, bis es sonnenklar ist, dass ich das Ende dieses elend langen, schwarzen Tunnels erreicht habe ...

»Immer wenn du denkst, es geht nicht mehr, kommt von irgendwo ein Lichtlein her!«, hat mir als Jugendlicher mal ein Freund gesagt, der ziemlich unter Depressionen litt und der aus diesem Satz immer wieder ein Fünkchen Hoffnung geschöpft hat.[5] In den dunklen Zeiten des Burnouts habe ich mir sehnlichst solch ein »Lichtlein« gewünscht. Denn es war alles so dunkel, und ich hatte den Eindruck, dass ich mein Leben »in den Sand gesetzt«, dass ich »den Karren an die Wand gefahren« hatte. Dabei fand ich diesen ganzen Mist echt unfair, ungerecht! »Ich habe doch niemanden umgebracht, ich habe nichts gestohlen, ich bin meiner Frau treu geblieben. Ich habe mich sogar für Gott und für Menschen bis zur Erschöpfung eingesetzt ... !« Bis ich nicht mehr konnte, nichts mehr ging, sozusagen bei mir die »Lichter ausgingen«, weil meine Energiereserven allesamt aufgebraucht waren! Ich konnte keine Entscheidungen mehr treffen, jede kleine Aufgabe war eine riesige Last. Ich hatte keinen Antrieb mehr, quälte mich morgens aus dem Bett und dachte: »Wie überstehe ich nur diesen Tag?«

5 Dieser Satz stammt aus einem Gedicht von dem Maler Otto Löbke.

Es wurde immer dunkler um mich herum. Ich begann nur noch »schwarz zu sehen«, ich fühlte mich wie in einem tiefen, dunklen Loch. Ich kam da nicht heraus, so sehr ich mich auch darum bemühte. Die Wände schienen mir zu hoch, kalt und unüberwindlich.

Freunde meinten es gut mit mir mit ihren Ratschlägen, doch sie verstanden mich (meist) nicht. Nur wer einmal selber in solch einem tiefen, dunklen »Loch« sein Dasein gefristet hat, weiß, wie kalt und unheimlich sich das anfühlt. Es gibt Sachen, die man einfach nicht erklären kann. Man muss sie erlebt, erlitten, durchlitten haben. Man muss die Gefühle gefühlt haben, die einem dann auf der Seele liegen und zu erdrücken drohen. Ich kann sie bis heute genau spüren!

Der Apostel Paulus hat sicherlich Recht, wenn er im zweiten Korintherbrief sagt, dass er anderen, die Schweres durchmachen, Mut machen kann, weil er selber viel Schweres und Not durchlitten und mit Gottes Hilfe und Trost durchstanden hat.[6]

Paulus sagt hier etwas ganz Richtiges, nur wäre ich ihm damals während meiner massiven Lebenskrise wahrscheinlich an die Gurgel gegangen, wenn er mir persönlich gesagt hätte: »(Gott ist) ... ein Gott, der uns nie verzweifeln lässt!«

---

6 »Gepriesen sei der Gott und Vater unseres Herrn Jesus Christus! Er ist ein Vater, dessen Erbarmen unerschöpflich ist, und ein Gott, der uns nie verzweifeln lässt. Auch wenn ich viel durchstehen muss, gibt er mir immer wieder Mut. Darum kann ich auch anderen Mut machen, die ähnliches durchstehen müssen. Ich kann sie trösten und ermutigen, so wie Gott mich selbst getröstet und ermutigt hat.« (2. Korinther 1,3–4; GNB).

(2. Korinther 1,3; GNB) Denn ich war am Verzweifeln. Ich wusste einfach nicht weiter!

Ich hätte Paulus wahrscheinlich unverblümt »vor den Latz geknallt«: »Paulus, ich kann und will diese deine Laberei von Gottes Erbarmen und Hilfe in der Not einfach nicht mehr hören. Du hast vielleicht viel durchgemacht! Aber das, was ich gerade erlebe ... Hast du überhaupt eine Ahnung, wie es mir geht? Und überhaupt: Gott!?! Gott, wo bist du? Warum schweigst du? Du, dem ich immer treu gedient habe! Ich finde das alles ungerecht! Ich finde dich total ungerecht!«

Dann fiel mir folgendes Buch in die Hand:

»Schick den Stress in die Wüste! Ein biblisches Entspannungsprogramm« von Dietmar Pfennighaus.[7] »Ja, Stress habe ich und Entspannung brauche ich auch dringend!«, dachte ich damals, deshalb habe ich angefangen, das Buch zu lesen.

Darin sagt der Autor, dass, auch wenn es mir jetzt ganz schlecht ginge, es mir ganz bestimmt irgendwann wieder besser gehen würde. Ganz bestimmt!

Ich war so am Ende, das ich diesen Strohhalm einfach ergriffen und dieser Aussage von Dietmar Pfennighaus Glauben geschenkt habe. Irgendwie habe ich gehofft, dass sie stimmt: »Irgendwann wird es wieder besser! Bestimmt!« Irgendwie blieb mir nichts anderes übrig, als mich an diese Hoffnung zu klammern. Dieser Hoffnungssatz hat mich

7 Dietmar Pfennighaus, Schick den Stress in die Wüste! Ein biblisches Entspannungsprogramm, R.Brockhaus Verlag, Wuppertal, 3. Auflage 2005.

auf dem langen, sehr langen Weg durch viele dunkle Zeiten begleitet, ermutigt, mir immer wieder neue Hoffnung vermittelt.

»Immer wenn du denkst, es geht nicht mehr, kommt von irgendwo ein Lichtlein her!« Die ermutigende Aussage von Dietmar Pfennighaus war das »Lichtlein«, welches ich so dringend brauchte, auf dem langen Weg durch viele dunkle Stunden, Tage, Wochen, Monate, die noch kommen sollten...[8]

Während ich das gerade alles schreibe, denke ich:

»Jesus, das war so hart. So schrecklich hart! Manche der schweren, dunklen Gefühle kann ich heute nach den vielen Jahren noch in meiner Seele spüren. Und ich muss aufpassen, dass sie mich nicht wieder erdrücken ... «

Diese Krise war hammerhart, aber auch so dringend notwendig. All das Erleben! Ich könnte darauf – aus heutiger Sicht – sicherlich verzichten und wünsche die Erfahrungen nicht einmal meinem schlimmsten Feind. Aber ich will sie gleichzeitig auch nicht mehr missen. Irgendwie paradox, aber was wäre mir alles entgangen ohne diese existentielle Krise? Welche Erfahrungen hätte ich alle nicht gemacht. Welcher Schatz wäre mir durch die Lappen gegangen. Erst im Dunkeln habe ich manche Kostbarkeiten entdeckt, manch einen schönen »Stern« funkeln gesehen!

8 Irgendwie »witzig« ist, dass ich das Buch später nochmals gelesen und die Aussage nicht mehr gefunden habe. Lieber Herr Pfennighaus, falls Sie mein Buch lesen sollten, dann sagen Sie mir doch bitte, ob diese Aussage nun wirklich in Ihrem Buch steht, ob ich sie einfach nur beim erneuten Lesen Ihres Buches übersehen habe ...

Aber das so zu sehen, so weit war ich lange, lange Zeit nicht. Ganz im Gegenteil: Wenn mir einer damals, mitten in der Krise, das so gesagt hätte: Wahrscheinlich hätte ich nicht einmal die Kraft gehabt, ihm den Vogel zu zeigen! Ich hätte wahrscheinlich kaum zugehört, wäre in meiner eigenen Welt geblieben, bei mir in meiner Not, in meiner Dunkelheit. Solche Worte hätten meine Seele nicht erreicht, auch wenn ich es mir gewünscht hätte.

Ich bin immer wieder mal gestressten Menschen begegnet, die meinten: »Die letzte Zeit war so anstrengend! Ich muss mir jetzt auch mal eine Burnout-Auszeit nehmen!« Da kann ich eigentlich jedes Mal nur innerlich lachen. »Du hat keine Ahnung, was ein Burnout ist! Nicht du nimmst dir das Burnout, sondern es nimmt dich! Wie ein gefräßiges Tier. Immer mehr von dir. Wie ein ›schwarzes Loch‹, das dich in seinem Sog immer mehr verschlingt. Du hast praktisch keine Steuerungsgewalt mehr über dich und deine Situation.« Zumindest habe ich das so erlebt.

KAPITEL 2
IM STRUDEL DES BURNOUTS

Vor einigen Jahren war ich mal mit einer Jugendgruppe im Gebirge, um in einem Wildwasserfluss zu baden. Es war ein herrlicher Sommertag. Die Lufttemperatur war trotz der luftigen Höhe hoch, und der Fluss lud zu einem erfrischenden Bad ein.

Kaum waren wir an der Badestelle angekommen, ging es hinein in das kühle Nass. Die Warnschilder, die auf ein erhöhtes Risiko des Badens im Wildwasserfluss hinwiesen, nahm ich zwar wahr, aber sie hielten mich und die anderen nicht ab, sofort ins Wasser zu springen.

Puh, war das Wasser frisch, um nicht zu sagen: kalt. Und die Strömung war ganz schön stark. Zumindest an bestimmten Stellen. Aber beides macht ja starken Männern und auch Frauen nichts aus. So haben wir fröhlich vor uns hin geplanscht.

»Hey, schau mal, was hier für eine Strömung is ...!«, höre ich gerade noch einen Teenie begeistert sagen, schon wird er von den Wassermassen in ihrem Sog mitgerissen. Einfach so, flutsch, weg war er! Um irgendwie zu sehen, wo er abgeblieben ist, schwimme ich ein wenig auf die Stelle zu, wo der Teenie kurz zuvor verschwunden war. Schwupp, reißt es mich plötzlich auch weg. Ich habe keine Chance, mich dagegen zu wehren. Es geht rasend schnell, und es zieht mich unter Wasser. Ich weiß nicht mehr, was oben oder unten ist. Panik! Was soll ich nur tun? Wird das irgendwo enden, und wie ...? Hat mein letztes Stündlein geschlagen? Ich schlucke Wasser, schlage mit meinem Körper an den Felsen an, immer weiter geht die Reise im Strudel unter Wasser ...

Auf einmal ist der Spuk vorbei. Ich tauche aus dem Wasser auf, die Strömung ist schwächer geworden, das Flussbett ist breiter und das Gefälle nicht mehr so stark. Am Flussrand sitzt der Teenie, den das Wasser auf einmal verschluckt hat. »Geil!« sagt er, wobei er das verschluckte Wasser auspustet. »Ja, war echt geil!«, bestätige ich mit leiser Stimme und zittrigen Knien. Alle Knochen am Leibe tun mir weh, aber als Leiter darf man ja vor den anderen keine Schwäche zeigen ...

So war es bei mir mit dem Burnout. Es reißt dich einfach mit. Gerade noch scheint die Welt in Ordnung und alles geht seine gewohnten Bahnen, aber von jetzt auf gleich ist alles anders, schwupp, weg bist du, und alles steht Kopf. Eine unbändige Kraft zieht dich immer weiter, immer tiefer ... Du hast keine Kontrolle mehr über das, was mit dir, deinem Körper, deiner Seele, deinem ganzen Leben passiert. Du wirst einfach mitgezogen, weißt nicht, wohin es geht, und weißt nicht, ob es überhaupt mal endet; und vor allem hast du Angst, weil du nicht weißt, wie es endet! Panik breitet sich aus, Panik pur!

2.1 NICHTS WIE WEG!

In den Tagen nach dem Zusammenbruch unter der Dusche finde ich einfach keine Ruhe. Jeder Tag ist eine Qual, »einfach nur leben« ist unglaublich anstrengend. Ich brauche dringend eine Auszeit! Ich schaffe das mit der Freizeit nicht. Ich schaffe auch die anderen Termine nicht. Ich schaffe überhaupt nichts mehr! Ich will nicht mehr! Ständig dreht sich alles in meinem Kopf, ständig ist es mir schwindlig, in meiner Seele geht es rauf und runter, vor allem runter, immer tiefer. Ich finde das alles sehr bedrohlich.

Die Freizeit hat dann schließlich ein Freund von mir übernommen. Auch alle anderen Termine habe ich abgeblasen ...

Und ich bin mit meiner Frau Hals über Kopf, früher als geplant, in den Urlaub gefahren. »Ja, wenn ich so richtig Urlaub mache, dann geht es mir bestimmt wieder besser. Der hat mir immer schon geholfen!« Wieder kann ich nur sagen: Denkste!

Wir sind zunächst ans Meer gefahren und wollten auf einem Rastplatz im Auto übernachten. Aber in meiner Seele war es so dunkel, dass mir die Weite des Meeres Angst machte. »Ich will und kann so nicht mehr weitermachen. Nichts hilft. Noch nicht mal ans Meer fahren! Es ist alles so hoffnungslos! Ich will hier nicht bleiben! Ich will nicht mehr leben!!« Was für ein irrer Gedanke!

Also haben wir mitten in der Nacht alles zusammengepackt, und ab ging es Richtung Gebirge, zu unserem eigentlichen Urlaubsdomizil. Das hieß, stundenlang auf der Autobahn zu fahren, im Dunkeln. In mir drin war es noch viel finsterer. Meine Frau fuhr und merkte, dass es mir gefühlstechnisch sehr schlecht ging. Aber sie konnte mir nicht helfen, und ich konnte mir auch nicht helfen. Und es war auch nirgends Hilfe zu finden. Diese Fahrt habe ich halb wie in einen schlechten Traum wahrgenommen, sie war echt ein Albtraum! Morgens früh sind wir dann übernächtigt an unserer Ferienwohnung angekommen. Ich habe mich nur auf die Matratze geschleppt, meiner Frau ging es so ziemlich ebenso. Dann haben wir nur noch geschlafen. Da habe ich das erste Mal seit etlicher Zeit mal durchgeschlafen. Ich war körperlich und seelisch einfach so am Ende ...

So habe ich mehr als einen Monat Urlaub im Gebirge gemacht. Das hat ein bisschen geholfen, aber nicht wirklich. Jede kleine Anstrengung wurde zu einer neuen Qual. Im Supermarkt einkaufen gehen und entscheiden zu müssen, welchen Joghurt ich kaufe: die reinste Qual. Ich schleppte mich am Einkaufswagen durch die Regalreihen und war am Schluss von ein paar Minuten Einkaufen völlig fertig. Zudem machten mir die Menschen und vor allem die geschlossen Räume riesigen Stress. Meistens bin ich daher einfach nur vor dem Supermarkt sitzen geblieben und habe meiner Frau den Einkauf überlassen. Hauptsache, Ruhe und keine Entscheidungen treffen müssen, und keine Enge!

Ich erinnere mich auch noch, dass wir im Urlaub mit einer Bekannten einen ganz »soften« Krimi im Internet angesehen haben. Wirklich nichts besonders Aufregendes, eigentlich. Einer von der Sorte, wo echte Krimifans einen Bogen drum machen, weil der zu langweilig ohne genügend Action ist. Und ich, ich sah den Film, und mir liefen die Tränen runter. Unglaublich! Jede kleine Aufregung schlug sich sofort auf mein Gemüt nieder. Auch Nachrichtensendungen konnte ich kaum mehr ansehen. Das gibt es doch nicht!

Mir schwante langsam: »Das alles geht nicht so einfach

wieder vorbei ... Aber so kann es nicht weitergehen, und so darf es nicht weitergehen! Nur was soll ich tun? Ich habe so etwas noch nicht erlebt. Ich brauche dringend Hilfe! Wahrscheinlich auch von einem Arzt. Nur wo soll ich hingehen? Schicken die mich vielleicht hier in Japan in die Klapsmühle?! Da will ich nicht hin! Was soll ich nur tun?«

Da es mit den Schwindelattacken nicht besser wurde, habe ich dann am Urlaubsort einen Hals-Nasen-Ohrenarzt aufgesucht, der dann meinen Kopf über ein CT und meine Ohren gründlich untersucht hat (ich hatte früher schon mal einen Gehörsturz gehabt, und ihm diesen Tipp gegeben), auch über meine Blutwerte hat er sich ein Bild gemacht. Alles ohne besonderen Befund. Er hat mich dann mit durchblutungsfördernden Mitteln nach Hause geschickt. Und auf meine Bitte hin hat er mir auch ein paar Beruhigungspillen verschrieben. Wahrscheinlich hat er bei der Untersuchung irgendwie gemerkt, dass mein Problem eigentlich ganz woanders steckte ... Nichts half! »Die Medikamente helfen nur bedingt ... Ähnlich wie die Auszeit an sich. Was hilft eigentlich? Wie komme ich wieder auf die Beine? Wodurch lädt sich mein Akku wieder auf? Wie wird meine Seele wieder belastbarer? Irgendwann ist die Auszeit, der Urlaub vorbei, und dann? So kann und darf es auf jeden Fall nicht weitergehen! Ich brauche Hilfe, die finde ich hier in Japan aber nicht so, wie ich sie brauche. Ich brauche professionelle Hilfe von Menschen, mit denen ich mich auf meiner Muttersprache unterhalten kann. Diese Hilfe finde ich nur in Deutschland!« Das wurde mir mehr und mehr klar.

2.2 AUF NACH DEUTSCHLAND!

Wir beschließen schließlich, den Start des nächsten Aufenthaltes in Deutschland, der sowieso für Ende des Jahres geplant ist, um zwei Monate vorzuverlegen, auf Anfang Oktober. Das muss allerdings alles entsprechend mit unseren Mitarbeitern im Jugendzentrum und vor allem mit dem Ehepaar abgestimmt werden, das uns für ein Jahr vertreten und Anfang September in Japan ankommen soll.

Es ist Ende August. Bald muss unsere Vertretung am Flughafen abgeholt und eingearbeitet werden. Überhaupt müssen wir alle unsere Verantwortungsbereiche im Jugendzentrum, in der Muttergemeinde, in der Bundesjugendarbeit, in der japanischen Bundesleitung, ... an andere weitergeben, um so sicherzustellen, dass die verschiedenen Arbeiten auch ohne uns gut weiterlaufen. Das muss nun alles noch zügiger geschehen, als es bisher geplant war, unter noch mehr Zeitdruck. Aber es geht nicht anders. Ich will so bald wie möglich zurück nach Deutschland. Das heißt aber auch, dass wir nun endgültig den Urlaub, die Auszeit im Gebirge beenden müssen.

Mir graut davor! Mir graut vor der Arbeit, mir graut vor der mehrstündigen Autofahrt vom Gebirge zurück ins Arbeitsgebiet, mir graut vor der Hitze, die dort noch immer anhält. Mir graut vor den nötigen Vorbereitungen, bevor wir nach Deutschland fliegen können. Mir graut vor dem Packen. Mir graut vor den Erwartungen der Menschen. Sie machen mir Angst! Mir ist weiterhin einfach alles zu viel. Daran hat die Auszeit kaum etwas geändert.

Mehrmals haben wir nun schon die Auszeit verlängert

und jedes Mal war es nötig, dass andere meine und unsere Termine übernommen haben. Nun ist es endgültig so weit. Wir müssen nach Hause! Aber was ist da schon zu Hause? Der Platz, wo ich wohne, ist mit vielen ziemlich negativen Gefühlen behaftet; es ist der Ort, wo ich zusammengebrochen bin, wo mich der Stress und die Überforderungen verschiedenster Art in die Knie gezwungen haben, wo das Burnout angefangen hat.

Zudem ist es der Platz, wo ich nicht nur wohne, sondern auch gleichzeitig arbeite, wo die Arbeit nur so auf mich wartet. Der fühle ich mich aber null gewachsen. Meine Kräfte reichen gerade so für die kleinsten Aufgaben, in Gesprächen mache ich schon nach wenigen Minuten schlapp. Ich kann mich einfach nicht konzentrieren. Mir macht es totalen Stress, dass ich da, wo ich wohne, ständig mit der Arbeit konfrontiert werde.

Wir beschließen daher, aus der Wohnung auszuziehen und vorrübergehend in eine Wohnung in der Nähe einzuziehen, die von der Mission für Kurzzeitmissionare angemietet ist und gerade »zufällig« leer steht! Das bringt ein wenig Entlastung, aber es ist eben auch eine neue Umgebung, auf die ich mich erst einmal einstellen muss. Aber auf jeden Fall besser als in der alten!

Tagsüber versuche ich, meine Ordner zu sortieren, Absprachen zu treffen, unsere Vertretung einzuarbeiten, ... , um so alles für die Zeit vorzubereiten, wenn wir nicht da sind. Aber eigentlich wäre es viel nötiger, mein Leben, das in Scherben liegt, neu zu sortieren und an einem neuen, gesünderen Lebenskonzept zu arbeiten. Aber das kriege ich nicht hin. Dafür fehlen mir auch irgendwie das Knowhow,

Begleitung von professioneller Seite, echte Hilfe.

In dieser Zeit habe ich von irgendwo her das bereits weiter oben erwähnte Buch »Schick den Stress in die Wüste! Ein biblisches Entspannungsprogramm« von Dietmar Pfennighaus in die Hand bekommen.[9] Es hilft mir, wenigstens ein bisschen, wenigstens so weit, dass ich die Hoffnung auf Besserung, auf bessere Zeiten nicht vollends aufgebe. Denn darin sagt Pfennighaus, wie weiter oben bereits erwähnt, dass es, auch wenn es einem ganz schlecht ginge, ganz bestimmt irgendwann wieder besser gehen würde. An diesen Satz, an diesen Funken Hoffnung klammere ich mich fast verzweifelt.

Nachts laufe ich stundenlang zusammen mit Dorothea durch die Straßen unserer Stadt. Einfach immer geradeaus, ohne rechtes Ziel. Hauptsache, allein sein, keinem Menschen begegnen. Ich gehe Menschen möglichst aus dem Weg. Die Begegnung mit ihnen ist mir einfach zu viel. Manchmal hellt ein leckeres Eis zu später Stunde meine Stimmung ein wenig auf. Aber mir graut vor der Nacht, vor dem Schlaf. Vor den Alpträumen. Davor, am Morgen nicht mehr aufzuwachen! Daher schiebe ich die Schlafenszeit möglichst weit hinaus, bis ich, bis wir so müde sind, dass wir nicht mehr laufen können und einfach wie tot ins Bett fallen.

Am nächsten Tag geht es dann mit Mühe und Not wieder weiter. Dorothea schmeißt sich voll in die nötige Arbeit hinein, hält möglichst allen Stress von mir fern und bereitet

9 Siehe »1 Der schleichende Weg ins Burnout« unter »Wegetappe 1 Tappen im Dunkeln«.

unsere Rückreise nach Deutschland so gut wie möglich vor. Ich helfe dabei so gut, wie es eben geht.

So vergeht der September. Und dann geht es endlich los, endlich heim nach Deutschland! »Was wird mich dort wohl erwarten? Sicherlich bekomme ich dort mehr Hilfe. Dort kann ich endlich Ärzten und Therapeuten auf Deutsch sagen, wie es mir geht. Dort versteht man mich endlich. Dort wird alles besser!«

Das Problem ist »nur«: Zwischen Japan und Deutschland liegt noch ein zwölfstündiger Flug. Zwölf Stunden eingepfercht in ein Flugzeug!! Bei mir sind die Erinnerungen an die morgendliche Zugfahrt und das krasse Gefühl des Eingesperrtseins einige Wochen zuvor noch mehr als präsent. Mir schaudert davor! Zwölf Stunden, in denen ich aus dem Ding nicht rauskomme, darin eingesperrt bin. Was ist, wenn ich das nervlich nicht durchhalte, durchdrehe? Wie soll ich das nur durchstehen? Solche und ähnliche Gedanken schießen mir schon Tage, Wochen vor dem Abflug durch den Kopf und lasten schwer auf meiner Seele. Aber es gibt keinen anderen Weg. Entweder ich steige in den Flieger oder ich komme nicht zurück in das »gelobte Land«!

2.3 ZURÜCK IN »GOOD OLD GERMANY«

Endlich ist es geschafft! Ich steige aus dem Flieger. Ich habe den Flug besser verkraftet als befürchtet. Ich bin so was von erleichtert! Liebe Freunde holen uns am Flughafen ab. Wir gehen erstmal in ein richtig deutsches Café und essen einen richtig leckeren deutschen Kuchen und leckeres hausgemachtes Eis. Tut das gut! Freunde, Kuchen, Eis, Deutschland. Geschafft!

Bald darauf bin ich auch wieder geschafft. Die erste Euphorie ist verpufft. Nicht nur Abschiednehmen und Abfliegen ist anstrengend, sondern auch Ankommen, Auspacken, Einräumen. Behördengänge, liebe Freunde und Verwandte besuchen, ... Das reicht mir schon. Das ist mehr als genug!

Und bald stellen wir fest: Die Wohnung, die uns von unserer Mission zur Verfügung gestellt wird, passt nicht zu uns. Sie ist zwar frisch renoviert und sehr hübsch, nur zu klein. Küche, Wohnzimmer und Schlafzimmer, alles in einem Raum. Das ist einfach zu beengt, fast schon japanische Verhältnisse. Das ist für uns als Ehepaar auf die Dauer (wir planen, ein Jahr zu bleiben) einfach zu wenig Platz, zu wenig Privatsphäre. Das tut mir und uns nicht gut! Daher fragen wir bei unserem Arbeitgeber nach, ob bald eine größere Wohnung frei wird. Und siehe da, wir müssen zwar noch ein wenig warten, aber einige Wochen später können wir in eine Wohnung mit zwei Schlafzimmern, Wohnzimmer und Küche umziehen. Fast schon wieder zu groß ... Dafür sind wir sehr dankbar! Das tut uns, tut mir gut!

Aber die anderen, noch viel wichtigeren Fragen bleiben und beschäftigen mich bzw. uns weiter: »Wie geht es weiter? Konkret: Wie geht es mit mir weiter? Wie werde ich wieder gesund? Wo finde ich Hilfe?« Und: »Was machen wir mit der freien, unverplanten Zeit bis Ende des Jahres?« Geplant war ja zunächst, dass wir Ende des Jahres nach Deutschland zurückkommen und ab Anfang des neuen Jahres beginnen, Gemeinden und Freunde zu besuchen, um von unserer

Arbeit in Japan zu berichten.

Ich hoffe irgendwie weiter, dass es nur eine Frage der Zeit ist, bis ich wieder auf den Beinen bin und normale Leistung bringen kann. So gehen viele Tage und Wochen dahin. Wenige gute Tage wechseln sich mit vielen schlechten Tagen ab.

Ich bemühe mich, körperlich wieder fit zu werden. Jeden Tag gehe ich mit meiner Frau im Wald einige Zeit spazieren. Vor meinem Zusammenbruch bin ich sportlich ziemlich aktiv gewesen, bin regelmäßig gejoggt, habe Basketball und Fußball gespielt. Aber danach war erst einmal nichts mehr drin. Meist gehe ich nur ganz langsam an der Hand meiner Frau, weil mir schwindelig ist. Ab und zu versuche ich auch wieder zu joggen, leider nur mit dem Resultat, dass mir anschließend noch schwindeliger ist als sonst. Und trotzdem: Ich gehe davon aus, dass neue körperliche Fitness eine Hilfe oder sogar die Voraussetzung für den Aufbau von neuer seelischer Spannkraft und Gesundheit ist. Und ganz, ganz langsam kommen die körperlichen Kräfte zurück.

Aber mit meiner Seele gestaltet sich alles viel, viel schwieriger. Ich merke bald: »Nur« an der körperlichen Fitness arbeiten und »einfach« ausruhen und warten, dass alles besser wird, ist es nicht. Die Zeit heilt einfach nicht die vielen Wunden!

Autofahren macht mir den größten Stress. Ich traue mich nur im Dorf rumzufahren. Landstraßen gehen gerade noch, Bundesstraßen meide ich. Da sind mir zu viele Autos, die zu schnell fahren. Und zu viele Leitplanken, die mich einengen. Autobahnfahrten kann ich kaum als Beifahrer ertragen. Die Geschwindigkeit macht mir Angst. Und vor allem im Bereich von Baustellen fühle ich mich eingeengt und von den »dicken Brummern« regelrecht bedroht ...

Aber auch noch andere Ängste bedrängen mich: Angst vor der Zukunft, Angst, den Vortragsdienst in den Gemeinden nicht zu schaffen, Angst vor dem Alleinsein, Angst, dass mir irgendwas Unbestimmtes passieren könnte ... Diese Ängste, die teils panisch sind, machen mich echt fertig und gehen an meine Substanz! Und mir wird auch in Deutschland sehr bald klar: Ich brauche Hilfe, professionelle Hilfe. Alleine komme ich mit meiner Situation nicht klar.

Nur wo ist Hilfe zu finden? Hilfe zu suchen, mich auf die Suche nach ihr zu machen, um Hilfe zu bitten, fällt mit unwahrscheinlich schwer. Es ist ein unglaublicher innerlicher Kampf, ein Kraftakt, zu dem ich mich regelrecht aufraffen muss. Aber ich muss irgendwas tun! Denn wenn ich nichts tue, werde ich keine Hilfe bekommen. Das merke ich schnell.

So komme ich mit Verantwortlichen meiner Missionsgesellschaft ins Gespräch, sie hören sich geduldig meine Problematik an, haben aber auch keine rechte Idee, sind mit meiner Situation überfordert. Sie haben noch viele andere Menschen mit ihren Fragen und Problemen am Hals. »Versuch es doch mal hier, aber vielleicht doch lieber da ...« Es wird mir klar: »Ich muss mich schon selber um Hilfe kümmern. Hier fehlt es an Zeit und Kompetenz.«

Ein Seelsorger, der mir schon seit Jahren mit Rat und Tat zur Seite steht, gibt mir bei einem Gespräch die Rückmeldung, dass ich sehr aggressiv und gefrustet auf ihn wirken würde. Das hat mich zunächst ein wenig überrascht, aber dann habe ich wahrgenommen, dass ich wirklich gefrustet, ja sogar wütend bin. »Ich bin echt enttäuscht! Nun bin ich zurück in Deutschland und mir geht es weiterhin beschissen. Ich habe erwartet, dass ich hier vor allem bei der Mission Hilfe bekomme. Aber die sind hier alle letztlich mit sich selbst beschäftigt. Ich kriege einfach keine Hilfe! Was soll ich nur tun?«

Ich suche Rat bei einem befreundeten Hausarzt. Er nimmt sich sehr viel Zeit für mich. Ihm vertraue ich! Er macht ein Blutbild von mir. Alle Werte sind soweit okay! Wegen meiner Schwindelattacken bekomme ich mit seiner Hilfe kurzfristig einen Termin bei einem Neurologen (kurzfristig einen Termin bei einem Facharzt zu bekommen, ist in Deutschland auf dem Land fast ein Ding der Unmöglichkeit, muss ich hier lernen!). Kein körperlicher Befund. Meine Beschwerden sind psychosomatischer Natur. Ein Trost, wenn auch nur ein schwacher! Denn die Schwindelattacken bleiben und vor allem auch die Ängste auch! »Ehrlich gesagt, bräuchtest du die Hilfe eines Psychologen und Psychotherapeuten. Nur sind die alle total überlastet. Das dauert Monate, vielleicht sogar ein Jahr, bis du da einen Termin bekommst!«

Mein Hausarzt schlägt mir schließlich vor, dass ich mich für eine Kur anmelden sollte. Auch bei entsprechenden Kureinrichtungen gäbe es Psychologen und Psychotherapeuten. Auch gäbe es hier Spezialisten für psychosomatischen Erkrankungen. Allerdings würde es auch hier einige Zeit dauern und einiger Anstrengung bedürfen, bis so eine Kur genehmigt würde. Da aber irgendwie keine bessere Idee zu finden ist, stelle ich einen Antrag auf eine

Kur. Mein Hausarzt hilft mir dabei. Und wie nicht anders zu erwarten war, wird die Kur abgelehnt. Auch auf meinen Widerspruch hin, endgültig. Das ist echt stressig, anstrengend, frustrierend!

So ziehen weitere Wochen ins Land. Es wird Weihnachten, das Jahr geht zu Ende. Eigentlich soll im neuen Jahr unser Vortragsdienst in den Gemeinden beginnen. Aber das ist für mich überhaupt nicht vorstellbar. Ich habe keine Kraft dafür, ich habe Angst, mich vor Menschen zu stellen. Viele Menschen auf einem Haufen machen mir Angst! Ich kann kaum in einem Gottesdienst sitzen, ohne dass ich urplötzlich Panik bekomme und nur weg möchte ... Was soll ich nur tun?

2.4 JAHRESWENDE – WENDE ZUM BESSEREN!?

Ich stehe am Anfang eines neuen Jahres. Der Rückblick auf das vergangene Jahr fällt mir sehr schwer. Vor allem die zweite Jahreshälfte war von teils katastrophalen Schwierigkeiten und gesundheitlichen Problemen geprägt. Ich konnte meinen Kopf kaum über Wasser halten, so sehr hat mich der Strudel des Burnouts mitgerissen!

Was wird wohl das neue Jahr bringen? Hat Dietmar Pfennighaus in seinem Buch wirklich recht, dass es mir irgendwann wieder besser gehen wird?[10] Was muss ich dafür

10 Mehr zu dieser Aussage von D. Pfennighaus und dem Buch unter »1 Der schleichende Weg ins Burnout« bei »Wegetappe 1 Tappen im Dunkeln«.

tun? Was kann ich überhaupt dafür tun? Heilt die Zeit vielleicht doch irgendwann meine Wunden? Muss ich einfach nur geduldig abwarten und es wird wieder besser?

Mit vielen Fragen und bangem Herzen gehe ich ins neue Jahr.

Zunächst feiert mein Vater einen runden Geburtstag. Ich schätze meinen Vater sehr und habe daher schon vor langer Zeit zugesagt, zusammen mit meiner Frau, meiner Schwester und anderen eine besondere Geburtstagsfeier für ihn zu organisieren und die Feier selbst zu moderieren. Normalerweise etwas, das ich gerne mache. Aber selbst die Dinge, die ich sonst gut kann und mir Freude machen, machen mir den größten Stress. Aber irgendwie geht es. Die Feier gelingt! Auch die Moderation. Es gelingt mir, meine Ängste irgendwo zu verdrängen oder zu überspielen.

Auch gelingt es mir so einigermaßen, von unserer Arbeit im kleinen Kreis von Freunden und Unterstützern zu berichten. Da sind dann meist Teilnehmer dabei, die ich kenne und mag, ein überschaubarer, privater Kreis, der mir keine Angst einjagt. Aber sobald der Kreis oder die Gruppe größer wird und etwas im offiziellen Rahmen eines Gottesdienstes stattfinden soll, streikt alles in mir. Ich will dann nur noch raus, an die Luft! Ich sitze daher immer in der Nähe der Tür zum Gottesdienstraum, um ggf. »flüchten« zu können. Denn geschlossene Räume machen mir Angst, mein Puls fängt an zu jagen, ich bekomme Schweißausbrüche, Panik. Daher ist an einen Vortrag im Gottesdienst oder gar an eine Predigt nicht zu denken. Ich bin ja froh, wenn ich den Gottesdienst als Besucher einigermaßen »überlebe«!

Und natürlich nehmen Freunde und Bekannte in den Gemeinden wahr, dass ich anders als sonst bin, irgendwas mit mir los ist. Sie sind es natürlich gewohnt, dass ich, wenn ich in Deutschland bin, zumindest mit einem Grußwort im Gottesdienst vorkomme. Aber selbst das geht nicht. Es gelingt mir nicht, mich vor Menschen zu stellen. Es geht einfach nicht! Die innere Hürde ist zu hoch!

Wenn ich das heute schreibe, dann denke ich: »Echt unglaublich! Aber es war so! Ich konnte nicht! Es war viel zu viel!«

Mehr und mehr übernimmt meine Frau die Grußworte in den Gemeinden, dazu auch die Vorträge über unsere Arbeit und auch die Predigten. Ich bin meist gar nicht dabei, weil mir die Kraft dazu fehlt, mich unter Menschen zu begeben. So fährt meine Frau wochenlang alleine in die verschiedenen Gemeinden. Und ich sitze zu Hause und bin gefrustet, dass ich es nicht schaffe, mitzufahren, mitzumachen. Manchmal gelingt es mir, bei Kleingruppen dabei zu sein. Bei größeren Veranstaltungen meist nicht. Ab und zu sitze ich beim Gottesdienst »einfach nur« dabei. Und obwohl meine Frau erklärt, warum ich nicht mit auf der Bühne stehe, bleibt es oft eine »komische« Situation, für die jeweiligen Gemeinden und auch für mich.

Manche sprechen mich darauf an. Ich erkläre meine Situation so gut es geht. Aber ich sehe in den Gesichtern meiner Gesprächspartner oft nur Fragenzeichen. Die meisten verstehen mich nicht. Wie könnten sie auch! Aber diese Gespräche sind stressig. Deshalb meide ich noch mehr die Menschen. Ein Teufelskreis!

Es gibt natürlich auch andere, die mich verstehen, weil sie Ähnliches durchgemacht haben. Das sind die Highlights. Bei ihnen fühle ich mich wohl und verstanden. Ich erzähle nur ein wenig, und sie verstehen mich sofort. Was für eine Wohltat! Verstanden werden, ohne viele Erklärungen! Es gibt auch die, die mich zwar nicht verstehen, aber einfach als meine Freunde an meiner Seite stehen und mir ihre Wertschätzung zeigen, mich einladen, mit mir spielen, mit mir quatschen, mit mir zusammen sein wollen, einfach so! Einfach super, entspannend!

Viele Freunde und Bekannte beten für mich und meine Situation. Das ist eine große Ermutigung für mich, weil ich mich weiterhin an Gott klammere und auf seine Hilfe und Heilung hoffe. Teilweise sind die Rückfragen mancher Gemeinden und Beter aber auch stressig, weil ich monatelang nichts Neues berichten kann und ich in Gesprächen spüre, dass bei manchen Betern die Ungeduld wächst, so nach dem Motto: »Jetzt beten wir schon so lange für den Jörg und es verändert sich nichts an der Lage. Was ist da los?« Echt kein leichtes Thema, keine leichte Situation mit schon gar keinen einfachen Antworten!

2.5 DIE LEBERWERTEKATASTROPHE

Ich bin weiterhin mit meinem Hausarzt im Gespräch. Ich berate mich regelmäßig mit ihm und bekomme dabei auch immer wieder Blut »abgezapft« und meine Blutwerte kontrolliert. Per Telefon erfahre ich dann wenige Tage später die Ergebnisse.

So erhalte ich im Februar einen Anruf aus der Praxis meines Hausarztes. Dabei wird mir berichtet, dass irgendetwas bei der Ermittlung meiner Leberwerte falsch gelaufen sein müsse, da diese nicht nur erhöht seien (was bisher noch nicht der Fall war), sondern diese so hoch seien, dass die ermittelten Werte unmöglich stimmen können. Daher müsse zur Kontrolle erneut mein Blut untersucht werden.

Wenige Tage später erhalte ich die Ergebnisse der neuen Blutuntersuchung. Ein Schock! Die Ergebnisse decken sich mit denen der Untersuchung zuvor: Meine Leberwerte sind astronomisch erhöht, mehr als das 40-fache des Normalwertes. Ein neues, sehr ernstes Problem! Ich bin völlig irritiert, verstört. »Das kann doch gar nicht sein! Auch das noch!« Meine Seele, die sowieso kaum belastbar ist und beim kleinsten Problem aus dem Gleichgewicht gerät, ist mit diesem neuen Problem völlig überfordert.

Ich bekomme wenige Tage später durch Mithilfe meines Hausarztes einen Termin bei einer Internistin und Leberspezialistin. Nach einer endlosen Warterei in einem total überfüllten Wartezimmer komme ich schließlich an die Reihe. Die Ärztin untersucht mich kurz und sieht sich ratlos meine Blutleberwerte an: »Was haben Sie denn mit Ihrer Leber gemacht? Solche Werte gibt es doch normal gar nicht! Selbst wenn Sie noch so viel Alkohol trinken würden!« Meine Beteuerung, dass ich praktisch kaum Alkohol trinken würde, macht sie noch ratloser. Sie nimmt ihrerseits eine Blutprobe von mir. Sie hat den Verdacht, dass ich mir irgendwann irgendeine Virusinfektion (Hepatitis) eingefangen haben könnte. Aber alle Untersuchungen dahingehend bleiben ohne Befund. Dann wird meine Leber durch ein CT untersucht. Ohne Befund. Unglaublich! Die Ärzte finden keine Ursache für die dramatisch hohen Leberwerte, die anhalten.

Nun kann nur noch eine Leberbiopsie für Aufklärung sorgen. Ich bekomme einen Termin in einem Krankenhaus. »Jetzt wird auch noch eine Biopsie gemacht! Was sie da wohl noch alles mit mir machen werden und vielleicht rausfinden werden. Ich halt das nicht mehr aus!« Ich habe den Eindruck, dass sich alles gegen mich verschworen hat. Ich kann vor Sorgen nächtelang kaum schlafen. Eine Nacht ist besonders dramatisch. Ich habe den Eindruck, dass meine Seele unter der Belastung des Ungewissen regelrecht zerdrückt wird. »Ich gehe drauf! Irgendwas ist mit meiner Leber! Keiner weiß was! Ich sterbe! Ich brauche dringend Hilfe! Ärztliche Hilfe! Psychologische Hilfe! Sonst gehe ich endgültig vor die Hunde!«

Meine Frau bekommt das natürlich mit. In ihrer Not ruft sie nachts bei unserem Hausarzt an. Der sieht dringenden Handlungsbedarf und vermittelt mir – nach eindrücklichem Bitten seinerseits – einen Termin bei einem Psychiater, von dem er von anderen Patienten gehört hat und der recht gut sein soll. Darüber bin ich echt glücklich, auch wenn das mein Leberproblem nicht löst. Aber endlich mal ein Arzt, der sich auch und besonders um meinen psychischen Zustand kümmert.

So sitze ich nur wenige Tage später bei dem Psychiater im Wartezimmer. Dabei bekomme ich mit, dass immer wieder Menschen, die dringlich um einen Termin bitten, abgewiesen werden mit dem Hinweis, dass der nächste freie Termin in ca. neun bis zwölf Monaten (!) sei. Ich bin so froh, dass ich einen dieser raren Termine bekomme habe und dass der Arzt zudem auch noch Christ ist. Dafür bin ich echt total dankbar!

Der Psychiater hört mir erst einmal einige Zeit aufmerksam zu. Ich erzähle ihm, wie es mir in den letzten Monaten psychisch und auch physisch ergangen ist. Als er von meinen Leberwerten hört, ist auch er äußerst überrascht und kann sich keinen Reim darauf machen.

Ich erzähle ihm von meinen Ängsten, auch gerade vor der bevorstehenden Biopsie, und bekomme erst einmal Beruhigungsmedikamente verschrieben, um die Zeit bis zur Biopsie nervlich einigermaßen zu überstehen. Auch rät er mir dringend zu einen Klinikaufenthalt, um für einige Wochen ärztliche und therapeutische Hilfe bei der Bewältigung meines Burnouts und aller damit zusammenhängenden Symptome (Depressionen, Panikattacken, Ängste, ...) zu bekommen.

Ich bin sehr dankbar für seine Hilfe und seinen Rat und sehe bald ein, dass ich ohne einen längeren Klinikaufenthalt psychisch und physisch nicht auf die Beine kommen werde. Daher stimme ich dem Aufenthalt in einer christlichen Klinik für Psychotherapie und Psychosomatik zu. Natürlich gibt es auch hier eine lange Warteliste. Aber das bin ich ja schon gewohnt, auch wenn ich mich nicht daran gewöhnen kann. Aber Hauptsache, ich bekomme irgendwann Hilfe! Und Hauptsache, es wird endlich klar, was mit meiner Leber ist, denn die Klinik für Psychotherapie und Psychosomatik will mich nur aufnehmen, wenn die Sache mit der Leber geklärt ist!

So nehme ich Beruhigungsmittel, die meine Leber

nicht noch mehr angreifen sollen, kann dadurch vor allem besser schlafen und blicke trotzdem besorgt dem Termin im Krankenhaus mit der Biopsie entgegen. Wenige Tage vor diesem Termin wird mein Blut noch einmal untersucht. Dabei stellt sich heraus, dass die Leberwerte signifikant gefallen sind. Mein Hausarzt lässt mein Blut gleich nochmal untersuchen. Die Werte sind nochmals stark gefallen, aber immer noch auf einem sehr hohen Niveau. Aber die Tendenz ist positiv. So wird die Biopsie verschoben. Innerhalb von wenigen Wochen sind die Leberwerte wieder im Normalbereich. Es ist wie ein Wunder, auch für die Ärzte. Die Biopsie wird letztlich abgesagt, weil alle nur froh sind, dass die Blutwerte wieder normal sind!

Noch lange Zeit später spreche ich manchmal mit meinen Ärzten über die Sache mit meiner Leber, damals. Es hat sich nie geklärt, was wirklich die Ursache für das Problem war. Das war schließlich auch allen, auch mir natürlich, egal!

Ich bin nur glücklich, dass es meiner Leber wieder gut geht. Das hellt meine Stimmung natürlich auf. Aber schon steht eine nächste Hürde vor mir, ein mir völlig unbekanntes Terrain. Ich weiß nicht, wie ich damit umgehen soll. Es ist etwas, das mir richtig Angst macht, aber auch etwas, was ich unbedingt angehen will, weil ich mir sehr viel Hilfe davon verspreche.

Die Erfahrungen damit bzw. darin sollten meinen Blick aufs Leben und meine Lebensgestaltung grundlegend vrändern.

WEGETAPPE 2. ODYSSEE OHNE ENDE

Irgendwann inmitten meiner Leidenszeit habe ich den historischen Roman »Byzantium« von Stephen Robert Lawhead entdeckt und mit Begeisterung gelesen. Was ich da las, sprach mir aus der Seele, half mir zu verstehen, was ich durchlitten hatte und immer noch durchlitt, aber selber kaum in Worte fassen konnte. Es gab den vielen Stimmen in meinem Inneren, die schon lange da waren, die richtige Sprache, und zwar durch den Mund des jungen irischen Mönchs Aidan mac Cainnech.

Der Roman spielt in der zweiten Hälfte des 9. Jahrhunderts. Der unerfahrene Aidan zählt zu einer kleinen Gruppe auserwählter, irischer Mönche, die auf einer gefährlichen Pilgerfahrt eine kostbare Abschrift des »Books of Kells«[11] in die weit entfernte, überwältigende Metropole Byzanz bringen soll, als Geschenk für den Kaiser Basileios. Auf dem beschwerlichen Weg erleidet Aidan Schiffbruch, wird von Wikingern gekidnappt, nach Schweden verschleppt und versklavt; dabei versucht er seine Peiniger vom christlichen Glauben zu überzeugen, was aber misslingt. Letztlich erreicht er aber dann doch noch auf verschlungenen Wegen, zusammen mit den Wikingern, die auf einem weiteren Raubzug sind, die Hauptstadt des mächtigen byzantinischen Reiches.

Dort wird Aidan überraschenderweise zum persönlichen Vertrauten von Kaiser Basileios, der ihn in einer geheimen

11 Das »Books of Kells« ist ein Manuskript der vier Evangelien mit vielen ganzseitigen, kunstvollen religiösen Abbildungen.

Mission als Diplomat und Spion in das arabische Sarazenenreich schickt. Dadurch soll der Frieden zwischen Byzanz und Bagdad, zwischen dem christlichen Kaiser und dem moslemischen Kalifen gesichert werden. Aber Aidan wird enttarnt und als Sklave in die Silberminen des Kalifen verschleppt. Ihm gelingt die Flucht und er lernt die wunderschöne Kasimene kennen, die Nichte eines Emirs, und verliebt sich in sie, verliert sie aber wieder ...

Bei all seinen Abenteuern, Gefahren und Prüfungen wird Aidans Glaube an Gott immer wieder extremst auf die Probe gestellt. Er erlebt viel Unrecht, Leid, Verrat, Grausames, bis an die Grenze des Erträglichen. Er zweifelt an Gottes Gerechtigkeit, Liebe. Auch in der Auseinandersetzung mit dem geheimnisvollen Islam und seinen Lehren ...

Nach dieser wahren Odyssee kehrt Aidan schließlich verbittert in sein irisches Kloster zurück, als gebrochener Mann, als gescheiterter Mönch und als ein zynischer Christ, der seinen Glauben an Gott und dessen Liebe verloren hat. Er fragt sich voll Verzweiflung, wie er weiter an einen Gott glauben und zu ihm beten könne, der ihn so betrogen und belogen hat. Gott ist für ihn zu einem unberechenbaren Herrscher, zu einem unbarmherzigen Tyrannen geworden, der absoluten Gehorsam, Hingabe und Loyalität von seinen Knechten verlangt, aber nichts, ja weniger als nichts im Gegenzug dafür gibt!

Immer wenn er in der Kapelle niederkniet und den Gebeten der anderen Brüder des Klosters zuhört, kann er nur noch denken: »Das sind doch alles Lügen! Eine Farce! Wie kann nur einer ein Wort von dem glauben, was er betet, was er da von Gott sagt?«[12]

Was Aidan hier sagt, hat mich sehr bewegt. Denn ich fühlte mich durch das, was Aidan durchmachte und erlitt, was er am Ende seiner langen Odyssee sagte, verstanden. Aidan verstand, was ich tief in meiner Seele fühlte, wie es sich anfühlte, im Dunkeln zu sitzen und sich von Gott betrogen zu fühlen. Wie Aidan hatte ich starke Zweifel, ja war am Verzweifeln: »Wo ist Gott? Wo ist Gott in dem Ganzen? Warum schweigt Gott? Was soll das Ganze? Das ist doch alles eine riesige Lüge!« Denn alles war so dunkel, so ohne Hoffnung!

So ging es noch lange weiter. Meine Odyssee war noch lange nicht zu Ende.

12 Vgl. Stephen R. Lawhead, Byzantium, HarperPrism, New York, first paperback printing August 1997, S. 849 f.

KAPITEL 3
IN DER »KLAPSMÜHLE«

Als Teenager hatte ich einen Freund, der aufgrund von Depressionen für längere Zeit in einer offen bzw. geschlossenen Psychiatrie war. Ich habe ihn dabei einige Male besucht und alle möglichen »durchgeknallten« Typen kennengelernt. Einer von ihnen dachte, er wäre der »Microchip« (oder so) eines Computers. Echt irre! »Da will ich selbst niemals hin!«, habe ich damals oft gedacht. Ich habe mich regelrecht davor gefürchtet, jemals selbst einmal aus irgendeinem Grund in solch eine »Irrenanstalt« zu müssen. So geht es wahrscheinlich (fast) allen Menschen. Um solch eine »Anstalt« macht man am liebsten einen weiten Bogen. Und man muss meist nur den Namen des Ortes oder des Ortsteiles, wo solch eine Einrichtung ist, fallen lassen (»Hast du schon gehört, den haben sie in ... eingeliefert!«), und alle wissen sofort, um was es geht. Aber am besten spricht man nicht darüber. Es ist ein Tabuthema, auch heute noch.

Nun bin ich selbst – auf Anraten meines Arztes – in solch eine Einrichtung für psychisch kranke Menschen eingewiesen worden, auf meinen eigenen Wunsch hin. Weil es nicht anders geht. Weil ich anders nicht wirklich weiterkomme und wieder gesund werde. Ich brauche stationäre Hilfe. Das ist mir klar! Und trotzdem ist es für mich ein ganz harter Schritt, eine schier unüberwindliche Hürde. Ich gehe in eine »Klapsmühle«! Das ist irgendwie ziemlich demütigend für mich. Und ich habe irgendwie Angst vor dem, was mich erwartet, weil das Land vor mir so neu, so furchteinflößend ist!

3.1 KONTAKTSPERRE

Besonders krass ist für mich zunächst, dass ich eine dreiwöchige Kontaktsperre zur Außenwelt habe. Das heißt: Ich darf drei lange Wochen keinen Besuch bekommen, keine Post, keinen Anruf, keinen Brief, nichts! Auch nicht von Dorothea, die für mich seit Monaten die (!) Stütze in all dem Chaos ist. Das ist mehr als hart für mich! Das fühlt sich so kalt, so unbarmherzig, grausam an. Ich kann es kaum beschreiben. Ich fühle mich wie ein Kind, das man von seiner Mutter trennt. Das Ganze zeigt mir aber auch nach und nach, dass ich in all meiner Not eine ungute Abhängigkeit zu meiner Frau aufgebaut habe.
So schreibe ich am zweiten Tag meines Klinikaufenthaltes in mein Tagebuch:[13]

> *»Habe gerade mit meiner Ärztin gesprochen; die meinte, dass die Psychotherapie der bessere Platz für mich und meine Gesundung wäre ...; das würde 3 Wochen Kontaktsperre bedeuten; mein Kopf sagt mir, dass dies der richtige Weg ist, weil ich weiß, dass ich das Problem der Verlustangst, das mich seit Kleinkindertagen begleitet, bewältigen muss; das geht (so glaubt auch die Ärztin) nur, wenn ich ins kalte Was-*

13 Alle persönlichen Zitate aus der Zeit in der Klinik, vom ersten bis zum 65. Tag, stammen aus meinen Tagebüchern, die ich in dieser Zeit geschrieben habe.

ser springe und für 3 Wochen (vor allem) den Kontakt zu Doro unterbreche; mein Kopf sagt ›Ja‹, meine Seele rebelliert; zunächst recht stark, im Moment ist es nur ein leichteres Aufmucken; mal sehen, wie das noch so wird.

Uwe K. sagte letztens zu mir, dass die Kontaktsperre sehr gut für ihn war. Auch die Ärztin meinte, dass die meisten Patienten das bestätigen.

Der ›Kleine‹ in mir hat Angst; ist da einer, der mich beschützt, der für mich sorgt, der mich liebt, wenn Doro nicht mehr da ist?

Was trägt, wo ist Halt, Hilfe, ein ermutigendes Wort? Wo ist die streichelnde Hand, das zarte Lächeln, der liebevolle Blick?

Vater, bist Du nicht das alles und noch viel mehr? Worauf habe ich mein Leben gebaut? Auf Menschen? Auf die Doro? Ich weiß, Menschen können nicht wirklich tragen und helfen; wer auf Menschen baut, hat auf Sand gebaut?!?! Mein Kopf will nur auf Dich bauen, mein Herz auf Menschen, auf Doro. Wie komme ich aus dieser Misere wieder raus? Ich trage Sorge für mein Herz, für meine Seele, für das Kind in mir. Ich will, dass es bewahrt und sicher ist. Ich werde alles dafür tun. Ich werde alles dafür tun, dass der Erwachsene in mir wieder stark genug wird (durch die Stärke, die in Jesus liegt), um das Kind in mir zu schützen und zu sichern! Ist der Erwachsene in mir nicht stark genug, kann er das Kind in mir auch nicht schützen. Jesus, zeige mir hier bitte den Weg. Amen.

Werde ich in dieser Umgebung hier wirklich gesund, als Kranker unter Kranken?
Doro braucht Abstand von mir und ich Abstand von Doro; damit wir uns selbst wiederfinden und unsere Beziehung, die irgendwo in Schieflage geraten ist, wieder eine normale Mann-Frau-Beziehung wird und keine Mutter-Kind-Beziehung bleibt. Dafür werden die 3 Wochen gut sein … «

Ich lege 21 Bonbons der Reihe nach auf ein Brett und lutsche Tag für Tag ein Bonbon nach dem anderen, um zu sehen, wie viele Tage es noch sind, bis ich wieder Kontakt zur Außenwelt haben darf; das ist fast so etwas Ähnliches, wie auf Weihnachten zu warten und ein Türchen nach dem anderen aufzumachen, nur ist es für mich viel existentieller.

Es ist echt eine harte Zeit ohne Kontakte nach außen, die meine Geduld ziemlich auf die Probe stellt (schon als Kind konnte ich den Heiligabend kaum erwarten). Aber dann sind die drei Wochen endlich (!) vorbei: Gleich am 21. Tag besucht mich Doro und ich darf meinen Schatz wieder in die Arme nehmen! Tut das gut!!

Aber dieser »große Tag« ist letztlich nur eine Zwischenetappe auf dem langen, herausfordernden, mich an die Grenzen meiner Belastbarkeit bringenden Weg durch die Zeit in der Klinik. Denn solch ein Aufenthalt in einer psychiatrischen Einrichtung ist nicht wie ein netter, lauschiger Spaziergang an einem sonnigen Sonntagnachmittag zwischen Mittagsschlaf und Kaffeetrinken. Nein, er ist vielmehr wie eine richtig schwierige Bergwanderung bei schlechtem Wetter über Stock und Stein und durch Höhen und Tiefen. Schweren Schrittes geht es Meter für Meter weiter auf glitschigem Terrain. Aber das Ziel ist noch lange nicht in Sicht, denn der Gipfel ist wolkenverhangen. Wie lange werde ich wohl noch durchhalten müssen, bis ich irgendwo ans Ziel gekommen bin ...?

Bei den verschiedenen psychologischen Gesprächen und therapeutischen Maßnahmen geht es ans Eingemachte, lernt man die Schwachstellen und Abgründe bei denen kennen, die mit einem auf dem schweren Weg sind, und natürlich vor allem auch bei einem selbst. Dieser Weg war ganz und gar nicht bequem, sondern er war steinig und ging wirklich an die Substanz!

3.2 KLINIKALLTAG

Auf meiner Station sind insgesamt etwa 15 bis 20 Patienten. Es herrscht ein ständiges Kommen und Gehen, aber ich bekomme doch ziemlich schnell zu einigen »Leidensgenossen« einen tieferen Kontakt, vor allem zu einem Pastor, der sich auch völlig überfordert hat und in dessen Ehe es ziemlich kriselt, und zu einem Homosexuellen, der mehrere theologische Abschlüsse hat, aber in »bibeltreuen« Gemeinden keine Anstellung findet, weil er schwul ist und so einfach nicht klarkriegt, was er mit seinem Leben anfangen soll. Ich treffe »normale« Menschen, die in einer massiven Lebenskrise stecken, wie ich selber auch.

Was mich – neben meinen eigenen Lasten – sehr belastet, ist, dass ich da auch Menschen treffe, die ich seit Jahren persönlich kenne, Menschen, die ihren Glauben an Jesus an den Nagel hängen wollen, Menschen, deren Ehe am Zerbrechen ist, ... Das bricht mir fast das Herz! Echt zum Heulen!

Aber ich habe selber genug »Baustellen«, wie man das hier nennt, Bereiche, an denen ich dringend arbeiten muss. Ich bin dabei, mir selber, meiner Lebensgeschichte mehr auf die Spur zu kommen ...

So schreibe ich am sechsten Tag:

» (...)

›Leiter müssen Menschen sein, die sich selbst und ihre (Lebens-)Geschichte verstehen.‹[14]

Vater, bitte hilf mir, mir selber noch mehr auf die Spur zu kommen; gerade auch, was meine Vergangenheit betrifft. Beschütze und leite mich bitte auf diesem Weg ...

David, der Mann nach dem Herzen Gottes (Apg. 13,22), hat 2 Gesichter: gute Verhaltensmuster (Geduld, Vergebungsbereitschaft Saul gegenüber) und negative Verhaltensmuster (Ehebruch, ...).

Ich finde bei mir auch zwei Gesichter, die auseinanderklaffen. Das gefällt mir nicht, ist aber so. Wie werde ich ein ganzer Jörg? ...
Das, was die Leute an mir sehen, und wie es in mir wirk-

14 Thomas Härry, Echt und Stark, Edition Aufatmen, SCM R.Brockhaus Verlag, Witten, 3. Auflage 2008, S. 77.

lich vorgeht (das meinte gestern Hr. B.), stimmt nicht immer überein. Das ist sehr anstrengend u. tut mir nicht gut. Ich will zu einem ›echten‹ Leben finden.
›Vater, bitte hilf mir dabei …‹

›Ich wäre gerne perfekt, bin es aber nicht und werde es auch nicht.‹
›Ohne Maske lebt es sich leichter, befreiter, reicher.‹

(…) «

Bei meinem Klinikaufenthalt ist der ganze Tag ziemlich »durchgetaktet«. Morgens um 7.00 Uhr Frühsport, danach um 8.00 Uhr Frühstück (bei allen Mahlzeiten ist Anwesenheitspflicht!). Im Anschluss kann man an einer Morgenandacht teilnehmen. Der gesamte Vormittag ist dann ausgefüllt mit medizinischen Untersuchungen, verschiedenen Therapiegruppen, Gruppen- und Einzelvisiten …

Um 12.00 Uhr ist Mittagessen und nach einer Mittagspause gibt es wieder verschiedene therapeutische Angebote. Wenn ich gerade mal keinen Termin habe, spiele ich Tischtennis, gehe joggen, einkaufen (ich kann trotz Kontaktsperre jederzeit die Klinik verlassen, wenn ich keinen Termin habe), …

Um 18.00 Uhr ist dann Abendessen. Danach steht mir die Zeit zur freien Verfügung. Ich sehe mir die Nachrichten im Fernsehen an (insgesamt muss ich sagen, dass ich während des Klinikaufenthalts nur sehr wenig Zeit vor dem Fernseher verbracht habe), spiele mit anderen

Patienten Gesellschaftsspiele oder wir treffen uns spontan zu einer Lobpreiszeit (mehr als die Hälfte der Patienten sind Christen).

Ab 22.30 Uhr muss jeder auf sein Zimmer (die Anwesenheit der einzelnen Patienten wird jeden Abend durch einen Mitarbeiter gecheckt). Ab 23.00 Uhr werden die Lichter ausgemacht.

So gehen die ersten Wochen dahin, ich erlebe viele Aufs und Abs. Irgendwie komme ich nicht richtig vorwärts ...

3.3 FRUST PUR

Am 23. Tag habe ich dann ein einschneidendes Erlebnis im Zusammenhang mit meiner ersten Einzelvisite. An diesem Erlebnis habe ich im Anschluss noch lange zu knappern gehabt und hat einen Wendepunkt während meines Aufenthaltes in der Klinik eingeläutet.

»Gleich habe ich meine 1. Einzelvisite. Bin mal gespannt, wie das wird.

Zudem ist gerade U. abgefahren. Vater, segne ihn und seine Frau. Amen.

(...)

So. Die Einzelvisite ist vorbei. Ehrlich gesagt, bin ich ziemlich bedient. Ich habe die Frau Dr. S. nicht verstanden; ich fühle mich durch ihre Fragen herausgefordert; ich weiß nur noch nicht, worin die Herausforderung liegt. Sie sagte, ich würde mich glatt machen, und stellte die Frage, ob mein Therapieansatz richtig wäre. Ich meinte, dass ich dies auch nicht beurteilen könnte, da ich kein Arzt oder Therapeut wäre. Sie fragte noch: ›Was machen Sie bei Unsicherheit, neuer Situation, Angst?‹ Damit war das Gespräch beendet.

Wie nehme ich mich selbst wahr? Wie nehmen mich andere wahr? Wie weit klafft das auseinander? Wo spiele ich nicht genug mit offenen Karten? Mache ich anderen was vor? Bin ich ein aalglatter ›Selfmade-Manager‹ (so hat sie es gesagt)?

Bin ich hier am richtigen Platz?

Vater, weise mir auch hier Deinen Weg! Ich weiß ihn im Moment absolut nicht! Amen.

Frau Dr. S. meinte noch, dass ich auf alle Fragen bereits eine Antwort hätte. Aber was ist mit den Ängsten, Zweifeln, Verletzungen, Depressionen, ... ? Das sind doch keine Hirngespinste; darauf habe ich keine Antworten.

›Psychotherapie will provozieren!‹ Nur dafür brauche ich einen geschützten, vertrauensvollen Rahmen.

Vater, ich bin nicht in der Klinik, weil Frau Dr. S. es will, sondern weil Du es willst. Du weißt, dass ich mich über sie geärgert habe. Hilf mir, diesem Ärger nachzuspüren. Was war die Ursache? Hilf mir, mir selbst auf die Spur zu kommen. Amen.

Ich möchte meinem Ärger gegenüber der Frau Dr. S. bewusst weiter Raum geben. Ich werde das nächste Mal mein Feld behaupten und als erwachsener Mann auftreten. Dazu helfe mir Gott!

Meine Bezugsschwester (BS)[15] *gab mir den Rat, meinen Gefühlen mehr Raum zu geben, nicht zu viel zu schlucken. Sie fragte mich, warum ich mich klein hätte machen lassen? Ich fühlte mich tatsächlich wie in einer Mutter-Kind-, Oben-Unten- Beziehung. Das werde ich so nicht mehr zulassen.*

Die BS meinte auch, dass äußere Anpassung keinen inneren Konflikt lösen würde. Wie gehe ich also mit Ärger um? Wie mache ich mich glatt? Wo sind Ursachen, dass ich mich klein machen lasse? Wie hat sich das ›Kleingemachtsein‹ angefühlt? Wie sieht es mit dem Selbstwertgefühl aus? Wie sehen meine Bedürfnisse aus?

Vater, hilf mir, hier Antworten zu finden.«

Ich fühle mich während der Einzelvisite von der Ärztin völlig missverstanden und falsch behandelt. Das Gespräch wirft auch in den Tagen danach viele Fragen bei mir auf:

---

15 Während meines Klinikaufenthaltes wurde mir eine Krankenschwester als eine besondere »Bezugsschwester« zugeordnet, die ich jederzeit kontaktieren konnte und die mich in besonderer Weise während der Zeit in der Klinik begleitet hat.

»25. Tag

Ärger setzt Energie frei, die mich antreibt, wichtige Fragen zu bewegen. Welche Fragen habe ich noch nicht beantwortet (›Sie haben schon alle Fragen beantwortet‹, meinte bei der Einzelvisite Frau Dr. S.)?

- *Wie gehe ich mit Angst um, die mich plötzlich überfällt?*
- *Wie gehe ich besser in Gespräche mit Vorgesetzten, übergeordneten Personen, ... rein? Wie falle ich nicht in eine Eltern-Kind-Rolle?*
  Wie verhindere ich, dass ich klein gemacht werde? Wie behaupte ich mein Feld?
- *Wie verhalte ich mich bei der nächsten Einzelvisite?*
- *Wo habe ich gelernt, mich anzupassen und dem anderen nicht klar zu zeigen, wie es mir geht, was ich denke, fühle?*
- *Wie kann ich austesten, wie weit meine körperlichen u. seelischen Kräfte reichen (v. a. bei der Predigt)?*
- *Wie setze ich das, was ich hier in D (neu) lerne, in Japan um?*
- *Wo finde ich nach dem Aufenthalt in der Klinik weitere therapeutische Hilfe in D u. in Japan?*
- *Wann ist es dran, dass ich wieder nach Japan ausreise?*
- *Wer könnte in D, wer könnte in Japan mein Freund sein/werden?*
- *Wie stelle ich mich auf neue Situationen ein?*
- *Wie gehe ich mit Unsicherheiten um?*
- *Wie zeige ich überhaupt meine Gefühle, Bedürfnisse, ... klarer?*

- *Wo finde ich Freiräume im Alltag, während derer ich auftanken kann?*
- *Bin ich hier in der Klinik am richtigen Platz?*
- *Wie findet die Seele neu Vertrauen zum Körper, wie der Körper neu zur Seele?*

Das Positive bei dem Gespräch mit Frau Dr. S. war, dass meine Seele genug Kraft gehabt hat, das Gespräch u. den Stress damit zu bewältigen, auszuhalten. Meine Seele ist wieder stabiler geworden. Auch die Angstzustände halten nicht mehr so lange an. Danke, Vater. Amen.«

3.4 DER WENDEPUNKT

Alle diese Fragen, die mich nach dem sehr »ärgerlichen« Gespräch mit der Ärztin bewegt und umgetrieben haben, bewirken schließlich, dass ich mich (augenscheinlich) entschließe, mich noch mehr zu öffnen und noch offener über meine Fragen, Ängsten und Unsicherheiten zu sprechen.
So erlebe ich einige Tage später, am 30. Tag, einen echten Wendepunkt, einen richtigen Durchbruch, was den therapeutischen Erfolg und damit auch meinen Gesundungsprozess betrifft.

»Heute Morgen ist als erstes Gruppenvisite mit Frau Dr. S. Bin mal gespannt, wie das heute so wird ... So, ich habe die Gruppenvisite als anstrengend, aber auch als positiv befreiend erlebt. Ich konnte zugeben, dass ich z. Z. stark mit Ängsten zu kämpfen habe. Die Maske aufrechtzuhalten (›Ich

bin stark; ich brauche eigentlich keine Hilfe!‹) kostet(e) Kraft, sich mit seinen Schwächen zu ›outen‹ aber auch. ›Outen‹ der Schwächen ist peinlich, wirkt aber auch befreiend. Viele aus der Gruppe haben mir signalisiert, dass sie nie gedacht hätten, dass ich so mit Ängsten zu kämpfen habe. ›Wir haben uns fast überlegt, was Du eigentlich hier machst. Du wirkst wie der Gesündeste von uns allen!‹, meinten manche (viele sagten auch, dass sie finden, dass ich ein richtig netter Typ bin). Ich will noch mehr lernen, echt, wahrhaftig zu sein. Nicht glatt. So bekomme ich keine Hilfe, die ich eigentlich dringend brauche. Vater, hilf mir, da auch für Japan den richtigen Weg zu finden.

Ich muss nicht mehr leisten, als ich kann; ich muss nicht mehr sein, als ich bin; ich muss im Jugendzentrum nicht mehr erreichen, als schon ist; ich muss nicht mehr Tempo machen, als ich mithalten kann; ich muss nicht mehr von mir erwarten, als was in mich hineingelegt ist. Ich darf einfach ›Ich‹ sein!

Jesus, danke, dass Du Deinen Arm um mich legst und mein Tempo mit mir zusammen gehst; Du bist kein Treiber, sondern mein Freund, der mich begleitet, ermutigt, korrigiert; Du machst mich frei von der Angst, nicht zu genügen, … Jesus, Du bist mein bester Freund. Amen.«

Und gleich am Tag darauf, bei der »Musiktherapie«, mache ich dann eine ganz besondere Erfahrung, was meine Angst betrifft, die mich bis heute prägt. In meinem Tagebuch steht dazu:

»Ich komme vorwärts. Ich habe heute in der Musiktherapie meine Angst dargestellt mit einem Saiteninstrument. Diese unsichere, disharmonische, unsichtbare Angst.

Ich habe dabei gespürt, dass ich die Angst loshaben will, und habe überlegt, was ich statt der Angst haben möchte: Weite, Lebensfreude, Vitalität, ... Ich habe dazu ein Klanginstrument gewählt (ähnlich einem Xylophon); das hat schöne, helle Klänge. Dabei habe ich zu weinen begonnen. So will ich es haben: lebensfroh, vital, frei und nicht einengend, bedrückend. Um diese Lebensfreude noch mehr zum Ausdruck zu bringen, habe ich eine Trommel ausgesucht. Darauf habe ich richtig, aber etwas reserviert rumgehämmert. Lebensfreude ist noch nicht so richtig rausgekommen, aber immerhin. Ich wollte auf jeden Fall die Angst immer noch loswerden (sie engt ja die Lebensfreude ein), aber irgendwo spürte ich, dass ich sie auch brauche. Nur warum? Ich musste wieder heftig heulen; ich spürte eine starke Last, ich brach buchstäblich darunter zusammen (über dem Trommeln). Und dann kam es mir: Die Angst ist mein Freund; ich wollte sie loswerden, aber ich sollte ihr vielmehr dankbar sein. Sie hat mich vor dem Schlimmsten bewahrt. Die Angst hat mir gezeigt, dass es mir zu eng geworden ist wegen zu viel Arbeit, Ansprüchen an mich (von mir selbst und von außen), ... All das hat meine Lebensfreude erstickt, meinen Lebensraum eingeengt, mir die Luft abgeschnitten ...

Die Angst/Panik hat mir signalisiert: Es ist zu viel, es ist zu eng; so kannst du nicht weiterleben; du machst dich kaputt; das Kind in mir will leben; die Lebensfreude will raus;

ich brauche neu Lebensraum, sonst ersticke ich! Ich bin eingesperrt (wie in einem vollen Zug), ich funktioniere nur noch! Ich will aber leben! Die Lebensenergie muss raus! Nicht nur Trostpflästerchen (kleinere und größere Erfolge in der Arbeit, Belohnung, ...), die Energie für ein kleines bisschen geben für die nächste Arbeit/Aktion (wie das Xylophon), sondern es müssen schon Trommeln sein, die die Lebensfreude richtig dynamisch und vital zum Ausdruck bringen ...

Was könnten bei mir die Trommeln im Alltag sein?

Ich bin dankbar für meine Angst; sie ist mein Freund, meine Verbündete gegen den Tod meines Lebens, meiner Lebensfreude und Vitalität.

Vater, danke für meine Angst; sie ist wie ein Freund, oder auch wie ein Arzt, der mir signalisiert, dass ich so ungesund nicht weiterleben darf; ich würde mich aber freuen, wenn sich die Angst wie ein Arzt nur noch dann zeigen würde (in der Heftigkeit wie in letzter Zeit), wenn ich wieder in der Gefahr stehe, mein Leben und meine Lebensfreude zu ruinieren, wenn etwas krankt. Dann brauche ich den Arzt, aber eben nicht tagtäglich, nicht immer. Amen.

P. S.: Hilf mir zu einer gesunden Lebensfreude und Vitalität mit der Angst als Arzt zur rechten Zeit, wenn etwas im Bereich der Lebensfreude krankt. Amen. (...) «[16]

16 Ein hilfreiches Buch im Rahmen meiner Angsttherapie war für mich »Endlich frei von Angst« von Ines von Witzleben und Aljoscha A. Schwarz (er-

Und wieder einen Tag später erlebe ich in der Musiktherapie Folgendes:

»Heute die Musiktherapie war auch wieder heftig. Wir sollten ›Wut‹ mit einem Instrument darstellen. Ich habe dafür eine ›Doppel-Trommel‹ ausgesucht, auf der ich dann relativ heftig rumgehämmert habe. Als Reaktion der Gruppe kamen folgende Begriffe: ›Totschläger, Gewalt, Pistolenschüsse, bedrohlich, davor muss ich mich schützen, wie eine Peitsche‹. Ich war überrascht über die Heftigkeit der Worte. Dann mussten wir aus den Begriffen einen Text verfassen, ›Meine Wut‹:

›Meine Wut erschrickt mich, denn sie wirkt wie ein Totschläger, ich kann damit jemanden erschießen wie mit einer Pistole und gewalttätig und bedrohlich auf jemanden einwirken, auf jemanden regelrecht einpeitschen. Davor muss ich mich schützen, davor müssen sich andere schützen.‹

Ich habe mir daraufhin viele Fragen gestellt:

- *Was steckt hinter meiner ›Totschlagwut‹? Wen will ich erschlagen?*
- *Wie findet die Wut einen kontrollierten Weg heraus, damit sie nicht zerstört, sondern konstruktiv ist (soweit das irgend geht)? Wie wird Wut möglicherweise sogar zum*

---

schienen im Gräfe und Unzer Verlag, München, 5. Auflage 2009); vor allem die »Konfrontationstherapie«, die auf den Seiten 106 ff beschrieben wird, hat mir sehr geholfen.

Konfliktlöser?
-Gibt es eine Art kontrollierter Wut oder ist sie immer irgendwo unkontrolliert (Kontrollverlust = unguter Erfahrungsschatz, dann bin ich nicht mehr Herr im eigenen Haus)?
(...) «

3.5 GOTT SEI'S GEKLAGT!

Ich bin wütend! Das erlebe ich ganz massiv während der Musiktherapie. Es ist ein ganz tiefes, existentielles Gefühl. Verbunden mit viel aggressiver Energie. Nur auf wen oder was bin ich so wütend und möchte ihn oder es am liebsten »erschlagen«, »erwürgen«?

Mit dieser Frage gehe ich in die nächsten Tage. Es fällt mir gar nicht so leicht, diese Frage zu beantworten. Denn in meiner Seele ist so ein wirres Gemisch von so vielen unterschiedlichen Gefühlen und Emotionen (Angst, Hilflosigkeit, Ärger, Frust, Wut, Zorn, ...), das ich gar nicht so leicht auseinander gedröselt bekomme.

Bei der täglichen Morgenandacht in der Klinik fällt mir schließlich auf, dass ich bestimmte Lieder nicht mitsingen möchte, nicht mitsingen »kann« (obwohl ich ansonsten gerne singe und auch ganz gut singen kann). Bei manchen Liedern habe ich eine emotionale Blockade. Besonders bei dem Lied »Dir gehört mein Lob« (»Blessed be your name« von Matt Redmann):

»*Egal, was Du mir gibst, egal, was Du mir nimmst,*

Du bist und bleibst mein Gott, nur Dir gehört mein Lob!«

Besonders an dieser Stelle sträuben sich mir meine Nackenhaare. Aggressionen kommen bei mir hoch. »Geht's noch? Ich soll Gott dafür auch noch loben, dass es mir so scheiße geht? Ihn, der mir alles genommen hat, dem soll auch noch mein Lob gehören? Das ist doch ein Witz! Diesen Gott will ich nicht mehr! Das singe ich nicht!«[17]

Und noch ein Lied geht mir voll auf die Nerven: »Du bist ein wunderbarer Hirt« (von Anja Lehmann). Was da gesungen wird, kann ich nicht bekennen und von daher auch nicht mitsingen. Auch da blockiert etwas in mir total. Wenn Gott so wunderbar ist, warum geht es mir und anderen hier so dreckig? Warum müssen wir so viel Schweres durchmachen? Warum hast er das alles zugelassen? Gott, was soll das alles?

Ich habe eigentlich ein ziemlich starkes Grundvertrauen in Gott. Das habe ich immer schon gehabt. Das hat mir meine Mutter vererbt, die immer sehr kindlich an Gott geglaubt und ihm wie ein Kind vertraut hat, auch in sehr schweren Zeiten (im Krieg, bei Krankheiten, ...).

Aber nun merke ich, dass mein Vertrauen in Gott einen

17 Das sind vielleicht für manche Leser etwas »krasse« Gedanken. Zudem verwende ich eine Sprache, die sicherlich nicht ganz »stubenrein« ist. Aber solche dunklen Zeiten sind auch keine »normalen« Zeiten, in denen man sich gewählt ausdrückt, man seinen gewohnten sicheren Weg geht ... Nein, so krasse Zeiten sind Zeiten der ungewohnten Gefühle, Emotionen, Worte. Ich hatte damals den Eindruck, dass alles »beknackt« ist, auch Gott, dass ich mein Leben »in den Sand gesetzt«, dass ich »den Karren an die Wand gefahren« habe. Und dass Gott daran schuld ist, zumindest mitschuldig, weil er mich nicht davor bewahrt hat.

Riss hat. Diesen Riss habe ich schon länger irgendwo gespürt, aber jetzt tritt er zu Tage und wird immer größer. Auch mein Bild von Gott liegt in Scherben. Ich habe mich doch so für ihn eingesetzt, und was habe ich dafür bekommen? Weniger als nichts![18]
Mir wird bewusst: Ich bin echt wütend auf Gott! Das ist neu für mich. Dieses ungewohnte Gefühl muss ich erst einmal zulassen. Das alles muss ich erst mal verstehen und verkraften!

Diese Wut kommt mehr und mehr hoch und bricht sich Bahn. Ich finde Gott unfair! Ich finde ungerecht, dass ich all den ganzen Mist erleben muss! Ich verstehe das nicht und bin sauer auf Gott!

Und wieder hilft mir die Musiktherapie.

Ich mache hier ganz neue Erfahrungen mit Gott, auch was das »Klagen« betrifft. Es gibt eine ganze Menge an Frust und Verbitterung, die sich bei mir Gott gegenüber aufgestaut haben. Das kommt nun »raus«. Am 45. Tag steht dazu in meinem Tagebuch:

> *»Ich habe Gott gerade in der Musiktherapie (das erste Mal in meinem Leben?) so richtig mein Leid geklagt. Ich finde so vieles in der Welt echt beschissen, so vieles ist nicht perfekt: die Lebensumstände, die Menschen, ich und ... Gott? Ich merkte dabei, dass Klagen so was von anstrengend ist; die*

18 Siehe dazu auch die Aussagen des irischen Mönchs Aidan mac Cainnech bei »2 Im Strudel des Burnouts« unter »Wegetappe 2 Odyssee ohne Ende«.

anderen mussten mir helfen und haben auch Instrumente gespielt u. klagend gesprochen/gesungen. Gott blieb bei meinem Klagen ganz gelassen; er sagte mir: ›Endlich verstehst du, Jörg, du bist nicht perfekt, nur ich bin es. Du musst auch nicht perfekt sein. Denn das überfordert dich. Sei ganz du; sei ein Ganzer mit allen Stärken und Schwächen.‹

Ich muss nicht perfekt sein; sondern ich soll ein Ganzer sein (1. Mose 17,1). Das ist echt entlastend! Fr. Sch. meinte, ich hätte beim Klagen wie ein Kind geklagt u. meine Wut wie ein Kind rausgelassen. Das nächste Mal solle ich das wie ein Erwachsener tun. Was das bedeutet, weiß ich noch nicht. Aber Fr. Sch. meinte, dass die Wut nicht so schlimm werden würde, wie ich befürchte. Es/Sie wird sich mehr als positive Kraft entfalten u. nicht als zerstörerische! Vor dem Zerstörerischen habe ich wirklich Angst (Ich habe Angst, dass die Wut zu stark kommt. Aber keine Angst!).

Ich muss unbedingt ein neues Gottesverständnis gewinnen; mein Gottesbild ist zu stark das eines Vaters, der von seinem Kind Leistung erwartet; so ist Gott aber nicht! Vor solch einem Gott kann ich nicht zur Ruhe kommen, denn Ruhe u. gleichzeitig Leistung zu erbringen schließen sich aus.

Fr. Sch. meinte noch, dass meine Therapieerfolge zu schnell sind; ich würde mich geradezu selbst überholen (auch hier findet sich wieder der Leistungsgedanke). ›Ihre Seele braucht mehr Zeit. Geben Sie ihr diese Zeit!‹ Und, ›Klagen will ge-

lernt sein‹. Ich soll daher einen Klagepsalm schreiben.[19]

Erst die Klage, dann die Ruhe und dann erst das Beschenktwerden. Und dann erst kann ich wieder geben (auch im Gottesdienst!)! Und das alles braucht Zeit! Lass dir diese Zeit!

Und: Ob ich predigen kann oder nicht, macht mich nicht mehr oder weniger wertvoll. Mein Wert hängt nicht von Bedingungen ab. Ich bin wertvoll! Vater, bitte hilf mir zu klagen. Amen.

P. S.: Warum habe ich eigentlich das Klagen verlernt? Wodurch habe ich es mir abgewöhnt? Als Baby/Kleinkind konnte ich das doch noch, wenn ich nicht das bekommen habe, was ich wollte!

Es war wohl das, dass in der Gemeinde wohl Klagelieder (Psalmen) vorgelesen wurden (in der Liturgie), aber keiner oder kaum jemand mal richtig wirklich geklagt hat. Das hat sich keiner wirklich getraut. Auch ich nicht! Dabei ist in dieser Welt so viel Beklagenswertes, so viel Elend, Not, Probleme, auch in den Gemeinden. Klagen muss neu Gemeindekultur werden.

P. P. S.: Auf den Müll mit allen Büchern, die sagen: ›Wenn Du Christ bist, geht es Dir gut und werden sich alle Proble-

19 Ich kann mich leider nicht mehr erinnern, ob ich solch einen Klagepsalm dann wirklich geschrieben habe. Kann ich ja vielleicht nochmal irgendwann nachholen!

me lösen.‹ Das ist alles Lug und Trug! ...

Ich habe Gott geklagt: ›Gott, ich habe alles für Dich getan und jetzt sitze ich hier in der Klinik. Das ist nicht fair.‹

Fr. B. meinte daraufhin, dass die Großen dieser Welt Gott dafür danken, was er für sie getan hat u. nicht hervorheben, was sie alles für Gott getan haben.

Ich bin weiter bei der Frage ›Warum?‹ und noch nicht bei der Frage ›Wozu?‹ (...) «

Auch im Blick auf mein Gottesbild, das ja in der Krise sehr gelitten hat, bewegt sich einiges. Ich lerne Gott mehr und mehr nochmal neu als guten Vater kennen und beginne ihm neu zu vertrauen. So schreibe ich am 47. Tag:

»Ich frage mich, was für ein Gottesbild ich wirklich habe? Das eines barmherzigen, liebenden, großzügigen Vaters, der mich in seine Arme schließt, sobald ich zu ihm gerannt komme – auch wenn ich vielleicht gerade Dreck am Stecken habe? Oder ist meine Vorstellung doch eher kleinlich, spießbürgerlich, kleinkariert; Gott wie ein Polizist, der jeden kleinen Fehler ganz genau notiert u. gegen mich vorbringt. Ehrlich gesagt, so ein Gott ist ein Teufel, ist der Teufel. Er entlarvt sich durch seine Pingeligkeit u. Unbarmherzigkeit.

Vater im Himmel, Du bist wie ein gütiger, barmherziger Vater, zu dem ich gerne renne, dem ich gerne meine Verfehlungen nenne, weil er mir meine Sünden nie kleinlich immer wieder vorhält, sondern mich ganz fest in seine Arme drückt, mich herzt u. mir sagt: ›Ich freue mich immer so sehr, Jörg, wenn du zu mir kommst. Ich habe Dich richtig lieb!‹ Und wo ich nur – mit einer Träne im Auge – sagen/erwidern kann: ›Vater, ich Dich auch. Ich bin auch so gerne bei Dir!‹, wobei die Last der Verfehlung sich schon lange verflüchtigt hat, die Frage nach Schuld und Sünde sich gar nicht mehr stellt. Nur noch das Kuscheln bei Dir, beim Vater, zählt. Es gibt keinen Platz auf der Welt, wo ich lieber wäre... Ja, Vater, zu Dir will ich zu jeder Zeit in jeder Lage rennen; bei Dir habe ich es einfach gut! ...«

Diese Erfahrungen, von denen ich in den letzten beiden Abschnitten berichtet habe, gingen damals ganz schön an meine Substanz, läuteten aber letztlich den Wendepunkt ein auf dem Weg zu neuer Gesundheit. Noch heute, wenn ich diese Tagebucheintragungen mit vielen Jahren Distanz lese, spüre ich noch die Dynamik und die Dramatik, die in diesen tiefgreifenden Erlebnissen lag und liegt. Ich empfinde aber auch das Gefühl von Hoffnung, das in dieser Zeit neu aufblühte.

3.6 WEITERE FORTSCHRITTE

In dieser Zeit meines Klinikaufenthalts gehe ich (im wahrsten Sinne des Wortes) noch andere wichtige Schritte auf dem Weg der Gesundung. So stelle ich am 36. Tag in meinem Tagebuch fest:

»Ich bin gerade 1 Stunde alleine durch den Wald gelaufen und hatte keine Angst dabei; ich konnte es kaum glauben; ich habe die halbe Zeit geheult wie ein Schlosshund vor Frust und Freude; ich bin gelaufen, wo es mir bei der Gruppenwanderung schon nicht geheuer war, als wir alleine in je 30–40 m Abstand laufen mussten; heute bin ich die Strecke hin- und zurückgelaufen, ohne Probleme.

Vater, danke. Amen.

Und, Vater, danke, dass ich in einer ganz tiefen, überraschend tiefen Weise Zugang zu meinen Gefühlen (Wut, Ärger, Angst) bekommen habe.
Sie waren u. sind viel stärker, als ich je vermutet habe. Deshalb habe ich, glaube ich, tief drinnen immer die Angst gehabt, das Fass aufzumachen u. sie mal so richtig rauszulassen.«

Und zwei Tage später gab es gleich noch einen großen Fortschritt:

»38. Tag:

Vorhin bin ich das 1. Mal seit über einem halben Jahr, für längere Zeit, so für 20–30 min alleine Auto gefahren; das war schon eine Herausforderung; vor allem die Ampeln, Stop-and-go-Verkehr u. eine weiträumige Linksabbieger-Ampel, wo ich ewig warten musste (ein LKW war dicht hinter mir); warten müssen, eingeengt sein, Geduld haben müssen fällt mir weiterhin schwer im Straßenverkehr; da kam schon leichte bis mäßige Angst auf, verbunden mit leichtem

Schwindel, leichtem Zittern und Anspannung, höherem Pulsschlag, leichten Konzentrationsschwierigkeiten, Unwohlsein. Aber ich habe es geschafft (dabei war es schwerer, als ich dachte). Gott sei Dank. Amen.«

Auch in puncto »Vor Menschen stehen und etwas sagen« taste ich mich in einem geschützten Rahmen Schritt für Schritt nach vorne:

»40. Tag

Gestern Abend habe ich einen Vortrag über Japan gemacht; fast alle waren da; es war schon ein wenig aufregend, auch weil die Technik nicht gleich so geklappt hat; es war aber gut; meine Kräfte haben gehalten, obwohl ich den Vortrag ganz allein gemacht habe (sonst laufen die Vorträge im Wechsel mit Doro); die ... Leute haben interessiert zugehört; inhaltlich habe ich vielleicht ein wenig zu viel die Schwierigkeiten Japans gezeigt; auf eine gute Balance muss ich da achten.

Danke, Jesus, dass der Vortrag gut geklappt hat. Ich brauche noch einen Schuss mehr Energie u. Begeisterung für die nächsten Vorträge in den Gemeinden; vor allen Dingen auch für den Gottesdienst. Amen.

Heute habe ich bei der Angsttherapie etwas Besonderes vor; ich werde im Rahmen meiner Übungen zum Thema ›Angst‹ sprechen, anhand von der Jahreslosung Joh. 14,1. Vater, segne meine Andacht nachher an jedem, der kommt. Gib mir die richtigen Worte, gib dazu Deinen Geist. Amen.«

Die Andacht ist aber dann (scheinbar) am 40. Tag ausgefallen; ich konnte sie aber dann am 47. Tag nachholen:

»Heute konnte ich in der Angsttherapie eine kurze Andacht zum Thema ›Angst‹ machen (zu Joh. 14, 1). Die Rückmeldungen waren recht positiv; scheint mir ganz gut gelungen zu sein; die Zuhörer meinten, sie hätten recht schnell weniger auf mich u. meine mögliche Nervosität geachtet, sondern ziemlich bald auf den Inhalt; das hat mich gefreut; auf jeden Fall wäre mein erkennbarer Nervositätsgrad nicht höher gewesen als bei anderen in einer vergleichbaren Situation. Mein Angstpegel war auch nicht besonders hoch;

Vater, danke dafür; gib, dass Dein Wort bei den Zuhörern Wurzeln schlägt.

Insgesamt meinte Hr. B., dass meine Therapie bzgl. der Angst ziemlich viele Fortschritte zeigen würde u. die versch. Ängste wohl in einigen Wochen besiegt wären.«

Seit meinem traumatischen Erlebnis im Zug damals in Japan habe ich geschlossene Räume mit vielen Menschen gemieden (Supermärkte, Kaufhäuser, Gottesdiensträume, ... und natürlich Züge) und habe diese monatelang praktisch nur noch zusammen mit Dorothea oder mit anderen Menschen, denen ich vertraue, betreten und mich darin aufgehalten.

Daher war für mich die Erfahrung am 47. Tag ein weiterer, riesiger Schritt, um mir bestimmte Bewegungsräume neu zu erschließen:

»Ich bin gerade alleine bis zum E. gelaufen u. habe dort eingekauft; mir war zwar – als ich aus dem Wald herauskam – ein wenig mulmig zumute u. ich dachte, willst du da wirklich weitergehen u. in den E. reingehen, aber dann dachte ich: ›Auch wenn jetzt kein Mensch bei mir ist, Jesus ist bei mir; was wird mir schon groß geschehen? Und: Jetzt bin ich schon so weit gekommen, jetzt schaffst du auch den nächsten Schritt.‹

Dann bin ich in den E. reingegangen. Es war nach dem Feiertag relativ voll; ich musste einiges anstehen; das musste ich auch ein bisschen durchstehen; da kam ein wenig Angst hoch; aber dann hatte ich es geschafft; ich habe mir als Belohnung dann noch ein Eis gekauft u. bin frohen Mutes zurückgelaufen; ich habe für mich erkannt, dass ich mir selbst wieder mehr vertrauen kann; mir muss bei mäßiger Angst nicht zwangsläufig gleich total schwindelig werden; und meine Seele muss nicht gleich irre Angst bekommen, weil ich alleine bin (der Körper muss bei Angst der Seele nicht gleich Schwindel haben u. die Seele muss bei Schwindel nicht gleich Angst bekommen).

Ich fühle – trotz einiger Anspannung, bevor ich losgelaufen bin –, dass Leib und Seele wieder mehr in der Balance sind u. beide dadurch widerstandsfähiger sind.

Danke, Vater, für die gute Erfahrung u. alle Bewahrung. Amen.«

Noch besser war es am 52. Tag:

»Ich bin gerade zum 2. Mal allein zum E. gelaufen; ich hatte dieses Mal wieder keine Angst, nur viele gute Gedanken und Gefühle ...«

So stehen alle Zeichen auf »Grün«. Ich darf wieder nach Hause. So fahre ich am 54. Tag meines Klinikaufenthaltes guten Mutes zu einem sogenannten Belastungswochenende nach Hause. Das soll mir zeigen, wie gut ich mit den Belastungen außerhalb des geschützten Rahmens der Klinik umgehen kann, bzw. es soll mir helfen, mich wieder an mein normales Lebensumfeld, mich wieder an mein Zuhause zu gewöhnen (wo ich ja seit knapp acht Wochen nicht mehr gewesen bin). Denn am Mittwoch nach diesem Wochenende soll ich entlassen werden, soll es wieder ganz zurück in den »normalen« Alltag, in das »normale« Leben gehen.

Allerdings kommen dann an diesem Wochenende mehr »Belastungen« auf mich zu, als mir lieb waren und ich mir gewünscht hätte. Sie werfen mich in meinem Gesundungsprozess um einiges zurück.

3.7 DER RÜCKSCHLAG

Am Freitag holt mich Doro von der Klinik ab und wir fahren gemeinsam nach Hause. Es ist einfach nur schön, wieder zu Hause zu sein und mich nach langer Zeit wieder einmal in »gewohnten Wänden« aufzuhalten. Vor allem genieße ich die ungestörte Zeit zusammen mit Doro. Zudem habe ich ein gutes und wichtiges Gespräch mit meinem Chef in der Geschäftsstelle. Die Weichen für die nächsten Wochen müssen gelegt werden, denn am kommenden Mittwoch werde ich ja entlassen ...

Aber am Samstag habe ich mit Doro zusammen ein hammerhartes Erlebnis, das mich echt erschüttert und mich noch lange Zeit danach sehr aufgewühlt hat.

Dazu steht in meinem Tagebuch:

»Heute Mittag das Erlebnis war wirklich aufwühlend für mich. Der kleine S. von T. (= Mutter) u. B. (= Vater) hat einen Topf mit heißem Wasser von der Herdplatte gezogen u. seine Brust erheblich verbrannt. S. und T. standen unter Schock u. waren kaum zu trösten. B. war zunächst nicht da. Doro u. ich haben versucht, Erste Hilfe zu leisten (kalte Wickel, Trost geben, ...) bis dann der Notarzt u. der Rettungshubschrauber kamen. Die ganze Situation hat auch mich schwer mitgenommen. Ich fühlte mich hilflos und überfordert; ich habe stark getrauert u. gebetet. Irgendwann musste ich weg von dem ganzen Geschehen (als dann der Notarzt nach 5–10 min da war). Ich habe mich aufs Bett gelegt u. musste mich beruhigen. Ich hätte schreien können. Dann habe ich mir vor Augen gehalten, dass ich in Gottes starker Vaterhand geborgen bin u. S., T. u. B. auch. Zudem konnte ich mit Doro über alles sprechen u. mich nach u. nach beruhigen. Außerdem habe ich den ganzen Vorfall an Jesus abgegeben. Ich habe getan, was ich konnte. Trotzdem beschäftigt mich die ganze Sache noch ... Vater, ich u. S., T. und B. u. auch Doro, wir sind alle als Deine Kinder in Deiner starken Hand geborgen. Amen.

P. S.: Ich habe gemerkt, dass die ganze Sache meiner Seele sehr nahegegangen ist u. ich noch mehr lernen muss, mir die Nöte anderer ein wenig mehr auf Distanz zu halten. Andererseits ist meine Seele aber nicht zusammengeklappt. Sie konnte das Ganze – wenn auch nur schwerlich – ertragen. Ich merke, dass ich mich weiterhin auf dünnem Eis bewege, dass es aber sehr wohl auch schon dickere Eisschichten in meiner Seele gibt. Dafür bin ich dankbar.«

Aber am Tag danach habe ich dann verstärkt angefangen wahrzunehmen, wie sehr mich der Vorfall noch weiter beschäftigt, belastet und mitnimmt:

»Ich bin gerade nicht besonders ausgeglichen u. ausgeruht aufgewacht. Vieles geht mir durch den Kopf. Die Sache gestern mit S., der Abschied von der Klinik, das Fest der Klinik hier auf dem Gelände, meine eigene Zukunft, ... Das alles drückt irgendwo meine Stimmung ... Der Gottesdienst gerade mit den vielen Menschen war schon recht anstrengend; nach dem Tag gestern habe ich heute einfach nicht so viel Energie; es ist so, als wenn die Seele gestern einen Kraftakt wie bei einem Marathon hinter sich gebracht hätte; heute ist unbedingt Erholung angesagt, so wie es nach einem Marathon auch notwendig wäre.

Vater, gib mir bitte Erholung an Leib, Seele und Geist.

Heute war wirklich ein harter Tag für mich. Meine Seele war sehr erschöpft, mein Körper auch; ... Bitte, Vater, schenke mir eine gute Nacht. Amen.«

Auch am nächsten Tag ging es mir nicht besser ...

»57. Tag

So, meine Nacht war ein wenig durchwachsen; habe schon besser geschlafen, aber auch schon schlechter. Bin mit einem Puls um die 100 aufgewacht; mir ging vieles durch den Kopf; die TLF-Gruppenleitung, die TFG-Gruppe[20]*, der Unfall von S., der Abschied insgesamt (gehe ich am Mittwoch nach Hause?), die Einzelvisite morgen, ... Dann kam ich auf die Idee, die progressive Muskelentspannung zu machen; das tat gut und hat den Puls auf etwa 90 gesenkt; das ist ein wirksames Instrument für mich; auch der Baldrian für die Nacht hat gewirkt.*
Vater, bitte segne diesen Tag; lass es ein richtig guter werden mit Eindeutigkeit, dass es am Mittwoch nach Hause geht. Amen.

Ich habe heute Vormittag gemerkt, dass ich die Sache mit S. u. den Abschied von der Klinik nicht gleichzeitig ›gebacken‹ bekomme; ich spürte förmlich, wie es mich zwischen den beiden Polen zerreißt; beides gleichzeitig verkraftet meine Seele (momentan) nicht; das habe ich in der TFG-Gruppe geäußert; daraufhin hat mir Frau Dr. S. eine Verlängerung hier auf der Klinik angeboten; ehrlich gesagt, wollte ich eigentlich gerne nach Hause, aber ich habe letztlich darum gebeten, meinen Aufenthalt um einige Tage zu verlängern; so

20 Die TFL- und die TFG-Gruppen sind besondere Therapiegruppen, an denen die Patienten der Klinik teilnehmen müssen.

werde ich nun bis nächste Woche hier bleiben (der Wochentag ist noch nicht klar) u. das ›Trauma‹ mit S.s Unfall versuchen, unter die Füße zu bekommen. Das ist jetzt dran!

Vater, manches ist jetzt anders gekommen als gedacht. Mach Du bitte etwas ganz Gutes daraus. Hilf auch beim Regeln aller praktischen Fragen. Amen.«

3.8 DER ABSCHIED

Nach diesem herben Rückschlag darf ich einige Tage später aber auch wieder einen wichtigen Fortschritt erleben, was meinen Kampf mit den Ängsten betrifft, bevor ich dann endgültig aus der Klinik entlassen werde.

Wie schon weiter oben erzählt, musste ich im Rahmen der Angsttherapie eine Menge Aufgaben erfüllen, um nach und nach die Angst vor bestimmten Dingen oder Situationen zu verlieren. Die größte Hürde war hier sicherlich die Herausforderung am 62. bzw. 63. Tag:

»62. Tag

Als letzte Aufgabe der Angsttherapie habe ich gestern die Aufgabe bekommen, auf der Autobahn zu fahren. Das ist echt eine Herausforderung für mich. Das Thema hat mich heute Nacht im Schlaf beschäftigt. Heute werde ich zunächst mit der Doro mitfahren, um mir die Strecke anzusehen; morgen werde ich Doro als erstes noch als Mitfahrerin haben u. dann die Strecke nochmal alleine fahren. Vater, dazu gib mir

Kraft, Gelassenheit u. Deinen Schutz. Amen.

P. S.: Mein Ziel ist, wieder richtig gerne – auch auf der Autobahn – Auto zu fahren.«

»63. Tag

Zum anderen beschäftigt mich die Sache mit dem Autobahnfahren heute. Habe ich mich damit übernommen, indem ich dem für heute zugestimmt habe? Ist nach einer harten Woche am Sonntag – vor dem letzten vollen Tag hier mit viel Verabschiedung – so eine Aufgabe eine zu hohe Zumutung? Einerseits will ich der Aufgabe nicht ausweichen u. sie anpacken; andererseits spüre ich, dass das Stressniveau (s. die Sache mit T. u. die ganze Sache mit dem Abschiednehmen) bereits recht hoch ist. Dazu bin ich, von der ganzen Woche, sowieso schon recht geschlaucht. Was ist hier zu tun? Was ist gut, was schadet mir?

Vater! Bringe bitte auch hier in meinem Leben ›zum Stand und Wesen, was deinem Rat gefällt‹. Andere Dinge, die mich immer wieder beschäftigen, lege ich Dir, Vater, auch ans Herz u. lege sie bei Dir ab: Abschied nehmen, Entscheidungen, die die nächste Zeit betreffen, den ganzen Sonntag mit dem Gottesdienst. Du führst in meinem Leben alles wohl. Amen.

P. S.: Ich bin kein Weichei, falls ich heute nicht fahren sollte. Ich würde damit nur klar Verantwortung für mein Leben übernehmen.

Ich habe es heute tatsächlich geschafft u. bin einmal mit der Doro (als Beifahrerin) und das 2. Mal alleine auf der Autobahn bis zum ... Kreuz u. zurückgefahren (eine Strecke von ungefähr 20–25 min). Ich musste mir erst einmal klar werden, ob das verantwortlich ist, nachdem es mir am Vormittag, gerade auch während des Gottesdienstes, nicht gut ging (Vater, was ist da immer los mit mir während des Gottesdienstes? Bitte hilf mir da!).

Aber dann hatte ich Freude u. Motivation zum Fahren u. zudem grünes Licht durch die Schwester u. hatte dann teils richtig Spaß beim Fahren. Nur als ich allein fuhr, kam direkt beim Kreuz ein wenig oder etwas mehr Angst auf; nach dem Fahren war ich auch ein wenig geschafft.

In der nächsten Zeit werde ich nur für 30–45 min am Stück Autobahn fahren. Danke, Vater, dass ich wieder auf der Autobahn fahren konnte! Amen!«

Und dann bin ich den letzten vollen Tag in der Klinik:

»64. Tag

So, der letzte volle Tag ... hat begonnen; 65 Tage werden es insgesamt werden; dieses Tagebuch war mein treuer Begleiter; ich habe hier wieder einmal entdeckt, dass ich gerne schreibe u. Schreiben mir guttut; Schreiben hilft mir, meine Gedanken zu sammeln, schwere Gedanken abzulegen, neue Gedanken zu denken, Gefühle zu formulieren, Ordnung in Gefühle u. Gedanken zu bekommen; welcher Auftrag, wel-

che Befreiung (dieses Wort wollte ich eigentlich gar nicht schreiben; aber trotzdem ist es richtig), welche Berufung liegt für mich wohl im Schreiben?«

Am 65. Tag ist endlich der »große Tag« erreicht: ich verlasse endgültig die Klinik. Ich freue mich auf »zu Hause«, aber der Abschied von so vielen Freunden nach so vielen Tagen und Wochen fällt mir echt nicht leicht, sogar ziemlich schwer.

»Ganz Abschied zu nehmen war ganz schön traurig bzw. traurig schön; einige waren bis zum Schluss dabei u. haben dem Auto noch hinterhergewunken, dann kamen bei mir Tränen hoch, aber die fanden diesmal nicht so den Weg; die Heimfahrt über im Auto war ich eher depri, ich kann es noch gar nicht recht glauben, dass ich wieder hier in ... bin; Vater, bitte hilf mir in den ersten Tagen hier! Amen.«

WEGETAPPE 3. SCHÄTZE, DIE ICH MITGENOMMEN HABE

Während meines mehr als neunwöchigen Klinikaufenthalts habe ich viel erlebt und viel gelernt. Dabei habe ich manche Schätze entdeckt und zusammengesammelt. Einige dieser »Schätze«, Erkenntnisse, Gedanken, Ideen und Vorsätze habe ich auf den letzten Seiten eines meiner Kliniktagebücher unter dem Thema »Schatzkiste« zusammengetragen und zusammengefasst.

Diese »Schatzkiste« habe ich im Tagebuch in drei Teile

unterteilt (diese Teile sind in zeitlicher Reihenfolge entstanden), aber habe damals nicht sonderlich darauf geachtet, die gesammelten »Schätze« dabei auch ordentlich thematisch zu sortieren. So stehen meine gewonnenen Erkenntnisse für die nähere und fernere Zukunft teilweise etwas zusammenhanglos, zufällig beieinander; sie sind aber daher nicht minder wichtig für mich gewesen und waren ein wichtiger »Fahrplan« und »Guide« für mich für die Zeit nach der Klinik.

Einige Dinge, die ich gelernt und erfahren habe, gehören auch heute noch zu den »Schätzen« in meinem Leben. Sie sind immer noch in meiner »Schatztruhe« und ich werde sie weiter unten im dritten Hauptteil (unter 11 Positive Ladung: »Energiebringer« und 12 Weitere Lebenstipps und Hilfen) noch ausführlicher erklären.

Teil 1

- *Ich bin wertvoll, ohne Leistung, Anerkennung und Dank anderer*
- *Ich bin wertvoll, ohne predigen zu können*
- *Ich bin wertvoll, ohne Auto fahren zu können*
- *Ich bin in Gottes Armen absolut geborgen, wie ein Kind in den Armen des Vaters (= entscheidend wichtiges Bild)*
- *Achtung, bei Lösung der Probleme auf Geschwindigkeit achten, nicht schludern, nicht Geschwindigkeit um jeden Preis (habe ich am Tag 53 gelernt)*
- *Sei dankbar für all das Gute, das Gott dir geschenkt hat*
- *Ich brauche einen Coach, Mentor ...*
- *Weiter Puls und Blutdruck überwachen lassen*
- *Gott hat mir ein Sabbatjahr geschenkt, das ist ganz biblisch*

- *A. sagte mir, dass ich ein Vater für viele sei! (Prophetie für Japan/Jugendzentrum)*
- *Bild der Geborgenheit beim Vater = Abschluss einer wichtigen Zwischenetappe + Ausgangspunkt für die nächsten Schritte ins neue »normale« Leben, zurück nach Japan*
- *Ich kann mich wieder alleine, ohne Doro bewegen (Autofahren, Einkaufen, ...), ich bin wieder selbständiger geworden; mein Leben hat wieder mehr Normalität, mehr Bewegungsfreiheit gewonnen*
- *Wo habe ich ggf. noch Verletzungen, die heil werden müssen ...?*
- *Ich brauche jeweils einen Tag vor und einen Tag nach einem Reisedienst-Termin als Ruhetag; den muss ich auf jeden Fall einplanen, sonst bin ich bald überfordert*
- *In der Wut und Aggression steckt eine ungeheure Kraft, um das eigene Feld zu behaupten, um ggf. zum Gegenangriff überzugehen (bei Grenzverletzung), um andere (Anbefohlene), die bedroht werden, zu verteidigen*

Teil 2

- *Ich will (...) in D und in Japan darauf achten, dass ich möglichst einen klaren, regelmäßigen Tagesablauf habe (feste Aufsteh- und Zubettgehzeiten, Frühsport, feste Essenszeiten, feste Arbeitszeiten, feste Andachtszeiten, feste Freizeit-Zeiten, ...). Ich werde auf einen klaren Rhythmus achten*
- *Ich werde viel trinken*
- *Ich werde jeden Tag eine Stunde Spazierengehen*

- *Ich werde regelmäßig meine Gedanken auf das lenken, für das ich dankbar sein kann (vgl. Psalm 103)*
- *Ich werde mich möglichst auf eine Sache konzentrieren und nicht mehr mehrere Sachen gleichzeitig machen ...*
- *Beim Essen gibt es kein TV, Zeitung, Internet, ...*
- *Ich werde nochmals das Buch von Kerstin Hack über Alltagsgestaltung lesen*
- *Ich will Heute, hier im Jetzt leben und nicht zu viel für Morgen denken, planen*
- *Ich werde das Buch »Finde das Leben, von dem du träumst« von John Eldredge lesen*
- *Ich werde progressive Muskelentspannung regelmäßig täglich einmal machen*
- *Ich nehme zur Beruhigung, wenn nötig, Baldrian*
- *Ich treffe mich einmal im Monat mit C.*
- *Wir treffen uns als Ehepaar einmal im Monat mit C. und I.*
- *Ich werde Blutdrucksenker spätestens 1 h nach dem Aufstehen nehmen, da hier der Blutdruck am Höchsten ist*
- *Ich suche mir professionelle Hilfe in Japan (Coach, Member Care, Psychotherapeut, ...)*
- *Ich suche mir einen Volleyballverein*
- *LASS DIR ZEIT!*
- *Ich baue mir schöne Sachen, die mir Freude bereiten, in meinen Alltag ein (Musik hören, mit Doro spielen, Tea Time mit Doro, ...)*
- *Valium kann ich im Notfall zusammen mit dem Antidepressivum einnehmen*
- *Ich probiere Schlagzeugspielen mit Spaß aus*
- *Ich schreibe einen neuen Überlebensplan für meinen Missionsdienst*

Teil 3 (Auszüge)

- *Ich lasse meine gesundheitliche Situation regelmäßig durch Spezialisten durchchecken*
- *Ich nehme regelmäßig die Medikamente, die mir der Arzt verordnet hat (auch Antidepressiva)*
- *Ich und meine gesundheitliche Situation sind wichtiger als meine Leistung und mein Einsatz*
- *Angst ist auch mein Freund und Begleiter. Wäre die Angst nicht gewesen, hätte ich mich viel zu schnell wieder in die Arbeit gestürzt (u. a. gepredigt), ohne meine Probleme wirklich bewältigt zu haben; durch die Angst bin ich vor Schlimmerem (z. B. Herzinfarkt) bewahrt worden*
- *Jeden Tag eine halbe Stunde »Schatzkistenzeit« mit Doro*[21]
- *Ich will lernen, Aufgaben, Probleme, die anstehen, in »Päckchen« zu packen und ein Päckchen nach dem anderen zu seiner Zeit auspacken; dabei will ich die anderen Päckchen auch weiterhin im Blick behalten, aber zur Seite legen und Gott zur Aufbewahrung anvertrauen → So verhindere ich, dass ich mich mit zu vielen »Päckchen« gleichzeitig beschäftige und mich damit überfordere.*
  Ich packe zu Beginn jeden Tages »Päckchen« (von mir aus auch echte Päckchen mit Aufgabenzetteln); ich teile mir so die Aufgaben über den Tag ein[22]

---

21 Weiter unten bei Punkt »4.2 So etwas wie Alltag« beschreibe ich noch etwas genauer, was ich konkret unter der »Schatzkistenzeit« verstehe und wie ich sie in meinem damaligen Tagesablauf eingebaut habe.

22 Weiter unten im dritten Hauptteil unter »12.2 Fleißig Päckchenpacken« beschreibe ich noch genauer, was ich konkret unter dem »Päckchenpacken« verstehe.

- *Ich mache aus meinen Tagebüchern ein Buch*[23]
- *(...)*

23 Es hat lange gedauert, diesen Vorsatz umzusetzen; aber, voilà, hier ist es! Sie halten das Ergebnis gerade in Ihrer Hand!

KAPITEL 4
»ZURÜCK!«

Schon in den letzten Tagen in der Klinik hatte ich gemischte Gefühle im Blick auf meine Rückkehr nach »zu Hause«. Wie wird das wohl so sein, wenn man über zwei Monate nicht am »normalen« Leben teilgenommen hat? Was war wohl alles zwischenzeitlich los? Was hat sich verändert? Wie stark habe ich mich verändert? Hat sich mein Partner verändert? Was erwartet mich? ... Diese Fragen haben mich schon vor der Rückkehr beschäftigt. Finde ich irgendwie ein »back to normal«, ein Zurück in mein altes, »normales« Leben? Gibt es das überhaupt nach den vielen Erfahrungen der letzten Wochen? Will ich das überhaupt? Was will ich überhaupt? Was ist überhaupt dran, drin?

4.1 DIE ERSTEN SCHRITTE ZURÜCK IN DER »FREIHEIT«

Und so kommt es tatsächlich, dass die ersten Tage und Wochen zurück in der »Freiheit« echt hammerhart und frustrierend sind. Die Herausforderungen im »normalen« Leben überfordern mich total. Ich fühle mich mindestens so unausgeglichen wie vor dem Klinikaufenthalt. Irgendwie hat sich nichts verbessert. Fragen über Fragen und Anliegen über Anliegen bestürmen, erdrücken mich geradezu:

»Bleibt das (so) beschränkt auf die erste Zeit nach der Klinik? Muss ich erst einmal noch einige Zeit den Abschied verdauen und gleichzeitig nach und nach den Neueinstieg zu Hause unter die Füße kriegen? Oder hat sich wirklich nicht viel verbessert?

...

Wie sollen wir den Reisedienst in den nächsten Wochen gestalten? Sollen wir über Wochen einfach alles absagen, bis es mir wirklich gutgeht (aber wann wäre das? Wie soll ich herausbekommen, wie belastungsfähig ich bin, wenn ich mich nicht in die Belastungssituation einer Gemeindeveranstaltung bringe?)

Okay, dann könnten wir wenigstens alle Gottesdiensttermine absagen, bis ich meine innere Aversion u. Angst (viele Leute; innerer Druck, was leisten zu müssen; ...) abgebaut habe? Aber wie soll ich die Aversionen u. Angst abbauen, wenn ich mich diesen nicht während eines Gottesdienstes immer wieder stelle und positive Erfahrungen sammle?

Ich könnte ja wenigstens an einem Gottesdienst teilnehmen (u. vorher eine halbe Valiumtablette nehmen; andere nehmen eine Kopfschmerztablette), mich hinten reinsetzen (damit ich schneller am Ausgang u. zugleich schneller am Infotisch über Japan bin) u. so nach und nach positive Erfahrungen mit dem Gottesdienst sammeln. Ist das ein gangbarer Weg? Am Samstag zuvor könnte ich ja hinhören, was Gott für mich für einen Auftrag im Blick auf den Gottesdienst hat (nur Anwesenheit oder Präsentation Japan u. Jugendzentrum mitmachen und/oder Zeugnis geben und/oder Teampredigt machen zusammen m. Doro oder allein predigen?); mein Vater im Himmel trägt dann die Verantwortung für meinen Seelenzustand am Sonntag!

Was ist aber, wenn ich seinen Auftrag im Blick auf den Gottesdienst falsch deute? Wenn es mir 4.30 Uhr am Sonntagmorgen richtig scheiße geht? Hilft dann eben nur noch Valium? Oder bleibe ich dann zu Hause u. kämpfe mich mit Angst u. Unwohlsein durch den Sonntag, bis Doro wiederkommt?

Soll ich am besten gleich zu Hause bleiben u. Doro alleine zum Dienst im Gottesdienst fahren lassen?«[24]

Fragen, Fragen und keine Antworten. Frust! Frust!

Immerhin lerne ich immer mehr, mit meinen Fragen zu Gott zu gehen und meinen Frust ihm gegenüber rauszulassen:

»Vater. Ich finde es scheiße, dass es meiner Seele weiterhin (zumindest im Moment) nicht wirklich viel besser geht u. ich auch keine Ahnung habe, wie es mir am kommenden Sonntag morgens 4.30 Uhr geht. Ich bin eben nur ein sehr beschränkter Mensch, der nichts im Griff hat u. in Wirklichkeit auch noch nie hatte.

Du hast es besser; Du weißt alles u. hast alles unter Kontrolle.

24 Tagebucheintrag 23.6.2010.

Das ist schon mal gut zu wissen, aber ob das Wissen allein mir wirklich hilft?
Irgendwie bin ich auch weiterhin gefrustet, dass ich in die Sache mit dem Unfall von S. verwickelt worden bin; ich habe den Eindruck, dass mich das in meinem Genesungsprozess zurückgeworfen hat; irgendwo habe ich innerlich Brass auf die G., die für alles aber nichts können (weder für den Unfall noch dafür, dass es mir sehr schlecht damit gegangen ist). Wer kann letztlich was dafür? Eigentlich nur Du, Gott! Du hast den Mist zugelassen, oder?! Du hast doch alles in Deiner Hand?! Ich verstehe Dein Verhalten echt nicht, was auch eine ganz biblische Aussage ist (Deine Gedanken sind höher als meine Gedanken ...) ...

Gott, was soll das alles? Erkläre es mir bitte ...«[25]

Ende Juni raffe ich mich dazu auf, bei einem Sonntagstermin bei einer Gemeinde im Ruhrgebiet dabei zu sein. Dorothea wird den Gottesdienst gestalten, ich werde nur als Besucher dabei sein. Das an sich ist für mich schon eine große Herausforderung:

»Ich werde als ›Besucher‹ daran teilnehmen; das ist wie alleine Einkaufengehen oder Autofahren eine angsttherapeutische Herausforderung für mich, weil a.) ich schon lange nicht mehr ›offiziell‹ als Missionar einen Gottesdienst besucht habe, b.) mich größere Menschenansammlungen weiterhin

25 Tagebucheintrag 23.6.2010.

abschrecken, c.) ich gerade in letzter Zeit immer wieder mit Schwindel zu tun habe, ... Ich habe mich diese Woche entschlossen, mich dieser Herausforderung zu stellen.

Vater, gib mir Mut, Kraft u. innere Ausgeglichenheit dazu. Amen.

P. S.: Bisher habe ich viele gute Erfahrungen im angsttherapeutischen Bereich gemacht; heute wird eine neue gute Erfahrung dazukommen. Mit Gottes Hilfe.«[26]

Die Erfahrung bei diesem Termin war dann insgesamt recht gut. Ich konnte sogar den Infostand machen und mich mit Besuchern unterhalten. Der Schwindel hielt sich in Grenzen, die Kräfte haben gereicht, aber ich wünsche mir noch mehr Gelassenheit und Ausgeglichenheit.

Anfang Juli bin ich dann wieder bei einem Termin in einer Gemeinde dabei. Die Fahrt dorthin alleine ist schon anstrengend und dann auch die Vorbereitung der Veranstaltung. Ich merke, dass ich es nicht schaffe, mich irgendwie beim Programm zu beteiligen. So übernimmt Dorothea die Japan-Präsentation alleine und ich sitze abseits im Publikum. Aber alleine die Sache, »einfach nur bei der Veranstaltung dabei zu sein«, ist schon mehr als genug.

Im Anschluss an die Präsentation beten der Pastor und einige andere Christen unter Handauflegung für meine

26 Tagebucheintrag 27.6.2010.

Heilung. Dabei betet der Pastor, dass ich »wie ein Baum am frischen Wasser neu aufblühen möge.«

Er weiß dabei noch nicht, dass mein Familienname »Eymann« ein mennonitischer Name ist, der aus der Schweiz kommt, und dass »Ey-mann« »der Mann, der aus der Aue (Ey) kommt« bedeutet; dabei sind in unserem Familienwappen drei Rosen an einem Wasserlauf zu sehen. Der Name ist wohl in Anlehnung an Psalm 1 entstanden, wo es in den Versen 1–3 heißt:

»1 Wohl dem, der nicht wandelt im Rat der Gottlosen /
noch tritt auf den Weg der Sünder
noch sitzt, wo die Spötter sitzen,

2 sondern hat Lust am Gesetz des HERRN
und sinnt über seinem Gesetz Tag und Nacht!

3 Der ist wie ein Baum, gepflanzt an den Wasserbächen, /
der seine Frucht bringt zu seiner Zeit, und seine Blätter ...
verwelken nicht.
Und was er macht, das gerät wohl.«

Ich spreche ihn nach der Gebetszeit darauf an und er meint daraufhin, dass er dies bewusst für mich gebetet hätte, weil Gott ihm diesen Gedanken geschenkt habe. Diese Begebenheit hat mich echt berührt, mich ermutigt und mein Vertrauen in Gott gestärkt.

Danach ergibt sich noch ein längeres Gespräch mit dem Pastor, in dem sich herausstellt, dass dieser selber ein Burnout hinter sich hat, das eineinhalb Jahre gedauerte habe. So

kann er mir noch einige wichtige Tipps und Hinweise mit auf den Weg geben.
So meint er:

> *»Jörg, solange nur dein Kopf dir sagt, du müsstest dich neu im Reisedienst für Jesus einsetzen, liegst du bald wieder komplett auf der Nase; deine Seele muss genauso voll und ganz mit deinem Kopf vereint dahinterstehen; das kannst du nicht erzwingen; das braucht Zeit, die du dir unbedingt nehmen musst; zudem wird dir das ›Können und Wollen‹ in der Begegnung mit Gott neu geschenkt; bitte darum und warte darauf. Zuvor musst du IHM aber allen Dienst, alle Pläne, alle Zukunft, das Jugendzentrum, eure Vision, euren Reisedienst, deine Gesundheit, schlicht dein ganzes Leben komplett überlassen. Lass alles aus der Hand und gib es in Gottes Hand. Ohne IHN kannst du sowieso nichts tun. Und suche dir neben aller Therapie und Seelsorge immer wieder Leute, die für dich konkret beten und mit dir auf Heilung hoffen.«*

Kurz darauf meint ein eng befreundetes Ehepaar zu uns, dass sie den Eindruck hätten, dass wir noch mindestens ein halbes Jahr warten sollten, bevor ich wieder Termine wahrnehmen könnte und bevor wir wieder nach Japan ausreisen könnten.

> *»Jörg, lass dich ›einfach‹ nur beschenken, beschenken. Erst danach wirst du wieder gerne als ganze Person geben können.«*

Ich habe bei diesen beiden Gesprächen den Eindruck, dass die Ratschläge wirklich gut sind und Gott durch sie zu mir spricht. Und trotzdem sind sie echt hart zu verdauen. Noch mehrere Monate warten? In mein Tagebuch schreibe ich:

»Ich würde gerne schon bald wieder richtig geben können. Aber das möchte mein Kopf (ich möchte gerne wieder den Leuten – vor allem in den Patengemeinden – zeigen können, dass es wieder geht; ich möchte mich ihrer Unterstützung wieder ›würdig‹ erweisen können; ich möchte wieder was leisten können ...), aber meine Seele ist noch lange nicht so weit; mein inneres Kind ist weiterhin unsicher u. ist schnell überfordert; deshalb kostet es mich immer viel Überwindung, zu Terminen zu fahren.

Daher habe ich mich entschieden, grundsätzlich nur noch als Besucher u. als Empfangender zu Diensten mitzufahren. Das werde ich so lange machen, bis mein Kopf und meine Seele und auch Jesus mir klar u. eindeutig signalisieren, dass ich wieder an den Japan-Präsentationen, Predigten, ... beteiligen soll u. kann.«[27]

Das bedeutet für mich auch, dass ich die Wiederausreise nach Japan noch mindestens um ein halbes Jahr auf Anfang des kommenden Jahres verschiebe. Denn:

»Mein Ziel ist, wieder gesund zu werden, und nicht, dass ich wieder arbeiten kann, selbst wenn es für Jesus ist.«

27 Tagebucheintrag 1.7.2010.

Das heißt: Ich bin mehr als das, was ich tue, leiste, viel mehr! Jesus sucht nicht mein Tun, sondern mich!

> *»Ich lasse im Namen Jesu fahren, dass ich irgendjemand etwas beweisen muss, auch nicht den Patengemeinden; ich bin nur Jesus gegenüber verantwortlich, was ich tue oder nicht tue; ich arbeite und lebe für Jesus. Amen.«*[28]

Am 10.7. wage ich dann, in unserer Patengemeinde in K. in den Jugendkreis mitzugehen und dort mit Dorothea zusammen das Programm zu gestalten. Seit langer, langer Zeit bin ich wieder mal am Progamm mitbeteiligt. Das hat bei mir gemischte Gefühle hervorgerufen:

> *»Es tat mir auf der einen Seite gut, unter jungen Leuten zu sein und ihre Offenheit zu erleben; auf der anderen Seite war es auch recht anstrengend (auch aufgrund der Hitze). Gut war auch, dass ich nach langer Zeit mal wieder mit Doro zusammen durch das Programm leiten konnte, was natürlich auch anstrengend war. Ich weiß immer noch nicht so recht, wie weit ich mich im Blick auf den Reisedienst nach vorne wagen soll u. wo ich mich einfach noch zurücknehmen muss. Der Einsatz in so kleinen Kreisen ist eigentlich okay, aber eben auch anstrengend. Vater, gib' mir hier weiter viel Weisheit u. gutes Hinhören auf mich selbst. Amen.«*[29]

Am nächsten Tag war ich dann auch im Gottesdienst der

28 Ebd.
29 Tagebucheintrag 10.7.2010.

Patengemeinde dabei:

> *»Nach anfänglichen Anpassungsschwierigkeiten war ich gerne im Gottesdienst in K., war innerlich daran beteiligt, es war nicht ein ständiges Auf-die-Uhr-schauen, wann der Gottesdienst endlich vorbei ist, es war von Doro u. M. auch interessant gestaltet. Ich war nach dem Gottesdienst auch fit, mich mit einigen Leuten zu unterhalten ...«*[30]

Einige Tage später gelingt es mir, in der gleichen Gemeinde mit Dorothea zusammen von unserer Missionsarbeit zu berichten:

> *»Gestern Abend in K. konnte ich mich das 1. Mal seit längerer Zeit wieder vor eine größere (mehr als 25 Personen) Gruppe hinstellen u. von dem berichten, wie Gott uns in die Mission geführt hat, u. von dem, was Jesus in Japan tut. Ich hatte kein Schwindelgefühl, kein Gefühl, dass es mir zu viel wird; das war wirklich etwas Besonderes. Danke, Vater. Hilf bitte weiterhin, das richtige Maß zu finden u. zu sehen, wann was dran ist (u. a. auch in puncto Reisedienst). Amen.«*[31]

Diese Erlebnisse machen deutlich: Es geht voran, aber in nur ganz kleinen Schritten, in »Trippelschritten«. Ich nehme diese kleinen Fortschrittchen positiv wahr, freue mich auch darüber, aber es geht eben nur sehr schleppend

30 Tagebucheintrag 11.7.2010.
31 Tagebucheintrag 14.7.2010.

voran mit vielen Aufs und Abs.

Im Nachhinein weiß ich, dass mich diese kleinen Schrittchen, ähnlich wie bei einer Schnecke, letztlich ans Ziel der Genesung gebracht haben. Aber in der Situation selbst war es für mich sehr mühsam und immer wieder auch frustrierend zu sehen und zu erleben, wie langsam ich wieder gesund werde ...

Mein Hausarzt hat mir dazu am Anfang des Burnouts gesagt, dass es genauso lange dauern würde, bis etwas wieder gut wird, wie es gedauert hat, dass es schlecht geworden ist. Diese Aussage sehe ich nun bestätigt. Am Anfang dachte ich ja noch, dass es reichen würde, ein paar Wochen auszuspannen, um wieder fit zu werden. Diese Erwartung habe ich schon lange aufgegeben, aber glücklicherweise nicht die Hoffnung, dass es besser wird, dass ich wieder auf die Beine komme.

Gerade auch die folgenden Aussagen von Thomas Härry haben mich dabei sehr ermutigt (wie auch das ganze Buch »Das Geheimnis deiner Stärke«):

> *»Er (Gott) formt unsere Wunde, also unsere schwächste Seite, in eine Stärke um, in eine Kompetenz, die Gott gebrauchen will, um andere Menschen zu segnen. (...) Wer kein anderes Ziel verfolgt, als von seiner Wunde ›erlöst‹ zu werden, verpasst unter Umständen die Gelegenheit, von Gott trotz und gerade durch seine Wunde auf eine besondere Weise gebraucht zu werden.«*[32]

32 Thomas Härry, Das Geheimnis deiner Stärke, SCM R.Brockhaus Verlag, Witten, 3. Auflage 2009, S. 94 f.

»Gott schafft in den Trümmern des Zerbrochenen etwas Neues. Etwas, das vorher noch nicht da gewesen ist.«[33]

»Hier wiederholt sich das Muster: Inmitten von Verlust, Schmerz und einem zerbrochenen Leben sagt Gott: ›Ich habe etwas Neues mit dir vor!‹ ...«[34]

Diese Gedanken von Thomas Härry ermutigen mich, fordern mich heraus, geben mir Hoffnung! Nein, zum alten Zustand will ich nicht zurück, die »alte Leier« habe ich satt. Ich will nach vorne, neues Land einnehmen, ein »neues Lied« singen. So wie es der Prophet Jesaja sagt:

»Gedenkt nicht an das Frühere und achtet nicht auf das Vorige! Denn siehe, ich will ein Neues schaffen, jetzt wächst es auf, erkennt ihr's denn nicht? Ich mache einen Weg in der Wüste und Wasserströme in der Einöde.« (Jesaja 43,18 f)

Ja, das Neue wünsche ich mir, schon lange. Aber ich sehe noch nicht viel davon, von dem Neuen. Ich nehme vielleicht erste Ansätze wahr. Erste Sprossen sind zu sehen, kleine, zarte Pflänzchen. Aber da muss noch viel wachsen! Das alles braucht Zeit, scheinbar viel Zeit! Wachsen ist immer ein Prozess. In diesem Erneuerungsprozess stehe ich. Wenn ich nur wüsste, wann das Ende erreicht ist, wann das Neue als Frucht daraus hervorgegangen sein wird ...

---

33 Ebd. S. 101.
34 Ebd. S. 104.

4.2 SO ETWAS WIE ALLTAG

Langsam, wirklich ganz langsam finde ich wieder zu einem »normalen« Tagesablauf in der »Freiheit«.
Weil es mir schon in der Klinik geholfen hat, morgens in die Gänge zu kommen, bemühe ich mich, Morgen für Morgen wenigstens eine Viertelstunde Frühsport zu machen. Oftmals ist es die reinste »Qual«, nach einer unruhigen, teils schlaflosen Nacht aus dem Bett zu schlüpfen, mir noch vor dem Frühstück die Trainingsklamotten überzustülpen und mich zum nahe gelegenen Wald zu schleppen, um dort ein wenig zu joggen und ein paar gymnastische Übungen zu machen. Mit Doro zusammen macht es mir wenigstens ein bisschen Spaß und meinem Körper und meiner Seele tut es auch gut. So habe ich morgens schon ein kleines Erfolgserlebnis darin, meinen inneren »Schweinehund« zu überwinden, auch wenn der echt ein »Hund« ist.

Dazu schreibe ich am 13.7. in mein Tagebuch:

> *»Ich erlebe weiterhin immer wieder emotionale Schwankungen, vor allem morgens vor dem Aufstehen; dadurch, dass ich erfahren habe, dass sie meist während des Frühsports weggehen, kann ich ganz gut damit umgehen ... «*[35]

Zudem erstelle ich zusammen mit meiner Frau einen Tagesablauf, den wir an den Kühlschrank hängen. Einfach nur so

35 Tagebucheintrag 13.7.2010.

in den Tag zu leben und die »guten alten Zeiten« vor dem Burnout zu betrauern, hilft auf die Dauer nicht weiter. Ich brauche wenigstens ein bisschen Struktur in meinem Alltag, auch wenn es nur ein »bisschen« ist auf einem relativ niedrigen Energieniveau.

Mein Tagesablauf sieht einige Wochen ungefähr so aus:

7.00 Uhr	Frühsport
8.00 Uhr	Frühstück
8.30–9.30 Uhr	Ruhezeit/Stille Zeit
9.30–10.00 Uhr	Tagebuchschreiben
10.00 Uhr	»Rumröseln« (Putzen, Aufräumen, ...)
11.00 Uhr	Tagebuch in Computer schreiben, Emails beantworten, ...
12.00 Uhr	Mittagessen machen
12.30 Uhr	Mittagessen
13.00–15.00 Uhr	Mittags-»Päuschen«
15.00–16.30 Uhr	Spazierengehen (oder Joggen) und Duschen
16.30 Uhr	Coffee Time
17.00 Uhr	Gesellschaftsspielezeit
18.00 Uhr	Einkaufen
19.00 Uhr	Abendessen vorbereiten und Abendessen
19.30 Uhr	Fernsehen
20.15 Uhr	- Abendprogramm: - Musik hören - Internetzeit

	- Predigt hören - Netten Film ansehen - »Schatzkisteln« bzw. »Schatzkistenzeit«: d. h. ich hole »Schätze« aus meiner »Schatzkiste« hervor; konkret sind das einzelne Zettel, auf denen wichtige Erkenntnisse, Entdeckungen und Erlebnisse aus der letzten Zeit und auch Ermutigungen anderer geschrieben stehen; den Inhalt dieser Zettel lese ich Dorothea vor und unterhalte mich mit ihr darüber - TV-Nachrichten ansehen - Buch lesen
22.30 Uhr	Nachtruhe (viel Schlaf)

Diesen Tagesablauf habe ich, haben wir dann als groben Rahmen und als Hilfe für die Alltagsgestaltung und -bewältigung einige Wochen und Monate im Großen und Ganzen so durchgezogen. Nach dem Frühstück haben wir allerdings nach einiger Zeit noch zwei zusätzliche Elemente eingebaut, die für Dorothea und mich große Bedeutung gewonnen haben, teilweise bis heute:

1) Zeit für ein Gesellschaftsspiel, um nicht mit Problemen und dem Gespräch darüber in den Tag zu starten; das machen wir – fast – täglich noch bis heute so.

2) Zeit für ein gemeinsames Gebet und für die Feier des Abendmahls, um uns täglich vor Augen zu führen, was

Jesus durch seinen Tod und seine Auferstehung für uns getan hat, und um täglich um seinen Sieg in unserem Leben und Heilung für unser Leben zu bitten (das gemeinsame Gebet gehört bis heute fest zu unserem Alltag; das Abendmahl haben wir damals einige Monate fast jeden Morgen gefeiert).

Zudem habe ich regelmäßige Gespräche mit zwei Seelsorgern und regelmäßige Termine mit meinen beiden Ärzten.

Besuche von Freunden und Bekannten nehmen auch wieder zu; so bekomme ich mehr und mehr wieder Kontakt »nach außen«.

Und wie schon unter »4.1 Die ersten Schritte zurück in der Freiheit« erwähnt habe, nehme ich auch wieder mehr und mehr an Terminen in Gemeinden teil, zunächst mehr »passiv«, mit der Zeit auch vermehrt aktiv.

4.3 ÜBERRASCHENDE ENTDECKUNG

Ich entdecke eine neue Fähigkeit bei mir. Ich beginne »plötzlich», Gedichte zu schreiben. Ich habe immer schon gerne geschrieben und mir hat es immer schon Spaß gemacht, mit der Sprache zu spielen, schöne Formulierungen zu finden, Gedanken, Gefühle und Erfahrungen sprachlich auf den Punkt zu bringen.

Nun wage ich mich an diese besondere literarische Gattung ran, mache erste »Gehversuche«; dabei frage ich mich, ob ich mit meinen Gedichten echt was zu sagen habe ...

Aber eigentlich ist es egal, ob sie anderen etwas zu sagen haben oder auch nicht. Das Schreiben hilft mir!

Das Gedichteschreiben hilft mir, meinem »Inneren« eine Stimme zu geben, den Empfindungen ganz tief in meiner Seele Sprache zu verleihen und in mein Gefühlschaos mehr Ordnung zu bringen.

Mein erstes Gedicht, das ich am 24.8.2010 geschrieben habe, heißt »Hier und Jetzt«. Ich weiß heute noch, wie ich beim Schreiben morgens an meinem Schreibtisch sitze, die Sonnenstrahlen genieße und die Vögel zwitschern höre:

Hier und jetzt

HIER UND JETZT SEIN,

innehalten
ruhig werden
schweigen
hören
zuhören
still bleiben

HIER UND JETZT SEIN,

mit Fragen
Bangen
Zweifeln
Klagen
Hoffen
Zuversicht

HIER UND JETZT SEIN,

den Moment genießen
den Sonnenaufgang beobachten
die Vögel zwitschern
die Wälder rauschen
die Wolken ziehen
die ersten Sonnenstrahlen
sanft im Gesicht

HIER UND JETZT SEIN,

geliebt
geborgen
geschützt
geschätzt
getragen
zufrieden

HIER UND JETZT SEIN,

sehen
hören
riechen
schmecken
tasten
fühlen

HIER UND JETZT SEIN,

einfach da sein
geerdet
die Seele baumeln lassen
zwecklos
ziellos
ich sein

HIER UND JETZT SEIN,

bleiben
bei mir gehalten
von Dir.

Ein nächstes Gedicht heißt *»Feurige Mauer«*. Da mich immer wieder Ängste regelrecht überfallen und ich einfach nicht weiß, wie ich mich gegen sie wehren soll, und mir das schlicht teils ziemliche Angst macht, versuche ich, meine Erfahrungen mit der Angst, meinen inneren Kampf damit und auch die Hilfe, die mir Gott an dieser Stelle geschenkt hat, in diesem Gedicht in Worte zu fassen.

»Und ich selbst will, spricht der Herr, eine feurige Mauer rings um sie her sein und will mich herrlich darin erweisen.«

Im Vertrauen auf die Verheißung in Sacharja 2,9 dichte ich:

Feurige Mauer

Hilflos,
ausgeliefert
den Feinden,
den Gewalten,
gewaltigen Ängsten,
die sich wie ein Ring um mich legen,
die mir bedrohlich näher kommen,
in mich eindringen wollen, zerstörerisch!
Nichts kann sie aufhalten!

Wo soll ich hin?
Wo ist Schutz,
Geborgenheit,
Sicherheit?

Wer, was hilft mir?
Wer, was stemmt sich gegen diese Gewalten,
Ängste?

Wer steht auf meiner Seite? Wer ist für mich?
Wer steht auf für mich?
Wer gebietet: »Hierhin und keinen Millimeter
weiter!«?

Wer hat die Macht dazu?
Wer steht, wenn scheinbar alles fällt
wenn alles über mir zusammenbricht
wenn die Ängste alles überrennen,
ungebeten in mich eindringen,
wild, unzähmbar, zerstörerisch?

Ich!
Ich, der Allmächtige, stehe!

Ich! Ich, der Allmächtige, stehe!
Ich stehe mit aller Macht auf deiner Seite.
Ich bin
eine Festung für dich,
die dich schützt,
eine feurige Mauer,
an der sich die Ängste die Zähne ausbeissen.
Ich selbst bin um dich herum.
Ich stehe, stehe fest,
zu dir!

4.4 NOCH IST (FAST) NICHTS »NORMAL«

Mehr als ein Jahr nach dem Beginn meines Burnouts sehe ich langsam (Betonung auf laaaangsaaam!) Licht am Horizont, aber ich bin noch lange nicht da, dass ich sagen kann, dass ich wieder in einen »normalen« Alltag mit einem »normalen« Arbeitspensum einsteigen kann, dass ich wieder ganz »normal« Termine in Gemeinden wahrnehmen kann, wieder ganz »normal« Missionar sein kann, auch wenn ich mir das sehr wünsche. Dafür reicht meine Kraft noch lange ist. Ich sehe einfach noch keine wirkliche Konstanz, was meine Kräfte, meine Möglichkeiten betrifft. Es passiert einfach noch zu oft, dass ich morgens erschöpft und deprimiert aufstehe und ich mich frage, wie ich kräftemäßig über den Tag kommen soll ...

Und Japan: Das ist irgendwie noch ganz weit weg, nicht nur geographisch!

Als es wieder einmal darum geht, ob ich einige Termine im Norden wahrnehmen kann, die wir schon vor langer Zeit zugesagt haben, schreibe ich am 25.8.2010 auf ein Blatt Papier ein Gebet, das klar deutlich macht, dass noch nichts wirklich »normal« für mich ist, dass ich um die richtige Entscheidung ringe (für die konkrete Situation und überhaupt), dass mich viele existentielle Fragen umtreiben, ich aber gleichzeitig das Vertrauen habe, dass Gott einen guten Weg für mich vorbereitet:

»Vater, ich bin wieder in einer höchst beknackten Situation.

Ich habe Termine ohne Ende, vor allem den Termin Hamburg …, und ich bekomme das alles kraftemäßig nicht hin. Meine Seele sperrt sich. Ich spüre ein Hin- und Herziehen in mir. Einerseits will ich die Termine wahrnehmen, will mein Versprechen einlösen, will wieder der ›Alte‹ sein, will wieder im Geschäft sein, will wieder gefragt sein, will wieder alles machen können, will nicht dumm dastehen, will geliebt u. anerkannt sein, will kein Durcheinander in den Terminplan bringen, will Doro nicht enttäuschen, frusten, will selber nicht gefrustet sein.

Andererseits ist da die Angst, dass die Kraft nicht reicht, dass meine Seele nicht mitspielt, dass ich total abrutsche, dass ich wieder total zusammenklappe, dass nichts mehr geht. Ich will Verantwortung für mein Leben tragen, auch wenn das keine leichte Sache ist, wichtige Entscheidungen zu treffen mir sehr schwerfällt!
Was ist die richtige Entscheidung?

Vater, warum ist alles so schwierig? Warum ist alles so uneindeutig? Warum geht es mir nicht schon besser? Warum hast Du mich nicht schon wieder voll hergestellt? Warum weiterhin die vielen Aufs und Abs?

Am liebsten würde ich manchmal gerne aussteigen, was ganz Neues ausprobieren, nicht mehr Missionar sein, obwohl ich das gerne war u. bin. Ich möchte was anderes sein; ich möchte gerne einen geregelten Tagesablauf haben; ich möchte am Abend die Tür hinter mir zumachen können und mich freuen können über das, was ich tagsüber geschafft habe, u.

dann frei sein für Doro. Für Hobbies, für Gemeinde, fürs Nichtstun.

Als Missionar ist mein Leben so unstet (auch gerade der Reisedienst), es hat viele Facetten; das macht dieses Leben so interessant, aber auch so anstrengend, zu anstrengend?

Hast Du einen neuen Weg für mich, eine neue Berufung? Das Kleid, das ich im Moment trage oder wieder tragen soll, passt mir nicht. Ich fühle mich wie in einem Korsett; wie damals David in der Rüstung von Saul; das ist mir alles zu eng, zu schwer, zu begrenzt. Ich will frei sein! Frei von Terminen; frei, um das zu tun, was zu mir passt! Vater, was passt zu mir? Was ist das passende Kleid, die passende Berufung? Gib mir bitte Antwort, bald!

Während ich das schreibe, geht in mir irgendwie die Sonne auf, ich fühle mich etwas wohler, freier. Irgendwie bin ich im Moment mit meinen Gedanken u. Gefühlen auf dem richtigen Weg. Ich habe noch keine Ahnung, wo der Weg hinführt; aber irgendwie ist es kein schlechter Weg.

Vater, Du führst mich u. bist dabei, das weiß ich! (...)

Vater, wenn Du willst, dass ich Dir weiterhin, ganz neu als Missionar diene, dann stelle mich so wieder her, mache mich so gesund, dass ich das auch wieder kann. Elia war ein ganz normaler Mensch wie ich auch u. Du hast sein Gebet erhört (vgl. Jak. 5,17 f).

Vater, wenn Du willst, dass ich etwas ganz Anderes mache, einen ganz neuen Weg einschlage, dann mache mir das ganz klar bewusst, dann gib mir dafür auch die nötige Gesundheit und Frische. Ich bete das ganz einfach, als ganz normaler Mensch wie Elia. Amen.«

Unter diesem für mich sehr wichtigen Gebet habe ich dann noch vermerkt:

»Gott sagt: ›Jörg, ich mache etwas ganz Neues in deinem Leben‹ ...«

Während ich das alles schreibe, bin ich überrascht, dass ich mir trotz aller Fragen und Zweifel bezüglich meiner Zukunft bereits viele detaillierte Gedanken darüber mache und Ideen dafür entwickle, wie mein Leben und mein Dienst bzw. die Dienstplanung bei einer möglichen Rückkehr nach Japan aussehen müssten, damit ein erneuter Einsatz im Jugendzentrum und in Japan ganz grundsätzlich irgendwie überhaupt möglich wird, ich mir solch einen neuen Einsatz überhaupt vorstellen kann. Dazu schreibe ich am 28.8.2010:

»Ich sehe absolut ein, dass es für mich – vor allem auch in Japan – sehr wichtig ist, feste, regelmäßige Ruhezeiten einzuplanen. Wie könnte das für mich konkret aussehen? Ein ruhiger Vormittag (am Montag?), um die Woche zu durchdenken u. um Stille in den Tagesablauf einzuplanen. Jeden Tag am Morgen/Vormittag genug Stille (1–2 h) für die Begegnung mit Gott, für das Bibelstudium, für Fürbitte, für Tagebuchschreiben, für Lesen guter Literatur, ... Einen Tag

im Monat für das Alleinsein mit Gott (wie, wo, wann, mit wem?). 2–3 Wochenenden im Jahr für die Stille vor Gott (wie, wo, wann, mit wem?). 1 Mal im Jahr das Gebetsseminar! (...) «

Zudem halte ich fest:

» (...)

- *Es fällt Doro u. mir sehr schwer, Termine abzusagen; das wird bei plötzlicher Überlastung oder bei unvorhergesehenen Entwicklungen trotzdem weiterhin immer wieder nötig sein*
- *Ich muss darauf achten, dass ich jeden Tag (außer an Ruhetagen) gleichmäßig mein vorgegebenes Arbeitspensum einhalte; z. B. bei einem 5 h-Tag möglichst auch nur 5 h arbeiten, oder 4–6 h oder so, aber nicht 9–10 h; ... wenn ich mich an einem Tag mit 10 h überfordere, brauche ich danach nicht nur 1 Tag, sondern 2 Tage, um mich wieder zu erholen, weil ich möglicherweise völlig aus dem Tritt gekommen bin; manchmal ist es gut, einen Wecker zu stellen!*
- *Wichtig ist bei allem, was ich tue, zu fragen, ob ich es gerne mache, ob ich von ganzem Herzen dahinterstehe oder ob ich es machen muss, weil es von mir erwartet wird; Sätze wie ›Es musste sein!‹ oder ›Es ging nicht anders!‹ gehören auf den ›Müll‹, weil sie mich zurück in ein ungutes Fahrwasser, in eine Lebensgestaltung der Überforderung bringen ...*
- *Den Wochenplan für Japan, den ich gerade erstelle, sollte ich mit anderen, erfahrenen Pastoren/Missiona-*

ren durchsprechen, die mir helfen abzusichern, dass mein Plan gut u. angemessen für mich ist …

- *Wichtig ist, auch außerhalb der eigenen Arbeit im Jugendzentrum Beziehungen aufzubauen, Hobbies (Sportverein, …) zu pflegen, Kontakte zu vertiefen (…), Gaben einzusetzen (als Schriftsteller, als Chormitglied, als Coach, …)*
- *Falls ich ein Buch über die Erfahrungen in der Klinik veröffentlichen will, sollte ich ein paar Jahre damit warten, damit eine gewisse Verfremdung (Schutz von mir selbst u. anderen) u. eine gewisse Distanz zu den 9 Wochen dort entstanden ist*
- *Mein Akku ist nicht für alles gleich gut aufgeladen; manche Sachen, wie lange Sitzungen, brauchen mehr Energie als der Vortrag in einem Jugendkreis; hier wird mein Akku sogar eher aufgeladen; ›was Du gerne machst, mache richtig; was Du nicht so gerne machst, aber zu Deinem Dienst dazugehört, mache möglichst kurz und bündig.‹ (Tipp von einem befreundeten Pastor)*
- *Ich sollte nochmal nachschauen, wo im Einzelnen meine Gaben u. Aufgaben liegen …*
- *Sich Ausruhen u. Stille Zeit haben, ist auch eine Art, am Reich Gottes zu bauen, weil ich dadurch auferbaut werde u. als Christ reife u. damit anderen – Nichtchristen wie Christen – viel mehr zu geben habe; M. Luther hat zudem mal gesagt: Während ich mein*

wittenbergisch Bier trinke, läuft das Evangelium.«[36]

Interessant ist, dass ich viele dieser Gedanken und Ideen dann auch später konkret umgesetzt habe.[37]

Schließlich entscheiden wir Anfang September, nun doch einen Teil der Termine im Norden wahrzunehmen. Bei einem Sonntagstermin bin ich dabei, beteilige mich sogar am Gottesdienst durch einen Teil des Missionsberichts und durch ein Zeugnis über meine Erfahrungen im Burnout. Irgendwie klappt das »Vor-Leute-stehen« ganz gut, es ist nicht so eine hohe Hürde, vor ein Publikum zu treten, wie noch vor einigen Wochen.

Der befreundete Pastor der Gemeinde, U. K., meint anschließend, dass er mich sehr frisch und sehr »normal« (wie früher auch) empfunden habe. Das macht mich echt froh und es macht mir Mut, darüber nachzudenken, ob Predigen auch wieder – wenn auch vielleicht in eingeschränkter Form, z. B. in Form einer Dialogpredigt mit Doro zusammen – dran sein könnte. Zudem denke ich wieder darüber nach, nach Japan zurückzukehren, und bete:

»Vater, Du hast Abraham immer wieder Deine Verheißung ›eines großen Volkes‹ bestätigt. Du hast mir (in der Klinik) gesagt, dass ich im Jugendzentrum (!) ›ein Vater für viele‹ sein werde. Dies würde bedeuten, dass es nach Japan zurück-

36 Tagebucheintrag 28.8.2010.

37 S. auch weiter unten meine Ausführungen im dritten Hauptteil unter der Überschrift »Burnout-Prävention«.

geht. Bitte gib da eine ganz klare Bestätigung. Amen.«[38]

Am 12.9.2010 schreibe ich dazu noch Folgendes:

»U. K. hat mir erzählt, dass das, was ich vorletzten Sonntag in der Gemeinde W. zeugnishaft erzählt habe, einer Person viel Mut gemacht hat. Das macht auch mir Mut u. gibt mir Hoffnung. Danke, Vater. Amen.

Heute Morgen beim Joggen kam mir die Idee, wir könnten die Dialogpredigt über Jer. 29 machen, vor allem über die Verse 11 ff, denn dieser Text passt gut zu unserer Arbeit im Jugendzentrum (wir wollen Hoffnungs-Vermittler sein) u. auch zur persönlichen Situation, in der ich dabei bin, neuen Mut und neue Hoffnung zu gewinnen, dadurch, dass ich den HERRN suche u. seinen Namen um Hilfe anrufe! Vater, du allein bist meine Hoffnung und Stärke. Amen.«[39]

In dieser Zeit schreibe ich auch ein Gedicht, in dem ich ausdrücke, dass ich das alte Leben mit seinem unguten Lebensstil hinter mir lassen und mit voller Leidenschaft etwas Neues anpacken möchte.

38 Tagebucheintrag 6.9.2010.
39 Tagebucheintrag 12.9.2010.

Alt & Neu

WIEDER DER ALTE SEIN

voller Energie
voller Träume
voller Hoffen
voller Begeisterung
voller Leidenschaft

WIEDER ALLES BEIM ALTEN SEIN

voller Arbeit
voller Stress
voller Hektik
voller Verwundungen
voller Schmerz

Wirklich wieder die alte Leier,
das alte Lied?

HEUTE LEBEN

neues Land betreten
neue Wege gehen
neue Gaben entdecken
neue Fragen stellen
neue Beziehungen erleben

NEUES WAGEN

voller Energie
voller Träume
voller Hoffen
voller Begeisterung
voller Leidenschaft

DAS ALTE LASSEN

denn
siehe!
hier und jetzt
wird alles
NEU.

Dazu bete ich:

»Vater, ich trauere immer wieder um das ›alte‹ Leben, das Leben vor dem Burnout, was mir gefühlsmäßig so viel besser, leichter erscheint. Dahin gibt es keinen Weg mehr zurück, es ist vergangen, eben ›alt‹. Ich will dahin eigentlich auch gar nicht mehr zurück. Ich will das ›neue‹ Leben, das Leben im Hier und Jetzt annehmen, leben und lieben lernen; es fühlt sich nur noch sehr neu, frisch, ungewohnt an; ich bin da noch am Entdecken, mich am Vortasten, wie ein Kleinkind, das gerade laufen lernt. Manches fühlt sich gut an (›Ich bin geliebt, geradeso wie ich jetzt bin u. mich jetzt fühle‹), anderes macht mich weiter unsicher (›Wird die Stabilität meiner Seele für heute, morgen und übermorgen reichen?‹, ›Was wird morgen sein?‹).
Vater, danke, dass ich die Schritte ins ›neue‹ Leben an Deiner liebenden Vaterhand gehen darf. Amen.«[40]

4.5 NEUES MEDIKAMENT

Die Tagebucheintragungen, Gedichte und Gebete, die ich im letzten Kapitel eingefügt habe, zeigen, dass ich trotz aller guten Entwicklungen immer wieder mit Aufs und Abs, mit Unsicherheiten, Fragen und auch mit Ängsten zu kämpfen habe. Manche konnte ich bereits durch entsprechende Therapien und Seelsorge überwinden (Angst vor Auto-

40 Tagebucheintrag 12.10.2010.

fahren, vor geschlossenen Räumen, ...), andere sind noch geblieben, die mich teilweise auch ziemlich fertigmachen (Alpträume, Ängste vor der Zukunft, ...). So fehlt mir insgesamt eine innere Konstanz und Stabilität, was mich sehr viel Kraft kostet und im Blick auf die Zukunft weiterhin verunsichert.

Daher habe ich mich letztlich Ende September auf Anraten meines Psychiaters dazu entschlossen (obwohl ich mich dagegen sehr gewehrt habe), ein neues Medikament (Antidepressivum) einzunehmen. Zuvor hatte ich bis Anfang Juli ein anderes Antidepressivum eingenommen, das nicht über die Leber, sondern über die Nieren abgebaut wird (um meine Leber zu schonen), das aber irgendwie wenig Wirkung hatte.

Danach dachte ich, ich würde vielleicht auch ohne Medikamente wieder ganz gesund werden können, und empfand es lange als eine Art Niederlage, nach all den Therapien in der Klinik und auch ambulant, all den seelsorgerlichen Gesprächen und all den Anstrengungen letztlich doch wieder ein Medikament einnehmen zu müssen.

Nun will ich es doch damit versuchen. Ich soll das neue Medikament nur in einer geringen Dosis einnehmen und es soll eine bessere Wirkung haben als das alte Medikament. Es soll mir zu mehr innerer Stabilität verhelfen, Ängste abmildern und meine gute Entwicklung weiter unterstützen.

Am 30.9. beginne ich mit der Einnahme. Der 1. Tag ist okay. Am 2. Tag geht es mir echt schlecht, was noch sehr gelinde gesagt ist.

»In der Nacht vom 1. auf den 2.10. ist es mir echt mies er-

gangen; ich hatte rasende Kopfschmerzen (mit Schweißausbrüchen, so dass mein Bettlaken völlig durchnässt war) u. mir war kotzübel; der Jugendabend zuvor war sehr anstrengend gewesen, zudem hatte ich an diesem Tag erst zum 2. Mal das neue Medikament genommen, das als Nebenwirkung genau die genannten Symptome hat. Außerdem hatte ich durch das Medikament, das die Stimmung aufhellt (aufhellen soll), nicht gemerkt, dass ich während des Jugendabends bereits an meine Kräftegrenzen gestoßen war; auf jeden Fall ging es mir ganz schlecht und es wurde irgendwie immer schlimmer, so dass wir mitten in der Nacht den P. (unseren Hausarzt) angerufen haben u. dann zu ihm gefahren sind; ich hatte das Gefühl, dass Sterben auch nicht schlimmer sein könnte.

Beim P. waren wir dann 1 1/2 h; P. hat eigentlich nur immer wieder Fragen nach dem Verlauf u. Befinden gestellt u. mir ruhig zugehört; und er hat mir Mut gemacht, dass alles besser werden wird, auch wenn es mal einen Rückschlag gibt; mit der Zeit ging es mir wieder besser, die Übelkeit nahm durch ein entsprechendes (anderes) Medikament (das P. mir gegeben hat,) ab; am nächsten Morgen waren Kopfschmerzen u. Übelkeit weitgehend weg; ich habe seither das Antidepressivum trotz allem weiter genommen; insgesamt klingen die Nebenwirkungen mehr u. mehr ab …«[41]

Mein Hausarzt sagte an anderer Stelle einmal zu mir: »Ein Medikament, das keine Nebenwirkungen hat, hat

41 Tagebucheintrag 4.10.2010.

auch kaum bis keine Wirkung!« Aber dass es zunächst so schlimm werden würde, hatte ich nicht gedacht. Das alte Antidepressivum hatte ich von Anfang an viel besser vertragen, hatte aber eben auch kaum (auch nicht nach ein paar Monaten) eine entsprechend gute Wirkung gehabt.

Beim neuen Medikament musste ich am Anfang echt mit massiven Nebenwirkungen kämpfen, aber letztlich ist nach einigen Wochen mit seiner Hilfe mein Serotonin-Haushalt wieder mehr und mehr ins Gleichgewicht gekommen, so dass ich mit meinen Ängsten noch besser umgehen konnte bzw. sie viel weniger massiv auftraten.[42]

Am 25.10. stelle ich in meinem Tagebuch positiv fest:

> *»Gestern waren wir in B. zum Dienst im Gottesdienst. Ich hatte die Freiheit u. Gelassenheit, mich am Programm zu beteiligen (Doro hat gepredigt); die Menschenmenge war mir auch nicht zu viel; ich denke, dass ich das Medikament nun besser vertrage u. es seine ›guten‹ Wirkungen entfaltet. Darüber bin ich froh und dankbar, Vater. Amen.«*[43]

Und trotzdem zweifle ich weiter immer wieder auch daran, ob solche Erfahrungen nur »Eintagsfliegen« sind oder von Dauer.

42 »Der Botenstoff Serotonin wird häufig als ›Glückshormon‹ bezeichnet, da er auf unsere Stimmung einen großen Einfluss hat. Serotonin sorgt für unser Wohlbefinden und für Zufriedenheit. Ist zu wenig Serotonin vorhanden, sind wir schlecht gelaunt, antriebslos und neigen eher zu Depressionen.« (https://www.herbano.com/at/ratgeber/serotonin).
43 Tagebucheintrag 25.10.2010.

Weiterhin raten uns viele unserer Freunde, nichts zu überstürzen und eher später als früher nach Japan zurückzugehen. Wir sollten uns von keinem Termin unter Druck setzen lassen. Die Heilung bräuchte Zeit. U. a. mein enger Freund U. K. ...

»... meinte, wenn ich hier in D stabil wäre, hätte ich auch eine Chance, in Japan stabil zu sein. Wäre ich aber schon in D kräftemäßig nicht stabil genug, wie kann ich dann erwarten, dass die Kräfte in Japan reichen (wo es doch in Japan noch viel anstrengender ist)? Außerdem fände er es gut, wenn es nur in kleinen Schritten aufwärts gehe: das sei gesund/okay. Würde es rapider besser werden, wäre das entweder ein Wunder (nicht auszuschließen) oder nur ein Strohfeuer.«[44]

4.6 SCHWEIGETAGE

Anfang November sind wir zu »Schweigetagen« in einem christlichen Erholungs- und Einkehrzentrum, während derer mir Gott beim allgemeinen Schweigen eine ganze Menge zu sagen hat. Das hatte ich erhofft, erwartet und so ist es auch gekommen. Als ein Geschenk von oben!

»Schweigetage« bedeutet, dass wir von Sonntagabend bis Donnerstagmittag schweigen, komplett auf das Gespräch mit anderen Teilnehmern und auch Mitarbeitern verzichten.

44 Tagebucheintrag 1.11.2010.

Selbst Dorothea und ich haben getrennte Zimmer und reden nicht verbal miteinander, sondern nur ab und zu durch »Zeichensprache«. Das Fernsehen im Zimmer ist verhängt, es gibt keinen Internetzugang, wichtige Infos gibt es nur über Zettelhinweise, beim Essen sitzen wir uns schweigend gegenüber und können nur ahnen, was der andere gerade so denkt. Das ist schon spannend, weil ich praktisch keinen der ca. 20 Teilnehmer kenne und mir bei jeder Person irgendwie ausmale, was das wohl für eine Person ist, was sie so macht, warum sie wohl da ist ... Aber diese Fragen bekomme ich bis Donnerstagmittag, bis zum »Schweigenbrechen«, nicht geklärt. Denn es herrscht Stille, praktisch im ganzen Haus. Nichts soll die Ruhe stören. Nur morgens gibt es eine gemeinsame Lobpreiszeit und eine Kurzbotschaft durch die Mitarbeiter und das Angebot zum Einzelgespräch. Sonst fällt kein Wort! Nur mit Gott sollen wir reden bzw. ihn zu uns reden lassen.

Jeder ist in seiner eigenen Welt, bei sich selbst, ungestört. Das ist für mich am Anfang etwas verstörend, ungewohnt. Denn ich teile mich gerne mit, vor allem, wenn ich etwas Besonderes erlebt oder gelernt habe. Aber das muss warten. Ich muss diese Stille erst einmal annehmen, lernen, damit umzugehen, mich in das Ungewohnte hineinspüren.

Es ist irgendwie cool, dass man nichts sagen muss, dass man nicht krampfhaft mit wildfremden Menschen ein Gespräch anfangen muss. Aber anfangs ist diese absolute Stille doch etwas befremdlich.

Ich schreibe zu Beginn in mein Tagebuch:

»Ich habe den Eindruck, dass ich in letzter Zeit viel mit Menschen über meine Situation geredet habe u. auch viel (Gutes) von Menschen gehört habe (Gott hat mir durch sie viel gesagt). Nun will ich die Zeit haben, nur mal auf Gott zu hören, zu hören, ob er mir etwas zu sagen hat, ganz direkt, ganz konkret, unmittelbar. Das ist für mich in keiner Weise verfügbar, aber ich bin für Gottes Reden ganz offen. Vater, bitte rede Du. Amen.«[45]

Gott spricht vor allem die Themen »zwischenmenschliche Konflikte«, »Vergebung« und »Verletzungen« an. Puh! Ich spüre, dass es da bei mir ans »Eingemachte« geht. Ich bete am 8.11.:

»Vater, ich weiß nicht genau, wie ich das mit dem Konflikt mit V. weiter anpacken soll. Ich weiß nicht, wie weit ich da vergeben habe u. überhaupt vergeben kann. Ich weiß auch nicht, wie weit meine Verletzungen schon geheilt sind, wie viel Heilung noch nötig, überhaupt möglich ist. Vater, nach allem will ich V. von Herzen vergeben u. will so heil werden, wie ich eben heil werden kann. Bitte leite mich dabei. Amen.«[46]

Im Buch »Das Haus Gottes« von Max Lucado lese ich dazu:

»Der Umgang mit Schuld ist die Kernfrage Ihrer Lebensfreude. Schuld steht auch im Mittelpunkt des Gebets des

45 Tagebucheintrag 7.11.2010.
46 Tagebucheintrag 8.11.2010.

Herrn.«[47]

Ja, so ist es. In der Mitte des »Vater Unsers« steht:

»... und vergib uns unsere Schuld wie auch wir vergeben unseren Schuldigern.« (Matthäus 6,12)

Das habe ich schon oft gebetet, diesen Teil aus dem »Vater Unser« kenne ich in- und auswendig, darüber habe ich schon manche Predigt gehört und auch schon selber darüber gepredigt. So ein Gebet rutscht einem leicht über die Lippen. Aber wie sieht es in der Realität aus? Wörtlich steht da sogar *»... und vergib uns unsere Schuld, wie auch wir unseren Schuldigern bereits vergeben haben.«* Was für eine Herausforderung!

Ich spüre, dass die Schuld und das Fehlverhalten von V. tiefe Wunden bei mir geschlagen haben, die noch nicht verheilt sind und bis heute Schmerzen verursachen. Wie soll ich nur damit umgehen?

»Die Frage ist nicht das Vorhandensein des Schmerzes, sondern die Behandlung des Schmerzes. Was werden Sie mit Ihren Schulden tun?«[48]

»Werde ich sie abrechnen oder sie erlassen?«[49]

47 Max Lucado, Das Haus Gottes: Im Vaterunser eine Heimat finden, SCM Verlag, Witten, 2010, S. 98.
48 Ebd. S. 98.
49 Ebd. S. 98.

»Schulden begleichen ist ein einsames Geschäft. Und es ist auch ein ungesundes Geschäft. Sie zahlen auch körperlich einen hohen Preis.«[50]

Ich entscheide mich, dass ich kein »Kopfgeldjäger« mehr sein will, der bei anderen seine Schulden eintreibt. Ich will meinen Schuldigern ihre Schulden erlassen! Denn ich gewinne beim Schuldeneintreiben im Grunde nichts, sondern verliere dabei auch noch, vor allem meine Gesundheit. Das ist kein gutes Geschäft. Als »alter« Bankkaufmann leuchtet mir das voll ein!
Aber, wie mache ich das, Schulden erlassen? Ich will es gerne tun, aber wie gelingt mir das wirklich, nachhaltig? Wie werde ich heil?

Beim Frühstück sitze ich ganz still beim Essen, als mir plötzlich zwei Kerzen auf einer Anrichte auffallen.

»Vater, die beiden Kerzen stehen nebeneinander, beide brennen u. beide erfüllen ihre Funktion. Ebenso ist es bei V. und mir: Wir beide sind von Gott gewollt, geschaffen, geliebt; wir haben beide eine klare Existenzberechtigung u. einen Auftrag von Dir für Japan. Und das ganz unabhängig von den Verletzungen, die wir uns gegenseitig zugefügt haben. Das ist ein anderes Kapitel! …«[51]

Ich spreche mit einem Mitarbeiter über meine Fragen, über

50 Ebd. S. 99.
51 Tagebucheintrag 8.11.2010.

meine Not, über Schuld, Verletzung, Schmerzen, Heilung. Er meint zunächst dazu ganz schlicht, »einfach«:

> *»Gott loben, das ist unser Amt!«*[52]

Meine Reaktion darauf ist (so weit ich mich heute noch erinnern kann): *»Was soll das denn jetzt! Der kann gut reden! So einfach ist das nicht!«*

Weiter sagt der Mitarbeiter:

> *»Jörg, du brauchst einen klaren Blickwechsel. Weg von den Problemen, Verletzungen u. Schmerzen hin zu Gott, dem alles Lob gebührt, der dich liebt, dich schätzt, 100%ig auf deiner Seite steht, absolut ›Ja‹ sagt zu dir. Sein Zuspruch gilt, auch wenn deine Gefühle dagegenstehen, auch wenn Schmerzen dich plagen, Menschen dir auf den Geist gehen, du keinen Durchblick mehr hast. Gottes Größe, Macht, Majestät, Herrlichkeit, Gnade, Liebe, ... bleiben unangetastet durch deine Probleme, Nöte, Sorgen, Fragen, ...«*[53]

Dadurch erkenne ich, dass mir meine Nöte, Fragen, Schmerzen, ... den Blick auf Gott verstellen. Ich sehe nur noch das, was ich nicht habe, und nicht mehr das, was Gott mir schon alles geschenkt hat, was Gott mir an Verheißungen und Gutem täglich zusprechen möchte. Ich ge-

52 So heisst es in der letzten Zeile der Strophe 5 aus dem bekannten Kirchenlied »Nun jauchzt dem Herren, alle Welt« von David Denicke.
53 Tagebucheintrag 8.11.2010.

wichte die Dinge in meinem Leben nicht mehr richtig. Die Ordnung in meinem Leben, Gottes Ordnungen für mein Leben sind durcheinandergeraten.

Ich merke, dass ich neu lernen muss, mich neu da hineinzuspüren, hineinzufühlen, hineinzutasten, wie das ist, was das heißt, Gott zu loben, auch im Schmerz und bei Verletzungen. So ähnlich wie Paulus und Silas Gott im Gefängnis im Schmerz gelobt haben (vgl. Apg 16,19 ff; besonders V. 25). Das ist ihnen bestimmt nicht leichtgefallen, besonders am Anfang nicht. Ganz bestimmt nicht! Sie mussten sich sicherlich dazu durchringen. So geht es auch mir. Manchmal muss man sich regelrecht einen Stoß geben, sich zum Richtigen, Guten, Heilenden durchringen. Es fällt einem nicht in den Schoß, auch mir nicht.

Ich will hier Schritt für Schritt gehen, so schnell oder auch langsam wie meine Seele das kann und verträgt. Ich will wieder mehr und mehr Gottes Größe und Möglichkeiten in den Blick bekommen, neu Gott sehen und seine Liebe zu mir spüren, ihr, IHM Raum geben. D. h. weg vom Schmerz sehen, d. h. auch weg von mir selber sehen, weg von Menschen sehen und neu auf den Herrn der Welt sehen, der alle Macht in seinen Händen hält!

Ich will mich neu in Gottes Liebe hineinfühlen, hineinspüren, ja hineinflüchten; ich will Gott ganz bewusst neu in den Blick nehmen, ich will IHM neu danken und IHM lobsingen, will IHN rühmen und anbeten. Ganz so, wie es in dem Lied von David Denicke heisst:

»Dankt unserm Gott, lobsinget ihm,
rühmt seinen Namen mit lauter Stimm;

lobsingt und danket allesamt.
Gott loben, das ist unser Amt.«[54]

Wenn ich Gott bewusst so loben würde, würde ich erleben – so der Mitarbeiter abschließend –,

> *» (...) dass die Wirklichkeit Gottes mir näher als aller Schmerz, alle Verwundung ist, dass die Proportionen zurechtgerückt werden, dass Gottes Größe dominanter als alles Elend u. Schmerz ist. Gott loben ist immer angebracht, auch im Schmerz, denn seine Liebe, Macht und Größe haben sich nie verändert! Gott ist lobenswert, auch wenn meine Gefühle das noch nicht klar unterstreichen können. Auch verhaltenes Lob ist daher zunächst okay ...*
> *Jörg, lerne zudem, das Positive an V. zu sehen und danke Gott dafür. Und sage V. auch, wo du klar davon überzeugt bist, dass er etwas gut macht! Und wenn der Schmerz und die Verletzungen wieder hochkommen, bete für V., wünsche ihm all das Gute, das du dir selbst auch wünschst, und vielleicht noch mehr.«*[55]

Ich entschließe mich, das zu tun und an dieser Stelle noch mehr zu lernen![56]

---

54 Strophe 5 aus »Nun jauchzt dem Herren, alle Welt« von David Denicke.
55 Tagebucheintrag 8.11.2010.
56 Und lerne auch heute noch vieles an dieser Stelle. Der Weltenbummler Christopher Schacht, der auf seiner Weltreise auch einen kleinen Zwischenstop bei uns in Japan eingelegt und uns sehr beeindruckt hat, sagt in seinem Buch »Mit 50 Euro um die Welt« (adeo Verlag, Asslar, Kindle Edition, 1. Auflage Mai 2018, Po. 1337): »Ich hatte mich fest dazu entschieden, niemanden mehr etwas

Am nächsten Tag laufe ich durch die Dünen und habe mir bewusst gemacht, dass Jesus da ist und sogar in mir ist und mich liebt. Ich habe ihm dafür in besonderer Weise gedankt, ihm dafür Loblieder und Liebeslieder gesungen, immer mehr, von ganzem Herzen. Ich liebe es, Lieder zu singen, vor allem für Jesus. Das war eine richtig coole Zeit. Solche Zeiten wünsche ich mir noch viel mehr.

In den Dünen habe ich mit lauter Stimme ein Loblied nach dem anderen gesungen. Vor allem das Lied »What a Friend I've found (Friend Forever)« von der christlichen Rockband »Delirious?«:

Was habe ich nur für einen Freund gefunden
Der mir näher steht als mein Bruder
Ich spüre seine Berührung
Die stärker ist als die der Liebenden

Jesus, Jesus
Jesus, mein Freund für immer (Refrain)

Was habe ich nur für eine Hoffnung gefunden
Vertrauenswürdiger als eine Mutter
Es würde mir das Herz brechen
Wenn ich ihn verlieren würde

Jesus, Jesus
Jesus, mein Freund für immer (Refrain)

Böses zu wollen! Ausnahmslos!« Als ich das das erste Mal gelesen habe, dachte ich: »Dafür entscheide ich mich auch; so will ich auch leben!«

Ich liebe dich, Jesus
Oh, Jesus, oh Jesus
Jesus, mein Freund für immer (Refrain)[57]

Ich habe gesungen, gesungen, gesungen; ich habe gesungen, was meine Kehle hergab; ... und habe zugleich gebetet:

»Jesus. Ich liebe Dich! Amen!

Jesus, mehr brauche ich nicht! Ich brauche nur Dich!«[58]

So in der Stille vor Jesus kommen immer mehr Dinge und Erlebnisse aus der näheren Vergangenheit hoch. Situationen, in denen ich mich nicht wertgeschätzt gefühlt habe, in denen meine Arbeit im Jugendzentrum, in der Gemeinde I. und im japanischen Bund nur wenig bis keine Anerkennung bekommen hat. Vor allem die Sache mit Herrn K. hat mich verletzt, enttäuscht, verbittert. Ich habe ihn jahrelang auf seinem Weg hin zu Jesus und dann auf dem Weg mit Jesus begleitet, er aber hat das, er hat mich bei dem Zeugnis vor seiner Taufe in keinster Weise erwähnt und dafür einen anderen Mitarbeiter in den Vordergrund gehoben, der – nach meiner Meinung – gar nicht so viel mit seinem Glaubensweg zu tun hatte. Das fand ich echt unglaublich mies von ihm! Das hat mich echt traurig gemacht, ja regelrecht verwundet!

57 Delirious?, What a Friend I've found (Friend Forever); die Übersetzung des englischen Ortiginaltexts stammt vom Verfasser.
58 Tagebucheintrag 9.11.2010.

Ich spüre, dass sich Verbitterung in meiner Seele breitgemacht hat, mehr als ich dachte und mehr als mir lieb ist. Damit verbinden sich wahrlich keine positiven Emotionen, ganz und gar nicht. Es fühlt sich unangenehm an, fies, ekelig, einfach »bäh!«. Wenn ich könnte, würde ich dieses eklige Zeug gerne »ausspucken«, auf jeden Fall irgendwie loswerden, weil ich spüre, wie es meine Seele vergiftet.

Als mich dieses Thema sehr bewegt, fällt mir ein Buch von Bill Wilson mit dem Titel »Christentum im Fadenkreuz« in die Hände. Ein Kapitel zum Thema »Bitterkeit« fällt mir sofort ins Auge. »Das kann kein Zufall sein!«, denke ich.

Bill Wilson schreibt unter der Überschrift »Das Gefängnis der Bitterkeit vermeiden«, dass die biblischen Orte »Mara« und »Elim« nur ca. 10 km auseinander liegen würden. D. h. der Weg von dem »bitteren Wasser« Maras zu den »süßen Quellen« Elims wäre überhaupt nicht weit, sogar ganz überraschend nah!

Entscheidend für uns Christen sei es, dass wir, wenn wir schon »Mara«, dem Bitteren und Schweren, nicht ausweichen könnten, dort keine »Zelte aufschlagen«, sondern so bald wie möglich zum segensreichen, lebensspendenden Elim aufbrechen (vgl. 2. Mose 15, 22–27).[59]

Gott sagt da zu mir:

»Die Distanz zwischen Bitterkeit und Segen beträgt nur 10

59 Bill Wilson, Christentum im Fadenkreuz, Metro Ministries Deutschland, Dortmund, 2005, S. 89.

km. Daher reise weiter, Jörg! Lass dich durch Bitterkeit auf keinen Fall von deiner Vision mit dem Jugendzentrum abbringen! Auf keinen Fall! Gehe weiter! ...

Lass dich durch nichts und niemanden von diesem Ziel, von deiner Vision, von deiner Leidenschaft für die jungen Japaner abbringen. Und lass die Illusion fahren, dass die Menschen gut sind u. dir Gutes wollen; Neid, Zorn, Missgunst, Zank sind auch unter Christen ›normal‹, leider.«

Puh, das sind herausfordernde Worte, die viel Kraft und Dynamik haben, mich zu bewegen, »weiterzureisen«!

Wilson schreibt weiter:

»Der Einzige, dem ein Geist der Bitterkeit etwas antun kann, ist derjenige, der diesen Geist in sich beherbergt.«[60]

Das will ich nicht, nicht mehr! Daher entscheide ich mich, bete ich:

»Ich weigere mich in Jesu Namen, diesen Geist (weiter) zu beherbergen. Ich weigere mich, in Verbitterung zu leben. Ich lasse mich nicht im ›Mara-Hilton‹ nieder, ich ziehe weiter, zu den frischen, saftigen Quellen und Wiesen von Elim, da wo Gottes Segen in Strömen fließt. Ich erhebe mich über den Schutt und Scheiß, den andere anrichten, und gehe dahin, wo Gott mit

60 Ebd. S. 89.

seinem Segen und Fürsorge auf mich wartet: Auf IHN allein ist wirklich Verlass. Ohne Verbitterung im Gepäck kann ich richtig, neu kämpfen für Dein Reich, Vater, für die jungen Japaner, die Dich brauchen. Amen.«[61]

Während Gott so zu mir spricht und ich mit IHM, habe ich während des Mittagsgebets stark den Eindruck, dass Gott nochmal nachlegt und mir Folgendes sagt:

»Jörg, es geht weiter, es geht zurück nach Japan. Ich gebe dir neu ›grünes Licht‹. Mitte Februar ist ein guter Termin. Du wirst dort neu, dringend gebraucht!«

An dieser Stelle kam es mir so vor, als wenn sich ein Knoten gelöst und sich die Ampel Richtung Japan endlich von »rot« auf »grün« umgeschaltet hätte. Daher bete ich:

»Vater, wenn Du mich sendest, will ich gerne ohne Bitterkeit gehen. Amen.

P. S.: Ob Du mir wohl den neuen Auftrag für Japan nochmal auf eine andere Weise bestätigen könntest?

P. P. S.: Bin ich nun, neu auf dem Weg nach Elim, alleine schon dadurch von meiner Bitterkeit geheilt?«[62]

An diese besondere Erfahrung schließt sich nochmals ein

61 Tagebucheintrag 10.11.2010.
62 Ebd.

Gespräch mit meinem Seelsorger während der Schweigetage an.

Als ich ihm von meinen Erfahrungen mit der Bitterkeit erzähle, ermutigt er mich, dass ich Gott für das loben und danken sollte, was er im Leben von Herrn K., der mich so enttäuscht hat, gemacht hat. Meine Investition in Herrn K. habe sich doch voll und ganz gelohnt. Er und seine Frau seien doch Christen geworden und dienten Jesus. Er leite doch jetzt sogar das Bibelgespräch mit einem jungen Mann, der auf der Suche nach Jesus ist, und sei in die Gemeindeleitung gewählt worden. Das Ziel mit ihm wäre doch mehr als erreicht und die viele Investition hätte sich absolut gelohnt.

Dann meint mein Seelsorger, Gott spräche zu mir:

»Jörg, ich bin stolz auf dich. Du hast die Kraft und die Möglichkeiten, die ich dir gegeben habe, zu meiner vollsten Zufriedenheit eingesetzt.«[63]

Was für ermutigende, heilende Aussagen, Zusagen, von ganz »OBEN«, die mich da erreichen, mein Herz berühren und meine Wunden mehr und mehr heilen.

Aber Gott hat mir durch meinen Seelsorger noch mehr zu sagen.

»Anerkennung von Menschen ist eine brüchige Geschich-

63 Ebd.

te; manchmal bekommst du sie, oft nicht, oder keine echte, ehrliche Anerkennung. Suche daher alle Anerkennung bei Gott; höre regelmäßig das ›Ja‹, das er zu dir hat. Sage der Anerkennung von Menschen ab; baue auf keinen Fall dein Selbstwertgefühl darauf auf; ziehe daraus nicht deine Zufriedenheit oder du wirst scheitern und nur enttäuscht, bitter werden.

Deine Bitterkeit zeigt ein Leck, ein Defizit; Gott füllt dieses Loch noch nicht aus, du bist dir der Anerkennung Gottes noch nicht wirklich gewiss. Wir können uns die Anerkennung, die wir auf jeden Fall dringend brauchen, nicht selber geben; sie muss von außen kommen; sie muss von einem Gegenüber kommen, das alleine Gott für dich sein will. Verlagere nicht etwas auf Menschen, was nur Gott selbst dir geben kann ...

Jörg, du hast eine emotionale Lücke. Der Zuspruch Gottes kommt nicht genug bei dir an; er hat dich nicht mehr erreicht, weil du u. a. zu viel gearbeitet hast. Gottes ›Ja‹ zu dir nimmst du am tiefsten nur in Stillen Zeiten wahr. Du brauchst Stille Zeiten, um in Gott immer neu eintauchen zu können; Stille vor Gott ist etwas ganz Kostbares; unterbrich dein Tagesgeschehen immer wieder durch diese Stillen Zeiten, um die Seele vor Gott immer wieder ins Gleichgewicht zu bringen ...

Der Schlüssel zu einem mit Anerkennung erfüllten Leben ist die Stille vor Gott ...«[64]

64 Ebd.

Und Gott selbst fügt zu diesem langen Gespräch mit meinem Seelsorger hinzu (so habe ich es auf jeden Fall damals ganz stark empfunden):

> *»Jörg, du darfst ins Jugendzentrum zurückgehen; nicht weil du das willst oder weil Menschen es von dir wollen, sondern weil ich, der HERR Zebaoth, es von dir will. Das Mara soll zu deinem Elim werden, weil du mit einer neuen Motivation, unter einem neuen Vorzeichen in die gleiche Arbeit zurückgehen wirst; die Bitterkeit wird sich in Segen verwandeln, weil das Jugendzentrum von mir erfüllt sein wird, wo Menschen in der Stille mir begegnen; wo du mir in der Stille begegnest, wo ich dir Anerkennung im vollen Maße geben werde, so dass dein Leben vor Zufriedenheit und Kraft überfließen wird. Ich werde in der Stille all das ausfüllen, was dir fehlt, weil du es dir selber nicht geben kannst …«*[65]

Puh, das war ganz schön viel, was ich da in den Schweigetagen zu hören bekommen habe. Es ging wirklich ans »Eingemachte«, um mein Leben, es ging um mich. Manches hat mich überrascht, manches tat weh, aber noch viel mehr hat mir gutgetan, mich ermutigt, hat meinen Blick ganz stark auf Gott gelenkt, auf seinen Willen und seine Möglichkeiten. Und ich bin herausgefordert worden, wieder mit Mut nach vorne, wieder Richtung Japan zu gehen. Ich spüre, wie dafür mehr und mehr die nötige Kraft auch wieder da ist. Das macht mir erst recht Mut!

65 Ebd.

Und trotzdem bitte ich Jesus am Ende der Schweigetage nochmal:

»Jesus, nur wenn Du mir neu die Hand auf die Schulter legst und sagst: ›Jörg, geh wieder zurück nach Japan ins Jugendzentrum!‹, werde ich gehen. Sage mir das bitte noch einmal ganz klar. Amen.«[66]

Zusammenfassend zu den Schweigetagen schreibe ich eine Woche später:

»Gottes Reden zu mir ist in keiner Weise verfügbar, aber ich darf ihn darum bitten, darauf warten u. dann überrascht sein, wenn er redet, was er sagt, wie er es sagt. Und er hat zu mir geredet:

Er wünscht sich von mir, dass ich täglich immer wieder, spontan oder auch zu festen Zeiten, still werde vor ihm, ihn ansehe u. sein ›Ja‹ zu mir höre, annehme, mich dadurch erfüllen und verändern lasse. Das wird mir helfen, weg von mir selber u. auch weg von Menschen zu sehen, die wie ich fehlerhaft bleiben u. mir u. a. nicht die Anerkennung geben können, die ich brauche. Das kann nur Gott tun …«[67]

Und im Blick auf Japan wird mir konkret deutlich:

»Das Ergebnis der Schweigetage ist, dass wir wieder Rich-

66 Tagebucheintrag 13.11.2010.
67 Tagebucheintrag 20.11.2010.

tung Japan gehen sollen; Japan ist das Land, wo uns Gott weiterhin einsetzen möchte; wir sollen dabei den geistlichen Kampf aufnehmen und recht mit den Waffen Gottes kämpfen. Zudem sollen wir auf dem Weg weg von Mara (weg vom Bitteren) hin nach Elim bleiben (zum ›süßen‹ Segen Gottes) und lernen, bei den 12 Quellen und 70 Palmen, da wo Gott selbst ist, beständig unsere ›Zelte‹ aufzuschlagen. Auch sollen wir darauf achten, dass wir uns als Ehepaar eins bleiben.

Der klare Zeitplan Richtung Japan steht noch nicht fest. Ich wünsche mir nochmals eine Bestätigung von Gott, dass Mitte Februar der richtige Zeitpunkt ist …«[68]

WEGETAPPE 4. »HE KNOWS!« »ER VERSTEHT!«

»Alarm! Die Wikinger kommen!« Der hysterische Ruf hallt durch die Räume des irischen Klosters. Panik bricht aus, entsetzte Schreie: »Die Wikinger! Rette sich, wer kann!«

Eine wilde Horde mit glänzenden Schwertern und bedrohlichen Speeren rückt heran. Die Mönche beten. Aidan mac Cainnech geht den Wikingern entgegen. Er hat Erfahrung mit ihnen, den wilden Barbaren aus dem Norden. Er soll vermitteln, mit den Wilden verhandeln. Vielleicht kann er das Gröbste verhindern. Aber vielleicht bedeutet das auch sein Ende; das Ende seiner langen Odyssee, seiner Fragen, seiner Zweifel, Zweifel an Gott …?

68 Tagebucheintrag 20.11.2010.

Aidan erkennt die Wikinger sofort: Es ist Harald Bull-Roar, der König der Dänen und Schweden. Einer, der zunächst Aidens Herrscher und Besitzer war und später sein Gefährte geworden ist, in ihrer gemeinsamen Zeit in Byzanz und im Reich der Sarazener. Er kommt in Frieden! Unglaublich! Er bringt ein wertvolles Geschenk mit, eine kostbare Hülle für ein Buch, aus purem Silber. Für das Heilige Buch. Für die Bibel!

»Gebt uns einen Mönch, einen Priester. Wir wollen eine Kirche bauen in unserer Heimat! Wir wollen alle Christen werden! Wir brauchen dafür Hilfe! Wir brauchen Aidans Hilfe!«

»Meine Hilfe?!«, zweifelt Aidan, der sein Priesteramt »an den Nagel« gehängt hat, und noch viel schlimmer, auch seinen Glauben an Gott, weil er nicht mehr glauben kann, dass es einen Gott der Liebe gibt angesichts des Leides und der Ungerechtigkeit, die er selbst erlebt und erlitten hat.

»Doch, wir brauchen dich, Aidan! Komm, hilf uns!«, bedrängen ihn die Wikinger. »Denn du hast ihn uns gezeigt, den wahren Gott, Jesus. Aidan. Du hast uns doch selbst in den großen Nöten und Gefahren, die wir zusammen erlebt haben, immer wieder bezeugt, dass das Besondere am Glauben eines Christen sei: dass Christus mit uns leidet und uns dadurch zu sich zieht! Das glauben wir jetzt!«

Und Aidans Freund Gunnar betont in Rückschau auf »alte« Zeiten, in denen sie gemeinsam einem möglichen Tod in die Augen geblickt haben, dass er damals daran gedacht habe, dass auch Jesus Christus gestorben ist und daher wisse, wie es ist zu sterben.

Er habe sich dabei gefragt, ob Jesus ihn kennen würde,

wenn er nach dem Tod zu ihm kommen würde. Ob Jesus ihn willkommen heißen würde, wenn er mit seinem »Boot« nach einer langen leidensvollen (Lebens-)Reise zurückkommen würde. Würde er sich von seinem Thron erheben, an den »Strand« zu ihm ins Wasser laufen und ihn als Bruder in den Arm nehmen? »Ja das würde er!«, betont Gunnar freudestrahlend. »Und warum? Weil auch Jesus gelitten hat! Und er mich daher versteht! Aidan, er versteht mich und dich! Ist das nicht eine wunderbare Nachricht?«

Gunnar glaubt der guten Nachricht von Jesus, dem Gott, der mit uns leidet, und lässt sich als erster der Wikinger im nahen Fluss vom Abt des Klosters taufen, Aidan assistiert ihm dabei. Dann folgten der König der Dänen und Schweden, und all die anderen Wikinger: Alle wollen getauft werden! Was für eine atemberaubende Geschichte![69]

Und dann erreicht Gottes Stimme Aidans Herz neu, in einer Art Tagtraum durch die Worte seines Abts. Aidan muss sich da von Gott fragen lassen, was er denn erwartet hätte vom Leben als Christ und vom Glauben an Gott. Ob er denn wirklich erwartet hätte, dass ihn als Christ und Nachfolger Christi kein Unglück, keine Ungerechtigkeit, keine Not und kein Leid erreichen könnte? Dass Jesus in seiner Allmacht ihn vor alledem beschützen und bewahren würde? Dass er zwar in einer sündigen, bösen Welt leben würde, aber er von der Sünde und dem Bösen nicht berührt werden würde und nicht daran leiden müsste?[70]

69 Stephen R. Lawhead, Byzantium, S. 852 ff.
70 Ebd. S. 865 ff.

»Fool!«, »Narr!«[71], muss Gott da Aidan sagen. »Selbst Jesus musste doch so viel von dem erleiden, was du erlitten hast. Und mehr! Siehst du das denn nicht? Er, der Gott ist, wurde Mensch, hat alles durchgemacht, was Menschen durchleiden müssen, und noch schlimmer! Das ist ein echtes Geheimnis! Aber er hat all die Leiden und Nöte durchlitten, damit am Ende der Tage keiner sagen kann, er wäre ein ungerechter Gott und Richter, er würde die Ungerechtigkeit, die Not und das Leid der Menschen nicht verstehen.«

»He knows, Aidan, he knows!« »Er versteht, Aidan, er versteht!«[72]

Das ist der Schlüssel für Aidan, Gott neu sein Vertrauen zu schenken und neu sein Priesteramt anzunehmen und aufzunehmen. So beschließt er, den Hilferufen der Wikinger zu folgen und als Missionar mit ihnen in ihre Heimat zurückzukehren. Und nach den Aussagen von Autor Stephen R. Lawhead wird Aidan mac Cainnech in Dänemark und Schweden schließlich zum Bischof der neu gegründeten Kirche ernannt und verkündigt viele Jahrzehnte das Evangelium von Jesus Christus, von dem mitleidenden Gott, der versteht.[73]

»He knows!« »Er versteht!«

71 Ebd. S. 867.
72 Ebd. S. 868.
73 Ebd. Epilogue S. 869 f.

Diese Worte haben mich beim Lesen unglaublich bewegt, regelrecht »umgehauen«. Ich kann es kaum in Worte fassen, welche Gefühle sie bei mir ausgelöst haben! Ich dachte: »Das ist echt der Hammer! Gott versteht mich, allumfassend, wirklich! Er versteht das ganze Durcheinander mit dem Burnout! Diese ganze Krise! Und er gebraucht das Ganze! Wie bei Aiden und den Wikingern!«

Und Jesus hat mir persönlich zugeflüstert: »Jörg, ich verstehe dich! Du verstehst nicht alles, aber ich verstehe es. Ich verstehe dich. Vertraue mir neu!« Und ich habe sein Flüstern gehört und seiner Stimme neu vertraut!

»Jesus versteht!«

Zunächst hatte ich mich mitten in meinem Burnout von den Worten Aidans verstanden gefühlt, als er am Ende seiner langen Odyssee über Gott sagt: »Das sind doch alles Lügen! Alles Lug und Trug! Wie kann einer nur ein einziges Wort von dem glauben, was die Bibel über Gott sagt!«[74] Dann aber hat Jesus mich und mein Herz mehr und mehr neu erreicht, als er mir beim Lesen des Romans zugeflüstert hat: »Jörg, I know!« »Jörg, ich verstehe dich!« Diese Aussage hat mich sehr bewegt und mich sehr ermutigt, mich neu in den Dienst des Gottes zu stellen, der mich versteht. Und diese Stimme, die mir so viel Hoffnung vermittelt, bewegt mich, auch heute noch! Sie ist ein Teil meines Schatzes geworden. Dadurch habe ich neue Hoffnung gewonnen, die

74 Ebd. S. 850; vgl. dazu auch meine Aussagen weiter oben unter »2 Im Strudel des Burnouts« bei »Wegetappe 2 Odyssee ohne Ende«.

mich seither bestimmt und bis heute trägt und die ich anderen weitergeben möchte.

KAPITEL 5 »GO!«

Die fünf Schweigetage haben mich, haben uns als Ehepaar echt ermutigt. Gott hat mir und auch meiner Frau klargemacht, dass er uns wieder in Japan gebrauchen möchte. Die Frage ist daher nun nicht mehr, »ob« es wieder losgehen soll, sondern vielmehr, »wann« es wieder Richtung Japan geht.

5.1 VON »ROT« AUF »GRÜN«!

Am 20.11.2010 schreibe ich in mein Tagebuch:

> *»Die Ampel Richtung Japan steht noch nicht auf Grün; sie steht auch nicht mehr auf Rot; sie steht irgendwo dazwischen, auf Gelb! Es wird losgehen, in absehbarer Zeit, aber ich weiß noch nicht wann. Dieses ›Wann‹ steht allein in Gottes Hand. Und an dieser Hand will ich Schritt für Schritt weitergehen …«*

Aber wie sollen diese Schritte aussehen? Welche nächsten Schritte soll ich konkret gehen? Wie weit werden mich wohl da meine »Füße« tragen, wie weit werde ich kommen? Wie belastbar bin ich wohl schon, wenn ich unter Druck gerate? Wie würde ein richtiger »Stresstest« ausfallen?

Mein Freund U. K. hat mir ja, wie ich bereits weiter oben gesagt habe, den guten Rat gegeben, zu prüfen, ob ich mein Leben und meinen Dienst hier in Deutschland denn schon wieder einigermaßen normal bewältigen könne – auch wenn es vielleicht weniger sei als früher. Wenn ich diese Frage mit »Ja« beantworten könnte, wenn meine Kräfte hier in Deutschland wieder stabil wären, könnte ich auch für Japan erwarten, dass es wieder zumindest einigermaßen gehen könnte. Wären sie aber hier in Deutschland schon nicht ausreichend, wie sollten sie dann für Japan, wo alles noch viel anstrengender und stressiger ist, ausreichen?

Ja, das ist eine gute Frage! Wie viel geht wohl schon wieder? Wie belastbar bin ich? Wie finde ich das heraus?

Mein Psychiater meint Ende November zu der Frage, ob ich die Rückkehr nach Japan wohl schaffen könnte, dass ich mir nicht so steile Alternativ-Fragen stellen sollte: »Geht es oder geht es nicht?«, »Schaffe ich es oder schaffe ich es nicht?« Ich sollte mich vielmehr fragen, wie mir ein Missionsdienst in Japan und da meine Mitarbeit im Jugendzentrum gelingen könnte trotz mancher kräftemäßiger und gesundheitlicher Einschränkungen, was z. B. emotionale Konstanz, die Konzentrationsfähigkeit, die allgemeine Leistungsfähigkeit, ... beträfe. Wie könnte es mir gelingen, die Arbeit so zu organisieren und zu gestalten, dass ich damit leben könnte und meine Mitarbeiter im Jugendzentrum auch? Es gäbe nicht nur Schwarz oder Weiß, 0 oder 100 % Leistungsfähigkeit; es gäbe auch was dazwischen.

Dann hat er mich ermutigt, für Anfang des neuen Jahres klar wieder in Richtung Japan zu planen und in diese Richtung konkrete Schritte zu gehen.

Und ein anderer guter Bekannter meinte ermutigend, (fast) prophetisch:

»Wenn es denn im Februar losgehen soll, dann geht festen Schrittes darauf zu.«[75]

Und ich bemerke dazu in meinem Tagebuch:

»Und wenn ich in den letzten Tagen so in mich hineinhorche, habe ich immer mehr den Eindruck, dass ich ›Go!‹ höre, dass bald die Ampel von ›Gelb‹ auf ›Grün‹ schaltet. Diese Stimme war bisher nicht so klar da … «[76]

»Was mich auch ermutigt, ist, dass ich letzte Woche 46,5 h arbeiten konnte, ohne dass ich emotional u. kräftemäßig völlig erschöpft war. Ich spürte zwar am Samstagabend im Jugendkreis A., dass ich kräftemäßig an der Grenze war (sind ja auch erst um 0.45 Uhr zuhause gewesen), aber ich habe einen gewissen Spielraum/Reserve behalten (…) Insgesamt bin ich sehr ermutigt u. bin gespannt, wie es diese Woche kräftemäßig geht u. ob sich der Aufwärtstrend bestätigt, ob Gott ›Go!‹ Richtung Japan in absehbarer Zeit (Februar?) bestätigt.«[77]

Anfang Dezember ermutigt mich mein Psychiater ein wei-

75 Tagebucheintrag 25.11.2010.
76 Tagebucheintrag 29.11.2010.
77 Ebd.

teres Mal, *»... mutig die baldige Rückkehr nach Japan anzupeilen.«* Dabei wäre es entscheidend, abzusprechen und zu klären, welcher Verantwortungsumfang mich bei meiner Rückkehr erwarten würde. Das würde mir helfen, nicht mehr auf meine Schulter zu laden, als ich tragen müsste.

Zudem wäre es sicherlich hilfreich zu entscheiden, erst einmal für einen weiteren Term von drei bis vier Jahren nach Japan zurückzugehen. Es sei besser, für einen abgegrenzten Zeitraum zu planen, um danach noch einmal die Chance zu haben, zu überprüfen, ob weiterhin Japan als Einsatzort dran sei oder ob es an der Zeit sei, nach Deutschland zurückzukehren.

Ganz ehrlich habe ich dann mit ihm auch darüber gesprochen, dass ich mir wünschen würde, dass ich noch eine »Schippe« mehr Energie, Frische und Belastbarkeit hätte. Mein Arzt meinte dazu, dass er mir alle Kraft der Welt wünschen würde, aber es letztlich bei dem bleiben würde, was auch der Apostel Paulus schmerzlich erleben und erleiden musste, nämlich dass »sich Gottes Kraft in den Schwachen mächtig erweist.« (vgl. 2. Korinther 12, 9). Unsere menschliche Kraft sei und bleibe begrenzt, so dass wir zu jeder Zeit auf Gottes Kraft angewiesen seien. Damit wir nicht einst einmal sagen: »Ich habe es geschafft!«, sondern bekennen müssten: »Der HERR alleine hat es getan!«[78]

In dem Buch »Echt und Stark« von Thomas Härry lese ich Mitte Dezember:

78 Tagebucheintrag 8.12.2010.

»Wenn es darum geht, dass Sie sich auf den Weg der persönlichen und geistlichen Veränderung begeben, zählt nicht das Tempo, sondern die Konstanz.«

»Was Qualität hat, reift in der Regel langsam heran.«[79]

Ja, in den letzten Monaten musste ich neben Gesundungsprozessen gleichzeitig manche Reifungsprozesse durchmachen. Viel Geduld auf meiner Seite und auch auf der Seite anderer war dafür erforderlich. Ich kam mir vor wie eine Schnecke, die kaum vom Fleck kommt. Aber trotz »Schneckentempo« bin ich irgendwie weitergekommen, auch wenn die Fortschritte oft kaum sichtbar waren. Ich bin nicht mehr der Gleiche wie am Anfang meines Burnouts. Ich bin gewachsen als Mensch, gereift, einfach weitergekommen.

Am 16.12. steht folgendes Gedicht in den Losungen:

»Heiland, deine größten Dinge / beginnest du still und geringe.
Was sind wir Armen, Herr, vor dir?

Aber du wirst für uns streiten / und uns mit deinen Augen leiten,
auf deine Kraft vertrauen wir.

79 Thomas Härry, Echt und Stark, S. 290.

Dein Senfkorn, arm und klein, wächst ohne großen Schein / doch zum Baume,
weil du, Herr Christ, sein Hüter bist, dem es von Gott vertrauet ist.«
(Albert Knapp)[80]

Ich bete daher:

»Vater, wenn Du eine Tür öffnest, kann sie keiner zuschließen. Die Tür Richtung Japan ist bereits einen Spalt geöffnet; mache sie bitte ganz weit auf für mich und hilf mir, mit Kraft und Mut an Deiner Hand hindurchzugehen. Amen.«[81]

Mein Psychiater meint am 21.12. zu mir, dass ich in letzter Zeit viel durchgemacht habe und dabei von *»Schwäche zu Stärke«* durchgedrungen sei. Und ich würde durch Gottes Kraft immer stärker werden.

In ganz ähnlicher Weise stellt mein langjähriger Mentor W. W. fest, *»dass ich nun die Früchte von der Saat ernte, die ich gesät habe.«*

Und ich merke bei mir selber, dass ich nach der langen Zeit des Burnouts nicht zu »alter Stärke« zurückgekehrt bin, son-

80 Evangelische Bruder-Unität – Herrnhuter Brüdergemeine (Herausgeber), Die Losungen 2010, 280. Ausgabe, Friedrich Reinhardt Verlag, Lörrach/Basel, 2010, 16.12.2010.
81 Tagebucheintrag 16.12.2010.

dern zu einer »neuen Stärke«, die nur wenig von mir selbst stammt, sondern vor allem von Gott kommt. Es ist wieder vieles möglich, das mir noch vor einigen Monaten unmöglich schien. Ich habe einfach wieder mehr Zutrauen zu mir selbst und noch mehr Vertrauen in meinen allmächtigen Vater im Himmel.

Nach dem Gespräch mit meinem Mentor schreibe ich in mein Tagebuch:

> *»Es wird Zeit, nach Japan zurückzukehren. Die Entscheidung dazu ist mehr und mehr reif geworden! Was für eine gute Entwicklung, was für eine tiefe, gesunde Reifung und was für eine gesunde Frucht! Vater, so will ich mit Zuversicht gehen, auch wenn manches Zagen und Fragen bleibt. In Deinem Namen. Amen.«*[82]

5.2 ES GEHT WIRKLICH WIEDER LOS!

Die Zeit ist reif, klare Entscheidungen für die nähere Zukunft zu treffen. Nach dem vielen Hin und Her haben wir nun endlich ein klares »Ja« dafür, neu nach Japan auszureisen. Das haben wir so auch unserem Chef in einem Gespräch am 22.12. gesagt.

In dem Gespräch legen wir endgültig fest, dass es im Februar 2011 wieder losgehen soll. Der Flug wird ge-

82 Tagebucheintrag 21.12.2010.

bucht. Unser Abschiedsgottesdienst in einer unserer Patengemeinden wird für den 10.1. festgesetzt. Am 3.2. haben wir noch ein abschließendes Gespräch mit dem Vorstand unserer Missionsgesellschaft ...

Ich schreibe dazu:

> *»Wenn die Zeit für die Entscheidung reif geworden ist, tut es gut und es entlastet, eine klare, eindeutige Entscheidung zu treffen. Daher fühle ich mich gut, entlastet mit einem leichten Gefühl von ›Jetzt kann es endlich losgehen‹ (...)*
>
> *Gott kann aus meinen heutigen, eingeschränkten Kräften mehr machen in seiner Souveränität als ich selbst aus meinen früher mehr vorhandenen Kräften. Darauf vertraue ich!«*[83]

Danach vergehen Weihnachten und Neujahr sehr schnell. Nach knapp eineinhalb Jahren in Deutschland müssen so manche Absprachen und Vorbereitungen in Deutschland und auch in Japan getroffen werden, bevor wir dann wirklich den Flieger besteigen können.

Wichtig ist dann auch das Gespräch mit dem Vorstand und mit dem Verwaltungsgremium unserer Missionsgesellschaft Anfang Februar. Hier kann ich, können wir als Ehepaar so einiges berichten von dem, wie es mir/uns während meines Burnouts so ergangen ist und was ich, was wir in dieser

83 Tagebucheintrag 21.12.2010.

Zeit so alles gelernt haben. Dabei können wir ansprechen, dass wir uns in unserem Missionswerk ein »Member-Care Kompetenzteam« wünschen, damit die Ausbildung der Missionarinnen und Missionare vor Ort in den einzelnen Ländern in puncto Seelsorge und Betreuung der Mitmissionare verstärkt wird und zudem die Missionare im Heimataufenthalt kompetenter begleitet und betreut werden. So könnte erreicht werden, dass klarer ist, wo der einzelne Missionar mit tiefergehenden Problemen hingehen könne und wo kompetente Hilfe zu finden sei.

Und eine besonders gute Erfahrung vor dem Abflug ist dann noch ein Jugendabend am 4.2. in der Gemeinde F., wo ich zum ersten Mal während des langen Aufenthalts in Deutschland wieder vor einer größeren Zuhörerschaft eine Kurzbotschaft geben und zudem auch mit Dorothea zusammen die Arbeit des Jugendzentrums vorstellen kann. Die Resonanz auf meine Botschaft »Nimm Platz auf dem Schoss Gottes« ist ziemlich stark. Das überrascht mich. Gott hat mich gebraucht. Das habe ich gespürt. Echt supergut!

Mein Psychiater gibt mir in einem letzten Gespräch noch Folgendes mit auf den Weg:

»Ihre Missionsgesellschaft ist Ihr Arbeitgeber, aber Gott ist Ihr Auftraggeber.«[84]

Am Tag vor dem Abflug wird mir noch mal so richtig die

84 Tagebucheintrag 7.2.2011.

ermutigende Tatsache bewusst, dass ich ab sofort nicht mehr mit Dorothea alleinverantwortlich für die Arbeit im Jugendzentrum bin, sondern dass vor Ort ja schon fünf deutsche und auch mehrere japanische Mitarbeitende sind, mit denen ich nun in einem internationalen Team zusammenarbeiten darf. D. h. die Verantwortung und die Aufgaben werden viel mehr als früher verteilt sein, was mich als Leiter stark entlastet und gelassener macht im Hinblick auf die Aufgaben, die vor mir liegen.

Am 17.2. heißt es, endgültig Abschied zu nehmen. Es sind alle nötigen Absprachen getroffen, die letzten Mitbringsel gekauft und alle Koffer gepackt. Freunde bringen uns zum Flughafen. Ich schreibe bei Facebook:

> *»17.2. Heute geht es los Richtung Japan! Endlich! Hoffentlich bekommen wir gute Plätze im Flieger! Danke fürs Mitbeten ...*
>
> *18.2. Danke für alle Grüße und lieben Wünsche. Wir sind gut in Nagoya angekommen. Wir wurden herzlich am Flughafen von lieben Freunden empfangen. Sitzen gerade in unserer vorübergehenden Bleibe im Jugendzentrum und haben es uns schon ein bisschen eingerichtet. Nun werden wir uns in den nächsten Tagen auf Wohnungssuche machen.«*[85]

85 Facebook-Eintrag des Verfassers, 17.2./18.2.2011.

5.3 ENDLICH WIEDER ZURÜCK!

Ja, endlich! Endlich wieder in Japan! Mitmissionarinnen und -missionare und andere Freunde holen uns am Flughafen ab. Hier hat sich nicht viel verändert. Es ist wärmer als in Deutschland. Manch eine Pflanze blüht schon. Ein anderer Geruch liegt in der Luft. Als Erstes gehen wir Sushi essen. Einfach superlecker!

Und es ist mehr los, mehr Menschen. Auf den Ämtern, in den Supermärkten, auf den Straßen. Wir sind halt zurück in Japan!

Wir haben alle unsere Sachen im Gästezimmer des Jugendzentrums untergebracht. Und wir selber finden zwischen den Koffern auch noch einen Platz, wo wir nachts unsere Futonmatten ausbreiten können. Aber auf längere Sicht können wir so nicht leben.

Deshalb suchen wir eine Wohnung und werden bald in der Nachbarschaft des Jugendzentrums fündig. Sie ist perfekt, kompakt, mit (super-)kleinem Garten (für Dorothea) und auf zwei Stockwerke verteilt, damit jeder von uns »sein Reich« hat (sehr wichtig für mich). Wir empfinden sie als ein Geschenk von Gott:

»Gottes Geschichte spielt sich immer auch in unserer menschlichen Geschichte ab, in unserem menschlichen Alltag, sie greift da hinein, hat mit mir zu tun, umfasst alle Bereiche meines Lebens.
Das habe ich auch gestern bei der Anmietung der Wohnung gemerkt. Wir haben eine schöne Wohnung (mit Mini-Garten) gefunden (ganz in der Nähe vom Jugendzentrum), u.

dann ging es ganz schnell. Der Preis wurde runtergehandelt, aus einem Parkplatz wurden letztlich 5 Parkplätze; in ein paar Tagen können wir einziehen ...

Vater, danke dafür. Danke auch, dass die Vermieter sehr nett sind. Amen.«[86]

Trotzdem erlebe ich die erste Zeit zurück in Japan auch mit sehr gemischten Gefühlen.

»Wo stehe ich wohl im Moment?

Ich weiß im Moment nicht so recht, wie ich alles gleichzeitig bewältigen soll:
Umzug, Ankommen in Japan, Arbeit im Jugendzentrum, Hochzeit von S., Gemeinde I., persönliche Bedürfnisse, Überwinden vom ›Jetlag‹, Mitarbeiterführung, (...)

In dieser aktuellen Lebenssituation stehe ich; die will/muss ich bearbeiten. In der Skala von 1–10 stehe ich bei 4–6. Ich fühle mich uneindeutig, mal besser, mal schlechter. Insgesamt gesehen ist mir das Ganze zu viel ...«[87]

Mir begegnet viel Altes und auch viel Neues. Das Alte ist teils auch mit vielen schmerzlichen Gefühlen verbunden, denn hier, hier in dieser Arbeit hat ja vor eineinhalb Jahren mein Burnout angefangen. Auch wenn sich manches

86 Tagebucheintrag 21.2.2011.
87 Tagebucheintrag 21.2.2011.

weiterentwickelt hat, die Erinnerungen bleiben. Auch das Vergleichen, wie es früher war und wie es jetzt ist, was die Arbeit betrifft und mich selbst, beschäftigt mich neu.

»An das ›Alte‹ denken, dafür dankbar sein u. Gott loben, ist sicherlich okay u. gut. Es ist aber nicht gut, nur im ›Alten‹ zu leben, die gute ›alte‹ Zeit zu beschwören, sich daran festzuklammern; das ›Alte‹ ist vorbei, Gott will etwas ganz Neues tun! ER schafft etwas ›Neues‹, er wirkt auf eine neue Art u. Weise; er ist nicht gebunden an Altes:
›Siehe, ich mache alles neu!‹ (vgl. Jesaja. 43,12–21; Offenbarung 21,5; Jesaja 65,17)

Vater, wenn Du etwas ›Neues‹ schaffst, stellt das das ›Alte‹ völlig in den Schatten; kein Mensch denkt dann mehr an das ›Alte‹ zurück, weil die Erinnerung im Erstrahlen des Neuen total verblasst.

Vater, Du tust auch in meinem Leben etwas absolut Neues; eine neue Zeitrechnung für meine Arbeit hier im Jugendzentrum beginnt; Du stehst an meiner Seite; ich bleibe an Deiner Seite u. gehe unter Deiner Führung voran. Die Zukunft, die vor mir liegt, ist neu, frisch, cool, aufregend, spannend, von Deinem Segen erfüllt. Amen.«[88]

Anfang März können wir dann in die neue Wohnung einziehen. Mehr und mehr holt mich bereits wieder der japa-

88 Tagebucheintrag 28.2.2011.

nische Arbeitsalltag mit vielen Terminen ein: Termine im Jugendzentrum, Termine in der Gemeinde I., Termine im japanischen Bund, ... Alle wollen was von mir, denn ich war lange weg. Vieles ist daher liegen geblieben und soll jetzt möglichst schnell »vom Tisch«. Puh!

»Ich will mir Zeit nehmen für Menschen; Menschen sind viel wichtiger als Veranstaltungen, Sitzungen, ...

Vater, bewahre mich davor, dass ich vor lauter Terminen die Menschen um mich herum nicht mehr sehe, wahrnehme, auf ihre Nöte nicht mehr eingehe.

Vater, versorge auch mich bitte mit meinen Nöten. Amen.«[89]

Vor allem im Jugendzentrum sind viele wichtige Gespräche mit den deutschen und japanischen Mitarbeitenden nötig. Es ist wichtig für uns zu wissen, wie es in den letzten Monaten war, und wir müssen entscheiden, wo wir in der nächsten Zeit hinwollen. Was will Gott von uns? Wie und wo will er das Jugendzentrum gebrauchen? Wer macht mit? Diese Fragen beschäftigen uns. Aber dann kommt plötzlich alles ganz, ganz anders ...

89 Tagebucheintrag 9.3.2011.

5.4 FUKUSHIMA

Am 11.03.2011 schreibe ich morgens in mein Tagebuch:

> *»... ›Ihr seid doch alle Brüder und Schwestern!‹ (Sacharja 7,10; GNB). Wie könnte es sein, dass ich mich nicht sorge, wenn es meinem Bruder nicht gutgeht? (...)*
>
> *Vater, gib, dass mein Herz voll Erbarmen, Güte, Liebe ... überfließt. Hilf' mir heute, gerecht u. gerade zu gehen zu Deiner Ehre, mir zum Guten und anderen zum Segen. Amen.«*[90]

Und dann bebt die Erde. Es ist früher Nachmittag, ich sitze gerade auf der Toilette, und auf einmal beginnt alles zu schwanken. Zuerst denke ich, dass mir irgendwie schwindlig ist, aber dann merke ich, dass alles um mich herum wackelt. Ich mache, dass ich von der Toilette und aus dem Haus komme. Draußen auf der Straße steht die ganze Nachbarschaft. Normalerweise gehen die Japaner bei den »normalen« Erdbeben, die es immer wieder gibt, kaum aus dem Haus. Aber diesmal sind alle draußen versammelt und schauen sich fragend an. Noch immer schwankt alles, die Oberleitungen bewegen sich hin und her ...

Nach einer gefühlten Ewigkeit ist das Erdbeben vorbei. Es herrscht gespenstische Ruhe, irgendwie wirkt alles unwirklich. Und uns ist allen klar, dass das wirklich ein außer-

90 Tagebucheintrag 11.3.2011.

gewöhnlich großes Beben gewesen ist. Daher eilen wir zum Fernseher, wo bereits auf allen Kanälen davon berichtet wird, dass im Norden Japans (immerhin ca. 500 Kilometer von uns entfernt) ein sehr schweres Erdbeben gewesen ist (Momenten-Magnitude 9,1 MW) und es eine ernst zu nehmende Tsunami-Warnung für die betroffene Küste gibt. Schließlich überschwemmen riesige Flutwellen von bis zu 40 Metern Auflaufhöhe und mit einer Geschwindigkeit von mehreren 100 Stundenkilometern 500 km^2 Küstengebiet. Und damit nicht genug: Auch das an der Küste gelegene Kernkraftwerk Fukushima Daiichi wird von einer 14 Meter hohen Flutwelle getroffen, wodurch es in den Reaktorblöcken 1, 2 und 4 zu Störungen im Kühlsystem kommt und letztlich zu einem atomaren Super-GAU mit radioaktivem Niederschlag, durch den große Landstriche verseucht werden (und teils bis heute sind) ...

Unglaublich! Das ganz große Erdbeben, das seit Jahren von vielen Wissenschaftlern vorausgesagt worden war, hat nicht die Mitte Japans zwischen Tokyo und Nagoya ereilt, sondern das Gebiet nördlich von Tokyo. Damit hat keiner gerechnet und die Folgen sind schwerwiegend: Knapp 20.000 Menschen sterben in den Fluten, tausende werden bis heute vermisst. 400.000 Gebäude sind vollständig oder teilweise eingestürzt, etwa eine halbe Million Menschen haben Hab und Gut verloren und müssen in Notunterkünften untergebracht werden. Die Infrastruktur in den besonders betroffenen Gebieten bricht zusammen, es kommt flächenmäßig zu Stromausfällen bzw. Strom wird rationiert, weil alle Kernkraftwerke in Japan abgeschaltet werden. Benzin wird knapp, ebenso Trinkwasser, Lebensmittel, Hygieneartikel,

Batterien, ... Ein Sperrgebiet um das Kernkraftwerk Fukushima Daiichi in einem Umkreis von 20 km wird ausgewiesen und viele 10.000 Menschen evakuiert. Insgesamt müssen innerhalb von einer Woche 164.000 Menschen umgesiedelt werden. Viele Ausländer versuchen panisch, das Land zu verlassen, und schlagen sich regelrecht um die Flugtickets ...[91]

Auch bei uns hier, wo wir wohnen, ist natürlich die landesweite Anspannung zu spüren, aber insgesamt ist alles verhältnismäßig ruhig, wir haben alles, was wir brauchen. Und trotzdem: Die Nachrichten aus dem japanischen Fernsehen sind besorgniserregend, aber die deutschen Nachrichten, die wir über das Internet bekommen, sind mehr als alarmierend: »Japan steht nach dem Super-GAU praktisch vor dem Untergang.« So oder so ähnlich kommt es bei uns an. Wir bekommen aus Deutschland von besorgten Freunden und Verwandten Anrufe: »Ihr müsst weg! Wir zahlen euch jeden Preis für ein Ticket!« Da fällt es schwer, einen kühlen Kopf zu bewahren. Teils kommt bei unseren deutschen Mitarbeitern Panik auf. Nichts wie weg!

Für den Abend des 11.3. ist im Jugendzentrum eine Pizza-Party geplant, zu der wir viele Freunde eingeladen haben. Manche Gäste sind gekommen. Aber ein großer Teil der Mitarbeiter ist überhaupt nicht bei der Sache, sitzt im Nebenraum und sieht mit großer Sorge die neusten Nachrichten an. Echt eine verständliche, aber zugleich bizzare Situation ...

Fragen über Fragen: »Wie geht es weiter? Kommt nach

91 Wikipedia, »Tōhoku-Erdbeben 2011«, https://de.wikipedia.org/wiki/T%C5%8Dhoku-Erdbeben_2011.

dieser riesigen Katastrophe noch eine viel größere nach? Sollen wir bleiben, oder müssen wir nach Deutschland zurück ... ? Was sollen wir nur tun?«

Ich fasse meine Gedanken und Gefühle im folgenden Gedicht zusammen:

ERDBEBEN

WAS TRÄGT,

wenn alles wankt
wenn die Erde bebt
wenn die Welt vergeht
wenn meine Seele es nicht mehr ertragen kann?

WAS HÄLT,

wenn alles fällt
wenn die Stützen stürzen
wenn aller Halt zerbricht
wenn ich nichts mehr festhalten kann?

WAS BLEIBT,

wenn nichts mehr zählt
wenn alles an Wert verliert
wenn alle alles und jeden verlieren
wenn ich nur noch mein nacktes Leben habe?

ICH TRAGE DICH!
ICH HALTE DICH!
ICH BLEIBE BEI DIR!
SPRICHT DER HERR, MEIN GOTT.

Ein Krisenstab wird bei unserer Missionsgesellschaft eingerichtet. Letztlich wird entschieden, dass alle Kurzzeitmissionare Japan verlassen müssen. Allen anderen Missionarinnen und Missionaren wird es freigestellt zu gehen oder zu bleiben. Wir entschließen uns mit den anderen Vollzeit-Japanmissionaren zusammen, erst einmal zu bleiben und die weiteren Entwicklungen abzuwarten.

Wir bleiben also vor Ort im Jugendzentrum, aber alle anderen deutschen Mitarbeitenden gehen. Von sieben deutschen Mitarbeitenden bleiben so noch zwei übrig, nämlich Dorothea und ich. Zusammen mit den ehrenamtlichen japanischen Mitarbeitenden bemühen wir uns darum, irgendein Konzept für die nächsten Tage und Wochen zu entwickeln. Das fällt echt schwer. Keiner weiß, wie es weitergehen soll ...

Hier endet der erste große Teil meines Buches mit dem Bericht über den langen, mühsamen Weg ins, im und aus dem Burnout heraus, der all die Ereignisse und Erlebnisse beschreibt, die ich in dieser Krisenzeit durchlebt habe.

Heute schreiben wir das Jahr 2021, meine Frau Dorothea und ich sind immer noch in Japan. Vieles ist seit März 2011 geschehen. Aus dem Jugendzentrum ist mittlerweile eine Gemeinde geworden, die vor allem junge Menschen für ein Leben mit Jesus begeistern möchte. Wie das alles kam und was Gott alles getan hat, darüber lohnt es sich sicherlich, mehr in einem neuen Buch zu schreiben. Mal sehen, wann das was wird.

Genug zu schreiben gäbe es auch über mein persönliches

Leben in den letzten Jahren: von vielen weiteren hellen und dunklen Zeiten, Licht und Schatten, Siegen und Niederlagen, Heilungen und Verletzungen. Ich bin immer noch ein »Burnoutler«. Ich stehe immer noch in der Gefahr, mich zu überfordern und die Balance zwischen Einsatz und Ruhe nicht zu finden, mein »Tun« für Gott wichtiger zu nehmen als mein »Sein« als SEIN geliebtes Kind.

Aber ich bin am Lernen und ich werde im zweiten Kapitel darstellen, was ich alles gelernt habe über das Burnout, über die Ursachen dafür und über Phasen dieser Lebenskrise.

TEIL II
BURNOUT – DEFINITION, URSACHEN UND PHASEN

Im ersten Teil dieses Buches habe ich detailliert meine Erfahrungen und Kämpfe mit dem Burnout und den langen Weg ins, im und aus dem Burnout heraus beschrieben. Mehr als eineinhalb Jahre mit extrem vielen Höhen und Tiefen, Aufs und Abs, Fortschritten und Rückschritten.

In diesem zweiten Teil kläre ich zunächst grundlegend, was eigentlich ein »Burnout« ist. Danach werde ich einige mögliche Ursachen und Auslöser für solch eine Lebenskrise vorstellen, um dann abschließend verschiedene Phasen in einem Burnoutprozess darzustellen, verbunden mit einigen konkreten Hilfen und Tipps zu ihrer Bewältigung.

Zum Thema »Burnout« gibt es viel Literatur. Ein wenig davon habe ich gelesen und dadurch manches, was sich bei mir abgespielt hat, besser verstanden. Ich bin selbst Betroffener, aber kein Experte im eigentlichen (medizinischen) Sinn. Deshalb halte ich mich auch möglichst kurz in dem Bereich, wo es um die medizinische Beschäftigung mit dem Thema geht. Was ich zu den eben genannten Fragestellungen gelesen habe, will ich nur kurz zusammenfassend einbauen. Den Schwerpunkt werde ich weiterhin auf meine eigenen Erfahrungen und Entdeckungen legen.

KAPITEL 6
DEFINITION

Ja, was ist das eigentlich, ein »Burnout«? Ab wann spricht man von einem »Burnout«? Was charakterisiert es?

Und heißt es eigentlich »das Burnout« oder »der Burnout«? Da war ich lange Zeit am Fragen, denn ich habe bei meiner Beschäftigung mit diesem Begriff beides gefunden und beides benutzt. Laut Duden kann man sowohl »das Burnout« als auch »der Burnout« sagen, mit der empfohlenen Schreibweise »Burn-out«, wobei auch »Burnout« als Alternative erlaubt ist. Dabei steht der Begriff seit 2009 erstmals im Rechtschreibduden (also noch gar nicht so lange!).[1]

Laut Duden gibt es drei Hauptbedeutungen:

»1. a. (Raumfahrt) Zeitpunkt, in dem das Triebwerk einer Rakete abgeschaltet wird und der antriebslose Flug beginnt

b. (Flugwesen) Flame-out

2. (Kernphysik) Durchbrennen von Brennstoffelementen bei Überhitzung

1 Duden, »Burn-out«, https://www.duden.de/rechtschreibung/Burn_out_Raumfahrt_Syndrom. Ich habe mich letztlich entschieden, in diesem Buch »das Burnout« zu sagen.

3. (Psychologie) Syndrom des Ausgebranntseins, der völligen psychischen und körperlichen Erschöpfung«[2]

Wenn ich in meinem Buch von »Burnout« spreche, meine ich natürlich die dritte Hauptbedeutung, die im Bereich der Medizin und Psychologie verwendet wird.

Dabei ist laut Wikipedia

»Burn-out oder Burnout, auch Burnout-Syndrom, (englisch burn out, ›ausbrennen‹) (...) ein Oberbegriff für Typen persönlicher Krisen, die mit eher unauffälligen Frühsymptomen beginnen und mit völliger Arbeitsunfähigkeit oder sogar Suizid enden können.«[3]

Laut dem Psychiater und Psychotherapeuten Dr. med. Martin Grabe und anderen seiner Kollegen gibt es den »Begriff Burnout für ein psychisches Syndrom« noch nicht so lange.[4] In gleicher Weise heißt es in einem Artikel bei Wikipedia zur Entwicklungsgeschichte des Begriffes »Burnout«:

»Als Entdeckungszusammenhang gelten die Beobachtungen von Herbert Freudenberger, die dieser im Laufe seiner ehrenamtlichen Tätigkeit in einer Free Clinic machte und 1974 unter dem Titel Staff Burn-Out veröffentlichte. Der Begriff

2 Duden, »Burn-out», https://www.duden.de/rechtschreibung/Burn_out_Raumfahrt_Syndrom#bedeutungen.

3 Wikipedia, »Burn-out«, https://de.wikipedia.org/wiki/Burn-out.

4 Dr. med. Martin Grabe, Zeitkrankheit Burnout, Francke-Buchhandlung, Marburg, 3. Auflage 2008, S. 9.

Burnout tauchte wiederholt in den 1970er Jahren in den Vereinigten Staaten in der Öffentlichkeit im Zusammenhang mit Pflegeberufen auf. Populär war er bereits 1960 durch den Roman von Graham Greene mit dem Titel A Burnt-Out Case geworden. Erste wissenschaftliche Artikel zu diesem Thema neben dem Aufsatz von Freudenberger erschienen ab 1976 bspw. von der Sozialpsychologin Christina Maslach (University of California, Berkeley). In diesen grundlegenden Arbeiten wird das Burnout-Syndrom als Reaktion auf chronische Stressoren im Beruf beschrieben.«[5]

Gemäß den Aussagen der Sozialpsychologin Christina Maslach hat das Burnout drei Dimensionen:

»1. eine überwältigende Erschöpfung (overwhelming exhaustion) durch fehlende emotionale und physische Ressourcen (Energien) als persönlicher Aspekt,

2. Gefühle des Zynismus und der Distanziertheit (detachment) von der beruflichen Aufgabe (Job) als zwischenmenschlicher Aspekt und

3. ein Gefühl der Wirkungslosigkeit (inefficacy – wegen mangelnder Ressourcen) und verminderter Leistungsfähigkeit als Aspekt der Selbstbewertung (Selbstbild; vgl. Selbstwirksamkeitserwartung).«[6]

5 Wikipedia, »Burn-out«, https://de.wikipedia.org/wiki/Burn-out.
6 Ebd.

»Es sollte aber noch lange dauern, bis sich Burnout als Bezeichnung für ein Syndrom durchsetzte. Und bis heute gibt es keine letzte, allgemeinverbindliche Definition.«[7]

Diese Aussagen von Christina Maslach nimmt Dr. Martin Grabe in seinem Buch »Zeitkrankheit Burnout« auf, das erstmals 2005 erschienen ist. Ob das allerdings der derzeitige Stand der Wissenschaft ist, weiß ich nicht.

Weiter führt Grabe aus, dass das Burnout »keine medizinische Diagnose« sei, auch »wenn ein Burnout-Syndrom in der Regel zu medizinisch benennbaren Erkrankungen hinführt. Am häufigsten sind das Depressionen, Angsterkrankungen und fast immer auch psychosomatische Symptome.«[8]

Laut dem Mediziner Dr. med. Thomas M. H. Bergner führen drei »wichtige Merkmale zur Diagnose Burnout: (...) emotionale Erschöpfung, Depersonalisierung und abnehmende Leistungsfähigkeit«. Dabei sei die »emotionale Erschöpfung« das »Kern- und Leitsymptom für Burnout«.[9] Dr. Grabe betont:

»›Burnout‹ im psychologischen Sinne ist eine Metapher, eine bildliche Umschreibung für einen bestimmten Zustand. Gemeint ist die Übersetzung ›Ausbrennen‹. Ganz grob gesagt tritt Burnout da ein, wo ein Mensch über lange Zeit zu viel

7 Dr. med. Martin Grabe, Zeitkrankheit Burnout, S. 9.
8 Ebd. S.9.
9 Dr. med. Thomas M. H. Bergner, Burnout-Prävention, Schattauer Verlag, Stuttgart, 3., unveränderter Nachdruck 2009, S. 8.

Energie abgibt bei ungenügendem Energienachschub.«[10]

Jeder, der ein Burnout erlebt, hat zunächst für irgendetwas oder irgendjemanden »gebrannt«. Nur irgendwann hat die »Energiebalance« nicht mehr gestimmt. Genau so war es bei mir. Ich habe ständig mehr Energie abgegeben, als ich empfangen habe, d. h. ich habe lange Zeit von meinen Reserven gelebt, bis sie dann schließlich komplett aufgebraucht waren und wirklich nichts (!) mehr ging. Ich war letztlich wie ein abgebrannter Feuerwerkskörper, der verglüht ist. Nur noch kalter Rauch blieb übrig.

Besonders bemerkenswert und wertvoll finde ich folgende Aussage von Dr. Bergner:

> *»Durch Burnout kann es zu Wachstum kommen – nicht trotz!«*[11]

Burnout könne man auch ganz positiv als einen »Freund«[12] verstehen, so Bergner. Diese Aussage mag manchem zunächst einmal merkwürdig erscheinen (so erging es mir, als ich das las), aber je mehr ich darüber nachgedacht habe, desto mehr konnte ich Bergner zustimmen: Hätte ich das Burnout nicht erlitten, dann gäbe es mich möglicherweise nicht mehr. Ich hätte vielleicht einen Herzinfarkt oder noch Schlimmeres bekommen. Das Burnout hat mich vor dem

10 Dr. med. Martin Grabe, Zeitkrankheit Burnout, S. 10.
11 Dr. med. Thomas M. H. Bergner, Burnout-Prävention, S. 4.
12 Ebd. S.4.

Schlimmstem bewahrt, weil es mich dazu gezwungen hat, mein bisheriges Leben zu überdenken und grundlegend zu verändern!
Dazu noch einmal Dr. Bergner:

> *»Wer mag schon Zahnschmerzen ertragen? Sie erfüllen jedoch auch einen Zweck, nämlich uns den Weg zum Zahnarzt zu weisen und so Schlimmeres zu verhindern. Ähnlich ist es auch mit Burnout: Verstehen wir es als Aufforderung, etwas zu verändern, nicht als etwas, das man nur beseitigen muss.«*[13]

13 Ebd. S. 4.

KAPITEL 7
URSACHEN

Ursachen für ein Burnout gibt es sicherlich viele. Alle Ursachen und Auslöser wirken dabei irgendwie zusammen, sind miteinander verflochten und bedingen teilweise einander. Sie bewirken im Zusammenspiel mit der individuellen Persönlichkeit des Betroffenen und einer Vielzahl von negativen »Antreibern« für das jeweilige Handeln, dass sich das Risiko für ein Burnout erhöht und es letztlich dazu kommt. Auch spezielle geistliche Ursachen mögen das Auslösen dieser massiven Lebenskrise begünstigen.

7.1 INNERE UND ÄUSSERE URSACHEN UND AUSLÖSER

Wie bereits gesagt: Es gibt eine Vielzahl von Ursachen und Auslösern für ein Burnout, »innere« (die mit der Persönlichkeit und Lebensgeschichte der betreffenden Person zu tun haben) und »äußere« (wie z. B. die Bedingungen am Arbeitsplatz oder bestimmte Lebensumstände).

Laut Dr. Bergner gebe es auch noch Ursachen, die »dazwischen« liegen, z. B. im Bereich der zwischenmenschlichen Beziehungen.[14]

14 Dr. med. Thomas M. H. Bergner, Burnout-Prävention, S. 12.

Alle Ursachen wirken dabei irgendwie zusammen, sind miteinander verflochten und bedingen teilweise einander. Sie bewirken auf jeden Fall im Zusammenspiel, dass sich das Risiko für ein Burnout erhöht.

Bestimmte Berufsgruppen seien, so Dr. Bergner, besonders burnoutgefährdet. Besondere Risikogruppen seien dabei insbesondere in den Berufen zu finden, »in denen Beziehungen zu anderen Menschen wichtig sind«, wie z. B. Pflegeberufe, seelsorgerliche Berufe, Lehrberufe, Berufe im Dienstleitungsbereich, Berufe mit Leitungsverantwortung, ...[15]

Bergner beschreibt aus seiner Praxis fünf Hauptauslöser für ein Burnout:

1) »Zeitdruck«
2) »anhaltende oder immer wiederkehrende Situationen, in denen mit hoher Belastung zu geringer Eigeneinfluss gespürt wird, ...«
3) »anhaltende Unzufriedenheit«
4) »Stress (mit Unzufriedenheit gepaart)«
5) »vorrangig alle Tätigkeiten, die mit hoher persönlicher Zuwendung zu anderen Menschen verbunden sind«.[16]

Daneben gebe es noch »vier zentrale, persönlich sehr unterschiedliche Faktoren für ein erhöhtes Burnout-Risiko«. Das seien »die weniger bekannten, unbewussten Ursachen für Burnout«:

15 Ebd. S. 8 f.
16 Ebd. S. 12 f.

1) »die scheinbare Unmöglichkeit, eine Situation weder verlassen noch verändern zu können, die als unerträglich empfunden wird...«,
2) »eine gewünschte oder ersehnte Rolle (beruflich oder privat) nicht ausüben zu können«,
3) »eigene, in aller Regel vollkommen unbewusste und dadurch feststehende Ziele nicht erreichen zu können«,
4) »sich vom Sinn des eigenen Lebens mehr und mehr zu entfernen statt sich ihm zu nähern«.[17]

Dr. Bergner betont im Vorwort zu seinem Buch, dass das Burnout »bei jedem Menschen andere Ursachen« habe und daher »multibasiert angegangen werden« müsse.[18]

> *»Es reicht definitiv nicht aus, ein Entspannungsverfahren zu lernen und auszuüben, um Burnout sicher zu vermeiden. Daher nenne ich meine Methode gegen Burnout multi-based burnout prevention.«*[19]

7.2 INDIVIDUELLE PERSÖNLICHKEIT DES BETROFFENEN

Die eben genannten Aussagen von Dr. Bergner zeigen auch, dass das Burnout sehr stark mit der »individuellen Persönlichkeit« des Betroffenen zusammenhängt. Er schreibt dazu:

17 Dr. med. Thomas M. H. Bergner, Burnout-Prävention, S. 13.
18 Ebd. Vorwort S. VI, VII.
19 Ebd. Vorwort S. VII.

»Burnout entsteht nicht einfach so und ist auch kein unerklärlicher Schicksalsschlag. Burnout hängt mit der individuellen Persönlichkeit zusammen. (...) Obwohl es weder eine Eigenschaft gibt, die Burnout sicher auslösen wird, noch eine, die es sicher verhindern könnte, zeigen wissenschaftliche Ergebnisse, dass es bestimmte Persönlichkeitseigenschaften gibt, die Burnout den Weg erleichtern.«[20]

Er nennt hier unter der Überschrift »Individuelle Basis für Burnout« u. a. »Emotionale Labilität«, »Helfersyndrom«, »Omnipotenzanspruch«, »Mangelnde Selbstachtung (Selbstschädigung)« und »Idealimus« als mögliche Persönlichkeitseigenschaften, die das Entstehen und Entwickeln eines Burnout-Prozesses begünstigen.[21]

Ich bin bei der Beschäftigung mit meiner eigenen Persönlichkeit auch auf das Thema »Hochsensibiliät« gestoßen. Mir war schon lange im Vergleich mit anderen Menschen – u. a. mit meiner Frau – aufgefallen, dass ich stärker als andere auf äußere Reize (Lärm, Gerüche, Hitze, ...) reagiere, mich Beziehungskonflikte sehr stark beschäftigen und bis in die Nacht und Träume hinein »verfolgen«, bei mir Medikamente stärker wirken als bei anderen, ich große Menschenansammlungen und die damit verbundene Enge eher meide (in Zügen, bei Konzerten, ...), ich »unbewusst« ziemlich bald mitbekomme, wenn etwas »Problematisches« in der Luft liegt, ...

20 Ebd. S. 57.
21 Ebd. S. 57 ff.

Ich habe das wahrgenommen und war manchmal über mich selber verwundert, manchmal verwirrt, fühlte mich »überfahren« und überfordert, habe aber lange nicht gewusst bzw. klarer für mich reflektiert, was das ist, woher das kommt, was das mit mir macht.

Ein besonders hilfreiches Buch war da für »Lastenträger – die verkannte Gabe« von Christa und Dirk Lüling. Dieses Buch hat mir an vielen Stellen die Augen für mich selber und meine eigene, spezielle Persönlichkeit geöffnet. Es hat mir gezeigt, dass ich zu 15–20 % hochsensiblen Menschen gehöre, die stärker auf äußere Impulse und Reize regieren als andere und die »dünnhäutiger« und empfindsamer sind als die Mehrheit. Vor allem habe ich gelernt, dass darin eine besondere Gabe und Aufgabe liegt und es hilfreich ist im Bereich von Seelsorge und dem Umgang mit Menschen allgemein und bestimmten, eher schwierigen Situationen. Hochsensibilität ist also nicht nur Belastung und Last, die ich in erster Linie zunächst immer wieder stark empfunden hatte.

Ich habe durch das Buch gelernt, dass ich als hochsensibler Mensch, als »Lastenträger« vor allem folgende grundlegende Wahrheit nicht aus den Augen verlieren darf:

»Er (Jesus) ist der Erlöser und Lastenträger für jede notvolle Situation, nicht ich. Ich kann ihm dabei höchstens zur Hand gehen.«[22]

22 Christa und Dirk Lüling, Lastenträger – die verkannte Gabe, ASAPH Verlag, Lüdenscheid, 6., ergänzte Auflage 2010, S. 61; s. auch Tagebucheintrag 24.1.2011.

Dieser hochsensible Anteil meiner Persönlichkeit war zwar nicht der Auslöser für meine Burnout-Erfahrung (soweit ich das beurteilen kann), hat sie aber sicherlich maßgeblich mit begünstigt.

7.3 SCHLECHTE ANTREIBER UND GUTE MOTIVE

Dr. Grabe beschreibt als Antwort auf die Frage, was einen Menschen ins Burnout bringe, drei Antreiber:

1. *»Innere Antreiber«* (Wunsch, gemocht zu werden; Sehnsucht nach Anerkennung und Zuwendung; Liebesbedürfnis; Verantwortungs-/ Pflichtgefühl; Ängste; ...)
2. *»Äußere Antreiber«* (im beruflichen Bereich: Stress/ Leistungsdruck, verbunden mit mangelndem Erfolg, ...; im familiären Bereich: Erwartungen von Menschen, Verpflichtungen, finanzielle Sorgen, ...)
3. *»Mangelnde Fähigkeiten«* (Überforderung; fehlende Qualifikation; ...)[23]

Sowohl die »Inneren Antreiber« als auch die »Äußeren Antreiber« bestimmen oftmals unbewusst, aber ebenso oft massiv, das Handeln einer Person. Dabei »verbünden« sich manchmal verschiedene Antreiber, »schmieden« eine unheilvolle Allianz, und der Betroffene bekommt es zunächst gar

23 Dr. med. Martin Grabe, Zeitkrankheit Burnout, S. 35 ff.

nicht oder kaum mit. Scheinbar undurchdringlich sind die Treiber miteinander verwoben, sodass ein ganzes Geflecht von Motiven, Sehnsüchten und Drucksituationen entsteht, das gar nicht so leicht zu entwirren ist.

Trotzdem ist es wichtig, den Antreibern Schritt für Schritt auf die Schliche zu kommen, sie zu benennen und sich mehr und mehr bewusst zu machen, was mich zu einer bestimmten Handlung oder einem bestimmten Verhalten motiviert, antreibt. Denn nur wenn ich meine Antreiber kenne, kann ich ihnen Grenzen setzen und dabei auch manche (Lebens-)Lüge und Trug entlarven, die dahinterstecken. Das kostet viel Zeit und vielleicht auch Geld und geht meist nicht ohne Hilfe eines erfahrenen Therapeuten, Psychologen oder Arztes, aber es lohnt den Einsatz.

Es gibt sicherlich viele gute Motive, die mich in meinem Leben nach vorne gebracht haben und die der Wind in den Segeln meines Lebensschiffs waren und sind.

Vor allem die Liebe, die ich von Jesus bekommen habe und die bei mir viel Gegenliebe entzündet hat, ist hier an erster Stelle zu nennen. Ja, die Liebe zu Jesus hat in mir viel gute Energie freigesetzt und mich dazu angespornt, mich für Jesus und für seine Sache mit allen meinen Möglichkeiten einzusetzen.

Mehr erwartet Jesus allerdings auch nicht. Ich soll mich für IHN und SEINE Sache im Rahmen meiner Möglichkeiten und Fähigkeiten einsetzen. Das, was ich an Gutem von IHM bekommen habe, soll ich (und will ich) mit anderen teilen und für sein Reich einsetzen. Das habe ich immer gerne getan. Und werde ich auch immer gerne tun!

Ich schätze daher sehr, was Paulus in 2. Korinther 5,14 betont, als eine Art Grundmotto seines Lebens:

»Was wir auch tun, wir tun es aus der Liebe, die Christus uns geschenkt hat – sie lässt uns keine andere Wahl.« (HFA)

Es gibt aber eben auch diese »Antreiber«, die wie Sklaventreiber sind. Echt ätzend. Die kommen mit viel Druck und der Peitsche daher und verlangen immer Höchstleistung, auf Teufel komm raus!

Ein wichtiger Grund für mein Burnout war sicherlich, dass es in meinem Leben viele dieser unguten »Antreiber« gab, die mich so weit getrieben haben, bis auch der letzte Tropfen Energie verbrannt war.

Thomas Härry zitiert in seinem Buch »Von der Kunst, sich selber zu führen« in diesem Zusammenhang die berühmte holländische Christin, Autorin und KZ-Überlebende Corrie ten Boom mit folgender Aussage:

»Wen der Teufel nicht bremsen kann, den treibt er an.«

Härry ergänzt dazu:

»Wenn er uns schon nicht daran hindern kann, uns für Gott zu engagieren, dann sollen wir es wenigstens so maßlos tun, dass wir dabei draufgehen. Und ein paar andere links und rechts auch gleich, die wir mit der Seuche anstecken und die

dem Flurschaden unserer Maßlosigkeit zum Opfer fallen.«[24]

Grundsätzlich bin ich als Missionar immer davon ausgegangen, dass ich meine missionarische Arbeit aus der Liebe zu Jesus und zu den Japanern gemacht habe. Die Liebe hat mich, wie gesagt, oft echt positiv angespornt.

Aber heute weiß ich, dass sich auch noch andere Motive, ungute Antreiber darunter gemixt haben. So habe ich mir bei den allseits sehr geschätzten, älteren Missionarinnen und Missionaren – neben vielem Gutem und Hilfreichem – auch manches Ungute abgeschaut und als Maßstab in mein Leben übernommen. So wurde u. a. von den »Veteran«-Missionaren öfter gesagt und auch entsprechend vorgelebt: »Nur wer für Jesus und für die Rettung von Menschen wirklich alles gibt, ist ein guter Missionar. Und die, die vorzeitig nach Deutschland zurückgegangen sind, waren nicht hingegeben genug.«

Diese Aussagen haben sich tief in mich eingeprägt. »Und wenn du nicht genug Kraft für alles hast, dann musst du eben nur kräftig dafür beten, dann wird es schon! Leben über die eigenen Verhältnisse ist okay, weil es ja für Gott ist.« Das habe ich geglaubt, und lange Zeit gelebt; zumindest habe ich es versucht.

Diese Aussagen haben mich lange Zeit angetrieben. Verbunden damit war ein völlig ungutes Vergleichen mit anderen Missionaren und ein andauerndes Gefühl der Über-

24 Thomas Härry, Von der Kunst sich selber zu führen, SCM Verlag, Witten, 3. Auflage 2015, S. 208.

forderung und des Drucks von allen möglichen Seiten.[25]

Auch heute spüre ich noch manchmal den Druck, höre ich noch manchmal ähnliche Aussagen. Dann geht mir echt die »Hutschnur« hoch, da könnte ich schreien: »So ein Quatsch! Das habt ihr nicht von Jesus. Jesus ist kein Sklaventreiber, sondern ein Freund, der an meiner Seite geht, und zwar in meinem Tempo. Zudem ist er auch so etwas wie mein ›Chef‹, ein guter ›Chef‹, der niemals mehr von mir erwartet, als ich zu tun vermag! Welch ein Glück! Welch eine Befreiung!«

Ich habe dazu bei meinen zweiten Schweigetagen in dem gleichen christlichen Einkehrzentrum, wo ich Jahre zuvor während meines Burnouts schon einmal gewesen war[26], folgendes moderne Gleichnis von meinem himmlischen »Chef« geschrieben.

Das Gleichnis vom großzügigen Geschäftsmann

Es war einmal ein alter Geschäftsmann, der sehr erfolgreich war und in dessen Firma viele Angestellte beschäftigt waren.

Jeden Tag ging er in seine Firma, um nach dem Rechten zu sehen.

Eines Tages sah er morgens eine Angestellte, die müde, ver-

25 S. dazu auch meine Ausführungen weiter oben im ersten Hauptteil unter »1 Der schleichende Weg ins Burnout«.

26 Mehr zu den Erfahrungen während dieser ersten Schweigetagen findet man weiter oben unter »4.6 Schweigetage«.

heulte Augen hatte.

»Was ist mit dir? Warum weinst du?«, fragte er die Frau.

»Meine kleine Tochter ist krank. Nur mit Mühe konnte ich meine Nachbarin dazu bewegen, ab und zu nach ihr zu sehen. Ich mache mir solche Sorgen!«

»Das ist überhaupt nicht gut. Beende sofort deine Arbeit, geh nach Hause und kümmere dich um deine Tochter. Bleib so lange bei ihr, bis sie wieder gesund ist. Ich werde für einen entsprechenden Ersatz für dich sorgen!«

Während der Mittagspause traf er einen jungen Angestellten, der an seinem Arbeitsplatz saß und ganz vertieft in seine Arbeit war.

»Warum machst du keine Pause wie die anderen auch?«, fragte er den jungen Mann.

»Ach, ich hab einfach so viel zu tun. Ich kann keine Pause machen, weil ich sonst meine ganze Arbeit nicht schaffen kann!«

»Bitte unterbreche deine Arbeit und gehe in die Mittagspause. Ruh dich ein wenig aus und stärke dich durch das Essen. Dann lass uns gemeinsam darüber nachdenken, wie wir dein Arbeitspensum verringern können.«

Am Abend, als die allermeisten Angestellten schon auf dem

Weg nach Hause waren, fand der Firmenchef noch einen älteren Mitarbeiter, der schon lange in seiner Firma beschäftigt war. Er saß mit hochrotem Kopf an seinem Computer.

»Es ist schon spät. Alle haben schon ihre Arbeit für heute beendet. Was machst du hier noch?«, fragte er den älteren Mitarbeiter.

»Ich schaffe meine Arbeit einfach nicht mehr. Sie macht mich krank!«

»Freund, du brauchst dringend eine Auszeit. Lass alles stehen und liegen und geh nach Hause. Ich gebe dir bezahlten Sonderurlaub. Komm erst wieder, wenn du wieder bei Kräften bist und dein Akku wieder aufgeladen ist. Ich werde dafür sorgen, dass so lange jemand anders deine Arbeit übernimmt.«

Einige Zeit später starb der Geschäftsmann. Die ganze Belegschaft trauerte um ihren Chef und nahm geschlossen an seiner Beerdigung teil.

Auch die drei Angestellten, denen er einst geholfen hatten, standen an seinem Grab.

»Er hatte ein Herz für Menschen. Ich verdanke ihm, dass meine Tochter und ich heute gesunde und fröhliche Menschen sind!«, sagte die eine Angestellte, während sie ihre Tochter fest an ihrer Hand hielt.

»Er konnte seine Mitarbeiter so gut motivieren. Ich verdanke

ihm, dass ich auch heute noch gerne zur Arbeit gehe!«, sagte der junge Angestellte und legte eine Blume auf den Sarg.

Dem dritten Angestellten standen Tränen in den Augen, als er sagte:

»Er war mein Retter. Ich verdanke ihm, dass ich heute überhaupt noch lebe.«

Dabei kullerte ihm eine Träne seine Wange herab und benetzte das Grab.

Ich bin echt froh, dass Jesus mein »Chef« ist. Für IHN setze ich mich gerne ein, mit all meinen Gaben und Möglichkeiten. Er macht mir keinen Stress, sondern freut sich sehr darüber, wenn ich aus Liebe zu IHM und den Menschen mein Bestes gebe. Mehr erwartet er nicht von mir!

In der psychiatrischen Klinik habe ich am 30. Tag folgenden Gedanken in mein Tagebuch notiert:

»Jesus, danke, dass Du Deinen Arm um mich legst und mein Tempo mit mir zusammen gehst; Du bist kein Treiber, sondern mein Freund, der mich begleitet, ermutigt, korrigiert, frei von der Angst, nicht zu genügen, machst. (...)

Jesus. Du bist mein bester Freund. Amen.«

Aber auch an dieser Stelle, wo es um die Motive und die Motivation für all mein Tun geht, bin ich weiterhin am

Lernen. Es gab und es gibt sie teilweise noch immer, diese schlechten und falschen Antreiber in meinem Leben. Sie gilt es zu identifizieren und nach und nach durch gute, inspirierende, echt anspornende Beweggründe und Motive zu ersetzen und dadurch ihren negativen Einfluss auf mein Verhalten zu minimieren.

7.4 SPEZIELLE GEISTLICHE URSACHEN

Zum Schluss dieses Kapitels über die Ursachen für ein Burnout möchte ich noch kurz eine besondere, sehr persönliche Ursache ansprechen, zu der es verschiedene Meinungen, auch unter Christen, gibt, die ich aber ganz klar im Zusammenhang mit meinen Erfahrungen im Burnout-Prozess sehe und als einen Mitauslöser erlebt habe.

Ich habe echt lange mit mir gerungen, ob ich das folgende Thema überhaupt anschneiden soll (denn mehr soll es nicht sein, weil andere schon viel Gutes und Wichtiges zu dem Thema geschrieben haben). Zum einen ist es ein sehr persönliches und dabei auch sehr subjektives Thema, das sich nur schwer in verständliche Worte fassen lässt. Zum anderen mag man beim Lesen denken, dass der Verfasser unter »Verfolgungswahn« leidet bzw. im Zusammenhang mit dem Burnout-Prozess darunter gelitten hat.

Ich kann Ihnen versichern: Dem war und ist mitnichten so. Ich denke, dass ich grundsätzlich ein Realist bin, der Dinge sehr klar sehen kann; dabei nehme ich als sensibler Mensch aber eben auch die Dinge wahr, die für viele Menschen »irreal« und »unfassbar«, weil »unsichtbar« sind.

Nun, hierum geht es: Ich erlebe hier in Japan in besonderer Weise, dass ich mich als Missionar in einem geistlichen »Kampfgebiet« befinde, in dem ich als Christ und Mitarbeiter im Reich Gottes viel Gegenwind und Angriffe aus der unsichtbaren Welt, d. h. von gegen Gott und seine Gemeinde gerichteten Mächten, erlebe.

Dazu sagt der Apostel Paulus im Schlusskapitel seines Briefes an die Gemeinde Ephesus:

> *»Zuletzt: Seid stark in dem Herrn und in der Macht seiner Stärke. Zieht an die Waffenrüstung Gottes, damit ihr bestehen könnt gegen die listigen Anschläge des Teufels. Denn wir haben nicht mit Fleisch und Blut zu kämpfen, sondern mit Mächtigen und Gewaltigen, mit den Herren der Welt, die über diese Finsternis herrschen, mit den bösen Geistern unter dem Himmel. Deshalb ergreift die Waffenrüstung Gottes, damit ihr an dem bösen Tag Widerstand leisten und alles überwinden und das Feld behalten könnt.« (Kap. 6,10–13)*

Ich gehe daher nicht gerne in Tempel und Schreine, weil ich hier immer wieder eine besondere Auseinandersetzung mit diesen unsichtbaren »Mächte und Gewalten des Bösen« empfinde (auch wenn ich die Gebäude wegen ihrer schönen Architektur oft sehr bewundere). Mir macht es emotional bis ins Körperliche hinein zu schaffen, wenn ich eine dieser religiösen buddhistischen bzw. schintoistischen Anlagen betrete. Ich spüre ganz tief in mir, dass ich in ein umkämpftes Gebiet eintrete. Wenn ich das ab und an mal tue, dann immer nur im Bewusstsein und dem Bekenntnis auf den Lippen, dass ich »hiermit nichts zu tun habe« und dass »Jesus der Sieger ist, dem ich alleine diene«.

Besonders bei meinem ersten Burnout habe ich eine extrem starke Auseinandersetzung mit bösen Mächten erlebt. Ich fühlte mich regelrecht von ihnen verfolgt. Der Teufel hat da bestimmt in meiner besonders fragilen und angespannten Situation seine besondere Chance gesehen, mich anzugreifen und mich geistlich auszuschalten. Ich empfand diese Kampfsituation damals fast so, als wenn er mir den »Todesstoß« verpassen wollte ...

»Gott aber sei Dank, der uns den Sieg gibt durch unsern Herrn Jesus Christus!« (1. Korinther 15,57)

Jesus Christus hat dem Teufel und seinen Helfershelfern bereits den finalen Todesstoß versetzt. Das ist mir damals in meinem Burnout mit Hilfe der Gebete von vielen Christen und in der Begleitung durch geistliche Mentoren und Mitstreiter neu deutlich geworden. Das hat meine Seele nicht sofort verstanden, als es mir sowieso so mies ging. Aber Schritt für Schritt ist neues Vertrauen in diese geistliche Realität gewachsen, auf der ich heute noch stehe und von der ich jetzt noch besonders auch hier in Japan lebe.

So ziehe ich konkret jeden Morgen – so selbstverständlich, wie ich meine Kleidung anziehe – die »Waffenrüstung« der Kinder Gottes an, die Paulus im Epheserbrief in Kapitel 6 ab Vers 14 beschreibt. Dabei gehe ich Schritt für Schritt, Körperteil für Körperteil vor. Meine Reihenfolge ist die folgende (sie ist zwar anders, als sie Paulus beschreibt, aber so »passt« sie mir besser):

Ich ziehe zuerst den Gürtel der Wahrhaftigkeit an, dann den Brustpanzer der Gerechtigkeit, den Schild des Glaubens und das Schwert des Geistes (Gottes Wort). Dann erbitte ich viel Kraft für den geistlichen »Kampf« aus dem Gebet, aus der engen Beziehung zu Jesus, und ziehe zum Schluss die Stiefel der Bereitschaft an, das Evangelium des Friedens in diese Welt weiterzutragen. Danach bitte ich den Heiligen Geist noch, mich den neuen Tag vor dem Bösen zu beschützen und nur das an mich ranzulassen, das gut und hilfreich für mich ist. So starte ich in den Tag. Und am Ende des Tages bitte ich den Sieger Jesus Christus vor dem Schlafengehen um einen erholsamen und bewahrten Schlaf, für mich, meine Frau und für alle, die mit mir verbunden sind.

Wie gesagt, die Ursachen und Auslöser für ein Burnout sind vielfältig. Es gibt viele »innere«, die mit meiner Persönlichkeit und meiner Lebensgeschichte zu tun haben, und ebenso viele »äußere«, die mit den Bedingungen am Arbeitsplatz, mit bestimmten Lebensumständen und mit dem Erleben zwischenmenschlicher Beziehungen im Zusammenhang stehen. Auch die unsichtbare, geistliche Welt spielt hier eine gewichtige Rolle. Im Zusammenspiel erhöhen diese Faktoren das Risiko für ein Burnout.

Von daher ist es wichtig, das eigene Leben mit all seinen Zusammenhängen ganz »nüchtern« zu analysieren, dabei die Ursachen und Auslöser für ein Burnout mit Hilfe von Seelsorgern, Therapeuten und Ärzten zu identifizieren, sie möglichst zu minimieren und die negativen »Antreiber« für das eigene Handeln und Tun durch gute, inspirierende und echt anspornende Beweggründe und Motive zu ersetzen – in dem starken Bewusstsein, dass Jesus ein treuer Freund, ein guter »Chef« und der Sieger ist.[27]

27 Weitere interessante Gedanken und Entdeckungen zum Thema Ursachen eines Burnouts gerade bei Pastoren und voll- und teilzeitlichen Mitarbeiterinnen und Mitarbeitern finden sich in der Handreichung »Burnout. Eine Handreichung für Gemeinden im Bund FeG«, herausgegeben von der »Bundesleitung und Arbeitskreis Seelsorge der FeG Deutschland«, unter der Überschrift »Burnout als Problem des ›Systems‹ Gemeinde, Bund FeG und nicht nur des Einzelnen« auf den S. 15 ff; auch die zwei Anhänge mit »Fragen zum Selbsttest für Gemeinden« und »Fragen zum Selbsttest für Mitarbeiter« sind sehr hilfreich.

KAPITEL 8 BURNOUT-PHASEN UND HILFEN ZUR BEWÄLTIGUNG

Ein »Burnout« fällt nicht plötzlich vom Himmel, ist auch kein besonderer »Schicksalsschlag«. Ein »Burnout« läuft nach und nach in Form eines »Prozesses« ab, nach meiner Erfahrung und auch der anderer in drei Hauptphasen:[28]

Eine *erste Hauptphase* führt in das Burnout hinein, eine *zweite Hauptphase* wird im Burnout selbst erlebt und eine *dritte Hauptphase* führt wieder aus dieser Lebenskrise heraus. Bei den drei Hauptphasen gibt es jeweils verschiedene Unterphasen und Entwicklungsstufen. Dabei sind die Übergänge von einer Phase zur anderen, sowohl bei den drei Hauptphasen also auch bei den verschiedenen Unterphasen, fließend, nicht klar abgrenzbar.

Im Folgenden stelle ich zunächst drei Burnout-Phasen-Modelle vor, die ich in der Literatur gefunden habe. Danach beschreibe ich persönliche Erfahrungen, die ich während der drei Hauptphasen mit ihren verschiedenen Unterphasen und Entwicklungsstufen gewonnen habe. Abschließend stelle ich noch verschiedene Hilfen und Tipps vor, wie die drei Hauptphasen mit ihren Unterphasen ganz

28 Die folgende Aufteilung in drei Hauptphasen habe ich so in der Literatur nicht gefunden, deckt sich aber mit meiner eigenen Erfahrung und mit den Erfahrungen anderer, die in einer ähnlichen Krise steckten und mit denen ich über ihre Erlebnisse mit dem Burnout gesprochen habe.

praktisch angegangen und Schritt für Schritt bewältigt werden können.

8.1 BURNOUT-PHASEN-MODELLE

Es gibt in der Literatur verschiedene Modelle, die die Phasen (Hauptphasen und Unterphasen) eines Burnout-Prozesses beschreiben und veranschaulichen. Dabei werden aber meist, so meine Beobachtung, vor allem die Unterphasen dargestellt, die in der *ersten Hauptphase* zu einem Burnout und einem Zustand der völligen Erschöpfung führen, und nur ein Teil der Unterphasen betrachtet, die *während* einer Burnout-Krise in der *zweiten Hauptphase* zu beobachten sind.

Überhaupt nicht fündig geworden bin ich im Blick auf Modelle, die *umfassend* die verschiedenen Unterphasen *während* des Burnouts (*zweite Hauptphase*) und die unterschiedlichen Entwicklungsstufen *aus* dieser Lebenskrise *heraus* (*dritte Hauptphase*) vorstellen.

Im Folgenden stelle ich kurz einige Modelle vor, die mir geholfen haben, die Entstehungsphasen eines Burnouts und die ersten Entwicklungsstufen während eines Burnouts zu verstehen.

So stellt Dr. Bergner in seinem Buch »Burnout-Prävention« fest, dass das Burnout in drei Phasen ablaufen würde, »die unmerklich ineinander übergehen.«

Phase 1: **»Aggression und Aktivität«**
Phase 2: **»Flucht und Rückzug«**

Phase 3: »Isolation und Passivität«[29]

Dazu gäbe es drei »Burnout-Ebenen«, die beim Menschen vom Burnout betroffen seien: »der Körper«, »das Gefühl« und »das Verhalten«.[30]

Dr. Grabe nennt sieben Phasen bzw. Kategorien eines Burnout-Prozesses (nach Matthias Burisch):

Phase 1: »Warnsymptome der Anfangsphase: Gesteigerte Aktivität, spürbare Erschöpfung«
Phase 2: »Reduziertes Engagement«
Phase 3: »Emotionale Reaktionen, Schuldzuweisungen, depressiv oder aggressiv«
Phase 4: »Abbau«
Phase 5: »Verflachung«
Phase 6: »Psychosomatische Reaktionen«
Phase 7: »Verzweiflung«[31]

Gemäß dem Modell des klinischen Psychologen und Psychoanalytikers Hebert Freudenberger durchläuft ein

29 Dr. med. Thomas M. H. Bergner, Burnout-Prävention, S. 10 f.
30 Dr. med. Thomas M. H. Bergner, Burnout-Prävention, S. 11 f.
31 Dr. med. Martin Grabe, Zeitkrankheit Burnout, S. 24 ff. Die sieben Phasen, die Burisch in seinem Buch »Das Burnout-Syndrom« beschreibt, fand ich auch kurzgefasst in »Burnout. Eine Handreichung für Gemeinden im Bund FeG«, herausgegeben von der »Bundesleitung und Arbeitskreis Seelsorge der FeG Deutschland«. Vgl. auch Dr. med. Thomas M. H. Bergner, Burnout-Prävention, »Die drei Burnout-Merkmale«, S. 8 ff, und »Burnout-typische Phänomene erkennen«, S. 44 ff.).

Burnout-Betroffener zwölf Stadien bzw. Stufen:

Stufe 1: **»Der Zwang, sich zu beweisen«**
Stufe 2: **»Verstärkter Einsatz«**
Stufe 3: **»Vernachlässigung eigener Bedürfnisse«**
Stufe 4: **»Verdrängung von Konflikten und Bedürfnissen«**
Stufe 5: **»Umdeutung von Werten«**
Stufe 6: **»Verstärkte Verleugnung aufgetretener Probleme«**
Stufe 7: **»Rückzug«**
Stufe 8: **»Deutliche Verhaltensänderung«**
Stufe 9: **»Verlust des Gefühls für die eigene Persönlichkeit«**
Stufe 10: **»Innere Leere«**
Stufe 11: **»Depression und Erschöpfung«**
Stufe 12: **»Völlige Burnout-Erschöpfung«**[32]

Wie bereits eingangs gesagt: Diese drei Modelle eines Burnouts bzw. Burnout-Prozesses beschreiben verschiedene Unterphasen, die zu einem Burnout führen, und auch einen Teil der Entwicklungsstufen, die während eines Burnouts zu beobachten sind. Aber kein Modell beschreibt umfassend die Unterphasen *während* eines Burnouts und die verschiedenen Entwicklungsstufen, die wieder aus dieser Lebenskrise *herausführen*.

Im folgenden Abschnitt beschreibe ich persönliche Er-

32 Heinz Léon Wyssling, »Burn-out Entwicklung nach Freudenberger«, https://burn-out-praevention.net/burn-out-entwicklung-nach-freudenberger/.

fahrungen und Erlebnisse, die ich in den verschiedenen Burnout-Phasen gemacht habe. Dabei ist mir wichtig, auf alle drei Hauptphasen mit ihren verschiedenen Unterphasen und Entwicklungsstufen einzugehen, die ich in meinem Burnout-Prozess erlebt habe.

8.2 PERSÖNLICHE ERFAHRUNGEN MIT DEN BURNOUT-PHASEN

Sicherlich macht nicht jeder Betroffene alle Phasen, Stadien und Entwicklungsstufen eines Burnout-Prozesses durch, seien es die in den genannten Modellen beschriebenen oder auch jene, die ich zusätzlich in diesem Abschnitt vorstellen werde. Auch die Reihenfolge ist sicherlich je nach Person anders. Jeder Betroffene erlebt seine eigene Art und Weise eines Burnouts. Aber wenn ich mir die verschiedenen Modelle ansehe, kann ich aus meiner eigenen Erfahrung heraus nur bestätigen, dass ich eigentlich in jeder Phase, die die Experten nennen, wenigstens einmal, ja sogar öfters drin war. Und, wie gesagt, zudem noch in anderen Phasen, die in den Modellen nicht angesprochen werden.

Und egal mit welchen Modellen man versucht, die verschiedenen Phasen eines Burnout-Prozesses zu ordnen und zu veranschaulichen: Für mich als Betroffenen war es in der jeweiligen Situation lange Zeit überhaupt nicht klar (zumindest nicht so klar, dass ich eindeutig wahrgenommen hätte, dass ich dringend was verändern muss), dass ich bereits in der einen oder anderen Phase drin war und mein Leben mehr und mehr eine immense Schieflage bekommen hatte, die kaum mehr aufzuhalten war. Dass ich in meinem Leben definitiv etwas verändern musste, habe ich leider erst in dem Moment richtig – dann allerdings sehr massiv – wahrgenommen, als schon alles zu spät war, nach dem »Point of no Return«[33] , als »das Kind bereits in den Brunnen gefallen war«, aus dem es mit eigener Kraft kein Heraus mehr gab.

Aber wie ist der Burnout-Prozess mit seinen Haupt- und Unterphasen nun konkret bei mir abgelaufen?

Meinen eigenen Prozess ins, im und aus dem Burnout heraus habe ich bereits im ersten Hauptteil dieses Buches ausführlich darstellt. Für mich war es zunächst ein »schleichender« Prozess (der Weg ins Burnout), dann war es ein sehr »mühsamer« Prozess (der Weg innerhalb dieser schweren Krise), und schließlich war es ein (erfreulich) »beschleunigter« Prozess (der Weg aus dieser sehr kritischen Lage wieder heraus). Der gesamte Prozess hat sich bei mir über Jahre hingezogen. Dabei gingen die einzelnen Phasen kaum wahrnehmbar ineinander über, überschnitten sich sogar und waren so oft nicht klar voneinander abgrenzbar.

Im Folgenden beschreibe ich nochmals zusammenfassend, wie ich den Prozess mit den drei Hauptphasen, inklusive der verschiedenen Unterphasen, persönlich erlebt habe.

Die Phase *ins* Burnout

Auf dem Weg *ins* Burnout[34] habe ich verschiedene Signal-

33 »Punkt ohne Wiederkehr, ohne Chance auf Rückkehr zum alten Status/Zustand« (Übersetzung vom Verfasser).

34 Diese erste Hauptphase beschreibe ich ausführlich im ersten Hauptteil unter

lichter, ähnlich wie bei einer Ampel, wahrgenommen: *»Grün«*, *»Grün/Gelb«*, *»Gelb«*, *»Rot«*.

Bei *»Grün«*, als ich überhaupt noch nicht an irgendein Burnout gedacht habe, ist meine Welt noch in Ordnung. Natürlich gibt es kleinere und größere Probleme, aber nichts, was letztlich unlösbar erscheint. Ich bin frisch mit meiner Frau Dorothea in Japan angekommen, gewöhne mich mit ihr zusammen an unser neues Umfeld und an die neue Sprache und nehme meinen Platz als Missionar nach und nach ein. Ich lerne die Japaner in ihrer Andersartigkeit lieben und schätzen und weiß, dass ich hier in Japan am richtigen Platz bin.

Bei *»Grün/Gelb«* nehme ich mehr und mehr bereits eine gewisse Schieflage wahr, habe aber das Gefühl, noch alles im Griff zu haben (so weit man das Leben überhaupt im Griff haben kann). Meine Frau und ich starten mit dem Jugendzentrum eine neue Arbeit, hängen uns da voll rein und sehen die ersten Früchte unseres Einsatzes. Allerdings gibt es auch schon Probleme, an denen ich echt zu knabbern habe, und Zeiten, die mich stark fordern und in denen ich bis an mein »Limit« gehen muss. Aber all das kann ich noch meist gut wegstecken und verarbeiten. Was mich aber echt schockt, ist der frühe, in seiner Plötzlichkeit doch überraschende Tod meiner Mutter. Das alles hat mich echt auf dem falschen Fuß erwischt. Aber an dieser Stelle erfahre

---

»1 Der schleichende Weg ins Burnout«.

ich auf wundersame Weise Gottes gnädige Hilfe und bekomme den plötzlichen Verlust meiner Mutter schließlich doch »unter die Füße«.

Interessant finde ich, dass ich in diesem zeitlichen Zusammenhang einen Kurs zum Thema »Burnout-Prävention« besucht habe. Augenscheinlich dachte ich schon damals darüber nach, dass ich an dieser Stelle vielleicht gefährdet sein könnte.

Bei *»Gelb«* spüre ich, dass mir die Dinge nach und nach aus den Händen gleiten und meine Lebenssituation mehr und mehr außer Kontrolle gerät. Das Stressniveau ist schon seit Monaten, ja schon seit Jahren zu hoch. Ich habe schon viel zu lange über meine Verhältnisse gelebt. Zwölf Jahre als Missionar in der japanischen Leistungsgesellschaft zu leben und zu arbeiten, geht an keinem spurlos vorüber! So ist es auch bei mir!

Dass bei mir irgendwas nicht mehr richtig in Ordnung, nicht mehr im Lot ist, nehme ich schon seit einiger Zeit wahr, aber ich nehme es nicht ernst genug. Die Arbeit des Jugendzentrums weitet sich aus und ich bekomme gleichzeitig immer mehr Arbeit in der Gemeinde und im japanischen Gemeindebund »zugeschustert«. Ich erlebe Probleme und Situationen, mit denen ich mich völlig überfordert fühle. Ich bin stark reizbar, reagiere immer wieder ungerecht, sondere mich als Beziehungsmensch, der ich eigentlich bin, immer mehr von anderen ab, will meine Ruhe haben, nicht mehr ans Telefon gehen, ...

Erste, mir bis dato unbekannte Ängste treten auf (u. a. kontrolliere ich abends vermehrt Türen und Fenster, ob sie auch richtig verschlossen sind, weil ich Angst habe, dass etwas passieren könnte). Ich habe immer wieder Probleme mit Schwindel und auch mit meinem Hörvermögen. Ärzte, die ich konsultiere, können mir nicht groß helfen. »Sie müssen runterfahren!« sagen sie. Aber wie soll das gelingen in dieser japanischen Stressgesellschaft, in der ich mich irgendwie »gefangen« fühle?

Und dann kommen die *roten* »Warnlichter«. Ich sehe sie nicht nur ein bisschen »aufblinken«; nein, sie stehen massiv vor mir wie ein großes, rotes »Stoppschild« mit der mehr als klaren Aufforderung: »Stopp! Now!!« Schwindel, Hörprobleme und chronische Erkältungskrankheiten gehören nun zu meinem Alltag. Ich finde keinen erholsamen Schlaf mehr. Ich bekomme Panikattacken, immer wieder. Ich habe keine Kontrolle darüber. Auch sonst empfinde ich, dass ich immer mehr Kontrolle verliere, Kontrolle über mein Leben und über meine Lebensgestaltung. Dazu kommen massive Probleme mit Menschen und eine völlige Überladung mit Arbeit und Aufgaben.

Ich sehe »Rot« und fahre trotzdem weiter, überfahre die Stoppschilder, versuche sie zu ignorieren oder wegzudiskutieren: »Andere schaffen es ja auch. Da muss ich halt jetzt durch. Das wird schon wieder. Ist ja alles für Gott!« Ich fahre stotternd in meinem verbeulten »Wrack« immer noch weiter, obwohl meine Tanknadel schon lange auf »Tiefrot« zeigt. Ich gehe im wahrsten Sinne des Wortes »am Stock«, schleppe mich weiter. Immer weiter. Es muss ja weitergehen, irgendwie! Bis es zum »Super-GAU« kommt, und ich mit leerem Tank wie gegen eine Betonwand fahre. »Rien ne va plus!« »Nichts geht mehr!« Alle Lichter gehen aus. Ich tappe nur noch wie ein Blinder im Dunklen. Ich finde mich nass in meinen Klamotten unter der Dusche sitzend wieder, in einem finsteren »Loch«, aus dem ich lange nicht mehr herauskomme.

Die Phase *im* Burnout

Die erste Zeit *im* Burnout[35] ist von vielen depressiven, dunklen Zeiten bestimmt. Eine Depression löst dabei die andere ab. Nachts schleiche ich mit Dorothea durch die Straßen, bis ich irgendwann todmüde ins Bett falle. Schlafen macht mir Angst. Ich habe Angst, am Morgen nicht mehr aufzuwachen. Der reinste Alptraum, der nicht enden will! Ich habe Panik davor, allein zu sein, weil ich mörderische Angst davor habe, dass irgendetwas Schlimmes passieren könnte. Ich habe Angst davor, in Geschäfte zu gehen, weil mich die geschlossenen Räume regelrecht erdrücken. Angst, Angst, Angst. Sie bestimmt mein Leben![36]

Ich nehme mir eine lange Auszeit, aber sie hilft nur, die schlimmsten Symptome zu lindern. Ich brauche Hilfe, nur wo bekomme ich sie? Und wo in dem all dem ist Gott, für den ich mich bis zur Erschöpfung eingesetzt habe? Warum lässt er mich jetzt in der größten Not im Stich?

Die *Phase der Hilflosigkeit* und Machtlosigkeit, die mit dem

35 Diese zweite Hauptphase beschreibe ich ausführlich im ersten Hauptteil des Buches unter »2 Im Strudel des Burnouts«, »3 In der Klapsmühle« und »4 Zurück!«.

36 Siehe dazu auch mein Gedicht „Feurige Mauer« im ersten Hauptteil unter »4 Zurück!« bei »4.3 Überraschende Entdeckung«.

Beginn des Burnouts begonnen hat, wird immer länger und länger. Ich bin seelisch und körperlich völlig am Ende und fühle mich hilflos der Situation ausgesetzt. Und auch Dorothea und andere, die mir helfen wollten, sind hilflos und überfordert, aber stehen mir zur Seite, so gut sie können.

Weil ich in Japan keine Hilfe finden kann, geben Dorothea und ich unsere Aufgaben und Verantwortungsbereiche ziemlich überstürzt in die Hände anderer ab und kehren möglichst schnell nach Deutschland zurück. Aber auch da gibt es keine wirkliche Hilfe. Ich finde bei den Verantwortlichen zwar Gehör und Verständnis, spüre aber die gleiche Hilflosigkeit wie in Japan.

So fühlen wir uns meist alleingelassen in unserer Wohnung und hoffen, dass sich meine Situation durch viel Ausruhen und Runterfahren verbessern wird. Ein befreundeter Hausarzt, der sich sehr um mich kümmert, hat die Idee, eine Kur zu beantragen. Das habe ich getan, aber ohne Erfolg. Fachärzte, die ich konsultiere, finden keine klare Ursache für meine Schwindelattacken und mein schwankendes Hörvermögen. Ein befreundeter Seelsorger kann mir auch nur bedingt helfen. So verstreichen Wochen und Monate. Aber die depressiven, dunklen Phasen bleiben; die Angst und die Panik vor dem Alleinsein und zugleich vor dem Unter-Menschen-sein (der Besuch eines Gottesdienstes ist die reinste Qual für mich!) bleiben; die Schwindelattacken, die urplötzlich auftauchen (z. B. beim Autofahren), bleiben; die bedrohlichen Alpträume bleiben ... Das alles bleibt ein einziger Alptraum! Nichts verbessert sich wirklich!

Dann werden bei mir auch noch astronomisch hohe Leberwerte festgestellt, die kein Spezialist erklären kann.

Große Ratlosigkeit und weitere Hilflosigkeit. Das bringt bei mir endgültig das »Fass zum Überlaufen«: »So, jetzt muss ich sterben. Jetzt ist es vorbei! Das ist das Ende!« Davon bin ich jetzt absolut überzeugt! Und ich breche erneut komplett zusammen ...

Mein Hausarzt, den wir zu Hilfe rufen, zieht nun alle Register, und besorgt mir einen Termin bei einem Psychiater, der eigentlich bereits völlig überlastet ist (er hat eine ca. einjährige Warteliste), mich aber trotzdem gnädigerweise noch annimmt. Vielleicht weil er gehört hat, dass ich ein Missionar bin (er ist selber ein gläubiger Christ und einmal Missionsarzt gewesen!).

Endlich einer, der mir nicht nur zuhört, sondern mich auch versteht und weiß, was zu tun ist! Er verschreibt mir als eine »Erste Hilfe«-Maßnahme erstmal beruhigende Medikamente und empfiehlt eine stationäre Behandlung, der ich nur zu gerne zustimme, weil ich denke, dass ich dort endlich nach Monaten wirkliche Hilfe bekomme.

Als dann auch noch meine Leberwerte auf wirklich wundersame Weise wieder auf ein normales Niveau fallen, bekomme ich nach einiger Wartezeit einen Platz in einer psychiatrischen Klinik. Damit beginnt eine neue Phase, eine *stationäre Therapiephase*.

Über neun Wochen bin ich in einer psychiatrischen Klinik und muss mich dort vor allem meinen Ängsten und ihren Ursachen stellen. Die Erfahrungen in der »Klapsmühle« sind hart, aber »not-wendig«. Sie gehen sehr an meine Substanz, bringen mich aber auch wesentlich weiter und läuten einen Wendepunkt in meinem Burnout-Prozess ein. Dadurch, dass ich mich meinen Ängsten stelle, verlieren sie an Kraft und Einfluss auf mein Leben. Ich entdecke sogar, dass nicht alle Ängste böse sind und mich manche Ängste sogar vor Schlimmerem bewahrt haben (U. a. haben mich meine Ängste dazu gezwungen, massiv und konsequent »runterzufahren«; wenn dieser Druck nicht gewesen wäre, hätte ich vielleicht einen Herzinfarkt oder noch Schlimmeres bekommen und wäre heute vielleicht gar nicht mehr am Leben).

Nach der Entlassung aus der Klinik erlebe ich aber wieder eine sehr schwierige Phase, eine sehr mühsame *Rückkehrphase* in die alte Umgebung, die mir eigentlich vertraut ist, die sich aber über die mehr als zwei Monate verändert hat und mir daher fremd erscheint. Auch weil ich mich verändert habe. Wie soll ich nur damit umgehen? Wie finde ich wieder sowas wie einen Alltag? Wie viel Arbeitsbelastung kann und darf ich mir zumuten? Und geht es irgendwann wieder los Richtung Japan? Fragen über Fragen bestürmen mich und ich habe nicht genug Kraft, mich ihnen wirklich zu stellen und gute Entscheidungen zu treffen.

Da mir aber einleuchtet, dass so etwas wie »Alltag« (so was hatte ich ja in der Klinik auch!) für meinen Genesungsprozess nur von Vorteil sein kann, stelle ich gemeinsam mit meiner Frau einen einfachen Tagesplan zusammen. Zunächst noch mit vielen Ruhezeiten, Spiel und Sport/Bewegung und mit wenigen Aufgabenbereichen. Ich nehme mir vor, möglichst weiter körperlich noch mehr auf die Beine zu kommen. Zudem will ich auch die »Muskeln« und Spannkraft meiner Seele wieder neu trainieren.

Ich mute mir so viel Arbeitsbelastung zu, wie es eben geht. Sobald ich aber wahrnehme, dass es mir schwindlig wird und mein Hörvermögen abnimmt, weiß ich, dass ich eine Grenze erreicht habe, und lege wieder eine Ruhephase ein. Mehr und mehr besuche ich auch wieder Freunde und Bekannte, die ich mag und die mich mögen. Es tut mir gut, wieder unter Menschen zu sein.

Zudem fange ich an, Gedichte zu schreiben. Tagebuch habe ich schon lange geschrieben. Aber das mit dem Gedichte schreiben ist neu für mich. Eine gute Möglichkeit, um meine vielen Gedanken und Gefühle, die so in meinem Kopf und meinem Herzen »rumschwirren«, zu ordnen, ihnen Ausdruck zu verleihen und eine Sprache zu geben.

Ich wage auch erste Schritte zurück in den Gemeindebesuchsdienst, um mit Dorothea zusammen unsere Arbeit im Jugendzentrum vorzustellen. Der Vortrag in einer kleinen, überschaubaren Gruppe von Menschen (in einem Hauskreis, Bibelkreis, Jugendkreis, ...) geht bald wieder. Das macht mir echt Mut! Aber es fällt mir immer noch sehr schwer, in einer großen Gruppe von Menschen zu sein. Mich vor Menschen auf eine Bühne zu stellen, geht noch gar nicht, macht mir weiter echt Angst und verursacht bei mir Schweißausbrüche und Schwindelattacken. So übernimmt meine Frau den »Frontpart«, ich halte mich so gut es geht im Hintergrund.

Ich mache in dieser Phase also einige kleinere Fortschritte, die mich freuen und mich ermutigen. Aber es fehlt der »ganz große Wurf«. Insgesamt hatte ich gehofft, dass es mir nach dem langen Klinikaufenthalt besser geht und meine Seele belastbarer ist. Ich finde es frustrierend, dass es mir zurück in der Freiheit nicht wirklich besser geht als vor dem Aufenthalt in der Klinik, dass meine Kraft weiter so begrenzt ist und immer wieder alte Ängste ungefragt auftauchen!

Da ich in meinem Genesungsprozess nicht entscheidend weiterkomme, entschließe ich mich auf Anraten meines Psychiaters, ein neues Antidepressivum einzunehmen (ein anderes hatte ich bereits während des Klinikaufenthaltes eingenommen, es bald aber wieder abgesetzt, weil es keine große Hilfe brachte). Vor allem um meine Leber zu schonen, aber auch weil ich hoffte, meine Ängste mit Hilfe entsprechender Therapien und mit Hilfe von Seelsorge (Gottes Hilfe) besiegen zu können, und weil ich es nach all den therapeutischen Erfolgen während der Klinikzeit als eine Art Niederlage empfand, hatte ich mich lange gegen die Einnahme eines solchen Medikaments gesträubt. Aber nun nehme ich das Antidepressivum an und ein, und nach einem sehr harten Start mit extremen Nebenwirkungen ist nach einigen Wochen mit seiner Hilfe mein Serotonin-Haushalt[37] wieder mehr und mehr ins Gleichgewicht gekommen, so dass ich mit meinen Ängsten noch besser umgehen kann bzw. sie viel weniger massiv auftreten.

Genau zu dieser Zeit beschließen meine Frau und ich, an »Schweigetagen« in einem christlichen Erholungs- und Einkehrzentrum teilzunehmen. Dadurch wird eine *Klärungsphase* eingeleitet. Denn das Erhoffte tritt ein: Während

37 Serotonin wird auch als »Glückhormon« bezeichnet. Da kann man nur sagen: Glücklich der Mensch, bei dem dieses Hormon in einem guten Gleichgewicht ausreichend vorhanden ist!

wir schweigen, spricht Gott. So etwas ist wirklich ein Geschenk von oben. Gott spricht in der Stille zu mir und lässt mich Dinge hören und sehen, die ich bis dahin noch nicht wahrgenommen hatte. Er spricht die bei mir schwelenden Themen »zwischenmenschliche Konflikte«, »Verletzungen« und »Vergebung« an und zeigt mir den Weg zur Heilung und Versöhnung. Er gebraucht dabei vor allem einen erfahrenen Seelsorger, der mich auf diesem wichtigen Weg begleitet und mir neu einen Blick für Gottes Größe und Möglichkeiten eröffnet. Der Grundtenor seiner Aussagen ist: *»Gott loben, das ist unser Amt!«*

Ja, genau das will ich neu tun. Als Gottes geliebtes Kind will ich Gott loben, ihn lieben und für ihn da sein. Ich will wegsehen von Menschen, die mich enttäuscht und verletzt haben, und hinsehen auf den, der mich liebt, heilt und versorgt. Ich darf frei sein von dem, was in der Vergangenheit war, um befreit nach vorne in die Zukunft gehen zu können. Und Gott sagt, dass er da einen klaren Plan für mich hat, und zwar, dass es zurückgeht nach Japan. Auch meine Frau bekommt in der Stille ihren eigenen neuen Auftrag, nach Japan zurückzukehren.

Am Ende dieser zweiten Hauptphase, die ich während des Burnouts erlebt habe, klären sich viele Dinge für mich. Noch sind nicht alle Fragen beantwortet, aber eine wichtige Grundfrage ist geklärt: Es geht wieder zurück nach Japan. Immer mehr Klarheit in dieser Frage und immer mehr Lob und Dank gegenüber Gott erfüllen mein Herz, so dass die Ängste vor diesem Schritt zurückweichen. Ich bekomme Mut, nach vorne zu blicken und konkrete Schritte in die Zukunft zu gehen.

Die Phase *aus* dem Burnout *heraus*

Ich komme Schritt für Schritt in eine neue, dritte Hauptphase im Rahmen des Burnout-Prozesses. Es ist die Phase, die mich letztlich *aus* dem Burnout *herausführt.*[38] Ich bin zwar noch immer krankgeschrieben (wie schon seit vielen Monaten), aber ich fühle mich nicht mehr so krank. Ich fühle mich körperlich fitter (wofür ich auch eine ganze Menge getan habe), und ich empfinde gleichzeitig auch, dass meine Seele ausgeglichener und belastbarer ist und ich immer mehr mit Zuversicht nach vorne blicke. Das habe ich schon lange Zeit nicht mehr erlebt.

Da ich körperlich und seelisch immer belastbarer werde, übernehme ich in Absprache mit meinem Psychiater und meinem Arbeitgeber wieder mehr und mehr Aufgaben im Rahmen meiner Tätigkeit als Missionar in Deutschland. Es ist die konkrete *»Rückkehr-in-den-Arbeitsprozess-Phase«*. Nachdem ich während des Burnouts am Tag vielleicht etwa ein bis zwei Stunden arbeiten konnte, wird nun die Arbeitszeit alle zwei Wochen schrittweise um zwei Stunden von zwei auf vier, auf sechs und dann acht Stunden pro Tag erhöht, sodass ich schließlich wieder auf eine normale Anzahl an Wochenarbeitsstunden komme und auch die Krankschreibung nach insgesamt ungefähr einem Jahr wieder aufgehoben wird.

Dorothea und ich nehmen schrittweise wieder einen »normalen« Besuchsdienst in den Gemeinden auf. Neben

38 Diese dritte Hauptphase beschreibe ich ausführlich im ersten Hauptteil unter »5 ›Go!‹«.

der Präsentation unserer Missionsarbeit in kleineren Gruppen bin ich auch wieder bei Vorträgen in größeren Gruppen (inklusive Bibelstunden und Gottesdiensten) dabei und am Programm beteiligt. Predigen geht (leider) kräftemäßig immer noch nicht (das übernimmt weiter meine Frau), aber ich kann zeugnishaft von dem erzählen, was ich im Burnout erlebt habe, was ich gelernt habe und wie ich es mit Gottes Hilfe geschafft habe, wieder den Weg heraus zu finden. Dabei finde ich sehr offene Zuhörer und ich treffe einige, die selbst Erfahrung mit Burnout gemacht und viele Fragen haben.

Ich bin echt überrascht, wie schnell und wie viel nun wieder geht, und wie sehr mich Gott wieder gebraucht. Das hätte ich mir ein paar Wochen/Monate zuvor so noch nicht vorstellen können. Es ist so, als wäre ein Schalter umgelegt worden. Ich habe lange auf diesen Moment gewartet. Jetzt ist er da!

Und es geht wieder los, Richtung Japan! Diese Frage ist seit den »Schweige-tagen« grundsätzlich geklärt. Geklärt ist aber noch nicht, wie und wann es genau wieder losgeht. Vor allem diese Frage wird in der *Entscheidungsphase* beantwortet. In dieser Phase werden nun die konkreten Weichen »zurück nach Japan« gestellt: Klare Absprachen werden mit den Verantwortlichen meiner Missionsgesellschaft in Deutschland und in Japan getroffen. Das Team für das Jugendzentrum wird zusammengestellt und mein Arbeitsumfang als Leiter dieses Teams und als Missionar in Japan geklärt. Der Rückreisetermin wird festgelegt und der Flug gebucht. Auch können wir im Vorstand und im Verwaltungsgremium unserer Missionsgesellschaft von meinen/unseren Erfahrungen im Burnout berichten und manche Ideen für die Verbesserung im »Member Care«-Bereich weitergeben.

Und dann kehren wir endlich wieder zurück nach Japan. Wir steigen in eine *neue Lebens- und Dienstphase* ein. Eineinhalb Jahre hat es gedauert, bis ich wieder genug körperliche und auch seelische Kraft aufgebaut habe, um neu in die Arbeit in Japan einsteigen zu können. Ich bin zwar nicht bei 100 %, wie ich es mir wünschen würde, aber immerhin so etwa bei 70–80 % meiner Leistungsfähigkeit. Dabei mache ich mir immer wieder klar, dass es nicht entscheidend ist, wie viel ich leisten kann, sondern viel wichtiger ist, wer ich bin, nämlich Gottes geliebtes Kind, das er schätzt und mag, egal ob es viel oder wenig tut!

Wir werden in Japan bereits sehnlichst erwartet und sind schnell wieder in der Arbeit im Jugendzentrum drin, schneller vielleicht als gedacht und mir letztlich lieb ist. Aber so ist Japan! Wenn du da bist, wird von dir erwartet, dass du auch gleich wieder voll einsatzbereit bist und mitmachst.

Und wir wollen ja auch, dass es wieder richtig losgeht. Aber dann kommt alles völlig anders. Kaum sind wir ein paar Tage in Japan, bebt die Erde, in Fukushima fliegt eine ganz AKW-Anlage in die Luft und ganz Japan fliegt auf unabsehbare Zeit komplett aus der Bahn. Echt ein kompletter »Super-GAU«, für alle! Das verändert alles, auch alle unsere Planungen und Ideen im Blick auf das Jugendzentrum werden innerhalb von Stunden über den Haufen geworfen ...

Die Situation ist sehr belastend. Keiner weiß, was genau

in Fukushima passiert ist und was noch alles passieren wird. Viele Menschen sind traumatisiert, auch manche Missionare. Manche Missionsgesellschaften rufen ihre Mitarbeiter zurück. Alle unsere Kurzzeitmissionare kehren nach Deutschland zurück. Von sieben deutschen Mitarbeitern im Jugendzentrum bleiben zwei übrig, Dorothea und ich. Denn wir entscheiden in Absprache mit unserer Missionsgesellschaft zu bleiben. Und wir machen das Beste aus der Krisensituation.

Die Dreifach-Katastrophe von Fukushima setzt viele Menschen einer extrem hohen Belastungsprobe aus. Auch ich befinde mich in einer besonderen *Belastungsphase*. Die Auswirkungen der Katastrophe und die damit verbundenen Unsicherheiten und Veränderungen drücken schwer auf meine Seele, aber sie hält dem Druck stand und knickt nicht ein. Das ist eine wichtige Erfahrung für mich.

Und ich bemühe mich gerade in dieser Situation, das, was ich im Burnout gelernt habe, nun auch umzusetzen und mich in dieser besonders herausfordernden Belastungszeit vor einem neuen Burnout zu schützen. Ich übe weiter einen neuen Lebensstil ein mit einer möglichst ausgeglichenen Bilanz zwischen Energiezufluss und Energieabfluss, was in dieser nervenaufreibenden Zeit wirklich eine Herausforderung ist. Ich bemühe mich, dankbar auf das zu blicken, was ich habe und was noch ist (u. a. was an Mitarbeitenden auf japanischer Seite im Jugendzentrum verblieben ist), und vertraue darauf, dass Gott aus dem ganzen Chaos etwas Gutes machen kann und es nicht umsonst war, dass wir gerade jetzt wieder nach Japan zurückgekommen sind. Zudem halte ich auch weiter Kontakt zu »meinem« Psychiater und zu »meinem« Seelsorger, um von ihnen einen möglichst objektiven Rat und Begleitung im Umgang mit der Krise zu erhalten.

Im dritten Hauptteil dieses Buches unter der Überschrift »Burnout-Prävention« erkläre ich im Detail, was ich in den letzten Jahren vorbeugend getan habe (und auch heute noch tue!), um nicht erneut in ein Burnout zu geraten. Wie schon gesagt: Ich weiß, dass ich als »Ex-Burnoutler« wieder in alte Muster zurückfallen und mein Leben wieder in eine Schieflage geraten kann. Das will ich auf jeden Fall vermeiden!

Zunächst aber noch eine Zusammenstellung von einigen Hilfen und Tipps, die mir sehr geholfen haben, die verschiedenen Phasen des Burnouts zu bewältigen.

8.3 HILFEN ZUR BEWÄLTIGUNG DER VERSCHIEDENEN PHASEN

Die Bedeutung und Wichtigkeit der Hilfen und Tipps, die ich in diesem Abschnitt vorstelle, habe ich erst so richtig beim eigenen Erleben des Burnout-Prozesses mit seinen verschiedenen Haupt- und Unterphasen entdeckt und wahrgenommen. Vorher hatte ich vielleicht von der einen oder anderen Hilfestellung schon mal gehört, aber gerade zu Beginn des Burnout-Prozesses manche möglichen Hilfen und Tipps nicht auf dem Schirm gehabt bzw. die Notwendigkeit, die eine oder andere Hilfe anzunehmen und sie zu beherzigen, meist nicht gesehen.

Ich schreibe diesen Abschnitt daher rückblickend auf den gesamten Burnout-Prozess mit der Hoffnung, dass mancher Leser, der sich bereits in der einen oder anderen Phase befindet, die ihn ins Burnout führen könnte, Nutzen davon hat und noch die »Kurve« bekommt, bevor er in den »Strudel des Burnouts« gerät, aus dem es kein Entrinnen mehr gibt (zumindest für lange Zeit!).

Zudem habe ich die Hoffnung, dass andere, die sich vielleicht schon in einem Burnout befinden, durch die eine oder andere Hilfe wieder schneller den Weg aus dieser Lebenskrise herausfinden.

Aber was ist zu tun, wenn ich spüre, dass bei mir irgendwas nicht stimmt? Wenn ich gereizter als normal bin, wenn ich nachts nur noch sehr unruhig schlafe und sogar immer wieder Alpträume habe, wenn ich morgens keinen Antrieb zu nichts habe, wenn mir plötzlich ohne äußeren Grund schwindlig wird, wenn mir plötzlich Dinge Angst machen, mich sogar in Panik versetzen, die ich früher selbstverständlich angepackt habe, wenn mir alles zu viel ist, wenn ich das Empfinden habe, dass etwas bei mir aus dem Ruder läuft ...?

Im Folgenden gebe ich eine Übersicht über mögliche Hilfen und Tipps, die in den drei Hauptphasen eines Burnout-Prozesses von großer Wichtigkeit, im wahrsten Sinne des Wortes »not-wendig« sind. Natürlich gibt es für die verschiedenen Phasen ganz unterschiedliche Hilfen und Tipps, da ja jede Phase ihre eigene Problematik und Kennzeichnung besitzt.

Daher beschreibe ich zunächst im Blick auf die erste

Hauptphase meines Burnout-Prozesses, was ich persönlich hätte machen können, um zu verhindern, dass ich richtig massiv in ein Burnout gerate.[39] Wie gesagt, zu dieser Zeit kannte ich manche Hilfen und Tipps vielleicht, aber ich habe sie meist nicht in ihrer Wichtigkeit und Notwendigkeit für mich wahrgenommen.

Im Blick auf die zweite und dritte Hauptphase stelle ich dar, welche Hilfen und Tipps ich in diesen Phasen nach und nach gefunden habe, welche mir konkret im Burnout geholfen haben und welche für mich hilfreich und notwendig waren, um wieder aus dem Burnout herauszukommen. Sicherlich muss nicht jeder Betroffene die Dinge so machen, wie ich es gemacht habe. Es gibt sicherlich verschiedene Wege, um mit einer Burnout-Erfahrung umzugehen. Aber wahrscheinlich deckt sich das, was ich bei den verschiedenen Phasen im und durch das Burnout hindurch unternommen habe, weitgehend mit dem, was auch ein Arzt oder Therapeut empfehlen würde.[40]

Hilfen bei der Phase *ins* Burnout

Wie ich schon an mehreren Stellen dieses Buches gesagt habe, verläuft der Weg *ins* Burnout in Form eines sehr schlei-

39 Eine umfassende Zusammenstellung von Hilfen und Tipps zur Burnout-Prävention findet sich im dritten Hauptteil dieses Buches.

40 In »Burnout. Eine Handreichung für Gemeinden im Bund FeG«, herausgegeben von der »Bundes-leitung und Arbeitskreis Seelsorge der FeG Deutschland«, finden sich unter den Überschriften »Erfahrungsberichte Betroffener«, »Was hat geholfen?« und »Hilfen und Empfehlungen« noch weitere Tipps und Hilfen (S. 25 ff).

chenden, in seiner Brisanz erst mal kaum wahrnehmbaren Prozesses. Oft ist es so, dass die Aufgaben und Problemstellungen immer mehr zunehmen bei abnehmender Energie, die Aufgaben und Probleme anzupacken. Daher ist es nicht überraschend, dass ich – wie auch viele andere Betroffene – in der Mitte des Lebens ein Burnout erlebt habe. In dieser Lebensphase sind die Anforderungen in Beruf und Familie meist sehr hoch, wobei gleichzeitig natürlicherweise die körperliche und seelische Belastbarkeit mehr und mehr abnimmt. Das Leben geht schon lange nicht mehr einfach von der Hand. Zeiten der Überforderung nehmen zu. Nächte mit unruhigem Schlaf kommen immer öfter vor. Auch der Urlaub hilft nicht mehr, den Energietank wieder ausreichend aufzufüllen. Depressive Phasen häufen sich. Schwindel, Herzrasen, Bluthochdruck, Angstzustände, ... gehören zur Tagesordnung. Aus »heiterem Himmel« treten Panikattacken auf. Das Gefühl entsteht, dass das Leben aus der eigenen Kontrolle, aus den Fugen gerät.

In solch einer Situation kann ich nur raten, Folgendes zu tun:

- Auf keinen Fall (!) einfach so weitermachen und darauf hoffen, dass alles von alleine wieder gut wird; denn es wird nicht von alleine wieder gut!
- Auf jeden Fall Hilfe suchen. Eine Ärztin hat mir einmal gesagt: Es gibt kein biblisches Gebot, das einem verbietet, sich Hilfe zu holen, wenn man Hilfe braucht!
- Mit dem Ehepartner, guten Freunden, Seelsorger, Mentor, ... offen über die eigene Situation sprechen

und sie um eine ehrliche Einschätzung und um Rat bitten Möglichst bald einen Burnout-Präventionskurs besuchen (falls das kräftemäßig noch möglich ist) und präventive Maßnahmen erlernen und ergreifen (Sport und Entspannungsübungen machen, kleine Pausen im Alltag einbauen; längeren Urlaub/Auszeit nehmen; klare Lebensziele und Lebensregeln formulieren; Freundschaften neu aufleben lassen; ...)[41]

- Bei Beschwerden wie Schwindel, Herzrasen, Bluthochdruck, Herzprobleme, depressive Phasen, Angstzustände, Panikattacken, ... auf jeden Fall den Hausarzt zu Rate ziehen und ggf. entsprechende Fachärzte konsultieren
- Dabei folgende Fragen dringend abklären: Bin ich wirklich körperlich krank oder leide ich unter psychosomatischen Beschwerden? Wo liegen die eigentlichen Ursachen für die Ängste, Panikattacken, ...?
- Mit den Ärzten geeignete Hilfs- und Therapiemöglichkeiten besprechen (ambulante Therapiemöglichkeiten, Möglichkeit eines Kuraufenthalts, ...) und ggf. nach ärztlicher Verordnung Akut-Medikamente einnehmen (ggf. Beruhigungsmittel, Betablocker, ...)
- Den Arbeitgeber verständigen und offen über die Problematik reden (natürlich ist das bei einer erfolgten Krankschreibung sowieso nötig); dabei vor allem den derzeitigen Arbeitsumfang ansprechen und gemeinsam nach Wegen suchen, um das Arbeitspensum möglichst

41 Eine umfassende Zusammenstellung von Hilfen und Tipps zur Burnout-Prävention findet sich im dritten Hauptteil dieses Buches.

zeitnah zu drosseln
- Auch private Termine und Mitarbeit in der Kirche/Gemeinde reduzieren

Hilfen bei der Phase *im* Burnout

Die Phase *ins* Burnout lässt sich meist nicht so klar von der nächsten Phase abgrenzen, von der Phase *im* Burnout selbst. Ab wann diese Phase im Burnout-Prozess erreicht ist, in der beim besten Willen nichts mehr geht, bei der die körperlichen und seelischen Energiereserven komplett aufgebraucht sind und aus der es erst einmal kein »Heraus« mehr gibt (schon gar nicht aus eigener Kraft!), ist sicherlich bei jedem Betroffenen anders. Bei mir war der »Point of no Return«[42] erreicht, als ich triefend nass mit all meinen Klamotten am Körper in der Dusche saß.

Wer in den »Strudel« eines Burnouts hineingeraten ist und sich daraus nicht mehr befreien kann, dem kann ich nur Folgendes empfehlen:

- Sofort (!) Kontakt zum Hausarzt und möglichst zu einem Psychiater aufnehmen und eine Krankschreibung erwirken
- In Absprache mit dem Arbeitgeber alle beruflichen Termine absagen und auch die privaten Termine auf ein Minimum reduzieren. Sich möglichst ganz aus dem »nor-

42 »Punkt ohne Wiederkehr, ohne Chance auf Rückkehr zum alten Status/Zustand« (Übersetzung des Verfassers).

malen« Alltag rausnehmen. Das ist nun dringend nötig und möglich! Auf jeden Fall aufhören zu denken: »Das geht nicht!« Es muss gehen, und es geht auch! 100%ig! Ambulante und/oder stationäre Therapie erhalten, um hier in Ruhe die eigene Vergangenheit aufzuarbeiten, schlechte Verhaltensmuster aufzuspüren und einen neuen Lebensstil zu entdecken und zu erlernen
- Unter ärztlicher Aufsicht Medikamente (Beruhigungsmittel, Psychopharmaka, ...) einschleichen

Falls sich während des Burnouts mehr und mehr eine Entwicklung zum Positiven abzeichnet, empfiehlt es sich,

- einen einfachen Tagesplan zu erstellen und nach und nach wieder einen Lebensrhythmus zu finden und einzuüben[43]
- nach Absprache mit dem Arzt, dem Arbeitgeber und der Krankenkasse langsam wieder das Arbeitspensum zu steigern, um so wieder behutsam in den Berufsalltag hineinzufinden
- in Absprache mit dem Arzt weiter Medikamente einzunehmen, dabei aber die Dosis langsam runterzufahren

43 Auch im Burnout ist es wichtig, einen gewissen Tagesablauf zu haben und sich Ziele für den Tag zu setzen (wenn sie auch noch so klein sind). Das Erreichen dieser Ziele macht Mut und spornt an. Nur so in den Tag zu leben und auf der Couch »rumzuhängen« macht nur noch schlapper, entmutigt und baut nicht wirklich die Kräfte neu auf. Die körperliche Belastbarkeit (die während eines Burnouts oft sehr leidet) muss neu aufgebaut und auch die seelischen »Muskeln« müssen neu trainiert werden, damit sie wieder stabil und leistungsfähig werden. Siehe dazu auch meine Ausführungen im ersten Hauptteil unter »4 Zurück!« bei »4.2 So etwas wie Alltag«).

- weiter mit Hilfe von Therapeuten, Ärzten und Mentoren (Seelsorgern) einen neuen Lebensstil zu erlernen und einzuüben (inklusive präventiver Maßnahmen gegen ein erneutes Burnout)
- sich mehr und mehr der »Schätze«, der wichtigen Erfahrungen und Entdeckungen klar zu werden, die man bereits im Burnout-Prozess gewonnen hat
- eine längere Auszeit zur Stille vor Gott zu nehmen (in einem christlichen Einkehrzentrum, Kloster, ...), um mit Hilfe eines geistlichen Begleiters das eigene Leben grundlegend nochmals auf den Prüfstand zu stellen und neue Wegweisung von Gott zu erhalten

Hilfen bei der Phase *aus* dem Burnout *heraus*

Auch der Übergang von der Phase im Burnout zu der Phase, die wieder aus dieser Lebenskrise *herausführt*, ist nicht klar bestimmbar. Der Übergang ist auch hier meist fließend. Aber diese dritte Phase ist sicherlich dadurch gekennzeichnet, dass die körperlichen und seelischen Kräfte wieder vermehrt vorhanden sind und der Blick in die Zukunft wieder grundsätzlich von Hoffnung und Zuversicht geprägt ist. Es geht wieder was! Es geht wieder nach vorne! Es gibt noch dunkle Tage, aber die hellen überwiegen wieder. Der Prozess bis hierhin war mühsam und hat lange gedauert, aber jetzt ist es so weit, wieder Pläne zu schmieden und mutig Neues anzupacken, allerdings mit neuen Werten und mit einem neu gewonnenen Lebensstil. Ich bin nicht mehr der »Alte«, sondern ich will ein neues Kapitel in meinem neuen Leben nach dem Burnout aufschlagen mit neuen Vorzeichen.

In dieser Phase ist es wichtig,

- in Absprache mit dem Arbeitgeber einen Berufsalltag mit angemessenem Arbeitspensum und klarem Arbeitsauftrag zu vereinbaren
- nach Absprache mit dem Arzt, dem Arbeitgeber und der Krankenkasse nach und nach wieder voll in den Arbeitsprozess einzusteigen (ggf. mit weniger Arbeitsstunden als zuvor)
- in Absprache mit dem Arzt ggf. die Medikamente zu reduzieren bzw. wieder abzusetzen
- den neu gewonnen und klar bestimmten Lebensstil mit seinen neuen Werten entschlossen leben zu lernen
- die neue Lebensphase nach dem Burnout anzunehmen und den Reichtum der im Burnout gewonnenen Erfahrungen und Entdeckungen schätzen zu lernen
- als »trockener Burnoutler« weiter aktiv und bewusst Burnout-Prävention[44] zu betreiben

Noch ein wichtiger Tipp zum Schluss dieses Kapitels:

Ein entscheidender Faktor beim Durchleben und Durchstehen der einzelnen Phasen des Burnouts ist es, sich Zeit zu lassen. Ich wollte damals im Burnout gerne, dass schnell alles besser wird und ich wieder ein normales Leben führen kann. Ich wollte schnell wieder zu »back to normal«. Nur daraus wurde nichts! Es war so, wie mein Hausarzt mir damals im Burnout klar und deutlich sagte (ich habe diese

44 Wie eine geeignete Prävention aussehen kann, beschreibe ich im Anschluss an dieses Kapitel ausführlich im dritten Hauptteil.

Aussage schon in der Einleitung dieses Buches erwähnt):

> *»Jörg, genauso lange wie es gedauert hat, dass es schlecht wurde, wird es dauern, bis es wieder gut wird!«*

Er hatte Recht. Ich musste die verschiedenen Phasen und die einzelnen Wegabschnitte innerhalb der Phasen durchgehen, ja durchleiden. Anders ging es nicht! Es gab keine Abkürzungen oder Sonderwege. Auch nicht für mich als Christen, der auf Gott und seine Kraft vertraut (obwohl ich Gott zutraue, dass er auch eine Burnout-Krise von heute auf morgen verändern kann; nur ist das die Ausnahme und nicht der Normalfall!).

Es ging nur in kleinen Schritten ganz langsam vorwärts mit vielen Aufs und Abs, mit Fortschritten und Rückschritten, Siegen und Niederlagen. Das hat mich geprägt, verändert, meine Persönlichkeit zu der geformt, wie sie jetzt ist. Das brauchte Zeit, viel Zeit! Das hat mir und auch anderen, die mir nahestehen, sehr viel Geduld abverlangt. Aber einen anderen Weg gab es nicht!

Roland Hardmeier schreibt in seinem Buch »Nach wie viel BURN ist Mann OUT?« am Ende unter der Überschrift »Bilanz ziehen (Neuordnung)«, in der Phase nach (!) seinem Burnout:

> *»Langsam beginnt mein Herz zu glauben, dass diese Phase meines Lebens nicht umsonst war. Es gibt Tage, an denen ich spüre, dass Gott aus den Bruchstücken meines Lebens etwas Schönen und Wertvolles machen wird. Und diese Tage wer-*

den immer mehr.«[45]

Um durch diese massive Lebenskrise durchzugehen, braucht es wirklich sehr viel Geduld. Und um nicht wieder in ein Burnout hineinzugeraten, braucht es viele gute Ideen, Hilfen und Maßnahmen für eine sinnvolle Prävention.

Wie eine gute Burnout-Prävention gelingen kann, will ich nun im dritten Hauptteil meines Buches vorstellen.

45 Roland Hardmeier, Nach wie viel BURN ist Mann OUT?, Brunnen Verlag, Basel, 2012, S. 238.

TEIL III
BURNOUT-PRÄVENTION

Im diesem dritten Hauptteil meines Buches lege ich einen besonderen Schwerpunkt auf die Beschreibung, welche Präventionsideen ich in den letzten Jahren gewonnen habe und wie ich sie immer mehr praktisch in meinen Alltag umgesetzt habe bzw. weiterhin umsetze, um letztlich nicht wieder in ein Burnout zu geraten. Denn wie der Volksmund ganz richtig sagt: »*Vorbeugen ist besser als Heilen.*«

Dr. med. Thomas M. H. Bergner betont dazu:

> *»Es gibt drei zentrale Möglichkeiten, sich vor Burnout zu schützen: Prävention, Prävention und nochmals Prävention.«*[1]

Warum geraten nur so viele Menschen in ein Burnout, ist das »Ausgebranntsein« geradezu zu einer Modekrankheit geworden? Warum musste auch ich persönlich diese Tortur des »überhaupt nichts mehr Könnens« so extrem durchmachen? Hätte es noch einen anderen, »leichteren« Weg gegeben? Diese Fragen habe ich mir schon öfter gestellt.

Ich bin davon überzeugt, dass es nicht so weit kommen muss, dass gar nichts mehr geht! Auch in meinem Fall hätte es nicht zwingend so weit kommen müssen.

Natürlich, jeder Mensch ist anders, anders veranlagt, trägt seine eigene Geschichte mit sich herum. Sensible, emotionale Menschen, die es gerne allen recht machen wollen und zudem auch noch einen Hang zum Perfektionis-

1 Dr. med. Thomas M. H. Bergner, Burnout-Prävention, S. 1.

mus haben, sind sicherlich mehr gefährdet als die, die eher kühl, gelassen an die Dinge herangehen, die genau wissen, was sie wollen, und sich nur wenig von anderen Menschen oder den äußeren Umständen in ihre Lebensabläufe hineinreden lassen.

Ich gehöre eher zu der erstgenannten Sorte Mensch.

Und trotzdem hätte ich dem Burnout vorbeugen können. Davon bin ich zumindest heute überzeugt. Nur habe ich damals, als ich nach und nach in das Burnout »hineinschlitterte«, vieles noch nicht gesehen, was ich heute sehe, zumindest nicht so klar wie heute. Ich habe durch das Burnout vieles gelernt, auch, wie ich ihm hätte vorbeugen bzw. es vermeiden können.

Und natürlich bin ich nun durch alle meine Erfahrungen nicht davor gefeit, dass ich wieder in eine Burnout-Falle gerate. Bestimmt nicht! Leider habe ich vor einigen Jahren – acht Jahre nach meinem ersten Burnout – wieder einen Rückfall erleiden müssen (was das Weiterschreiben an diesem Buch lange erschwert hat). Das wollte ich unbedingt vermeiden. Lange Jahre ist mir das auch gelungen ...!

Aber es stimmt leider, was ich einmal gehört habe: Wer einmal Alkoholiker war, bleibt latent ein Alkoholiker, auch wenn er schon lange »trocken« ist. Und wer einmal ein »Burnoutler« war, bleibt es auch latent, auch wenn er viel dazugelernt hat. Leider!

Von daher ist und bleibt es für mich wichtig, dass ich weiterhin vorbeugende Maßnahmen ergreife. Auch jetzt noch, nach dem Burnout, gerade auch jetzt!

Wie sehen nun solche Maßnahmen aus? Wie sieht eine sinnvolle, gelingende Burnout-Prävention aus? Darüber wurden schon viele Bücher geschrieben. U. a. beschäftigt sich Dr. Bergner in seinem bereits von mir zitierten Buch »Burnout-Prävention« ausführlich mit diesem Thema, und ich kann nur empfehlen, sich dieser Lektüre zu widmen.[2]

Ich will aber in diesem dritten Teil meines Buches nicht wiederholen, was es dort und in anderen Büchern zu lesen gibt. Ich will vielmehr einige Tipps und Hilfen weitergeben, die ich selber gelernt und die ich selbst konkret über die Jahre ausprobiert und praktiziere habe, von denen ich überzeugt bin. Sie sollen dabei helfen, einen wichtigen Grundsatz der Burnout-Prävention zu befolgen, nämlich dass die Bilanz von zufließender und abfließender Energie im Leben eines Menschen stimmen muss.

Und wie bereits mehrmals gesagt: Ich bin hier selbst weiterhin ein Lernender. Vor allen Dingen muss ich weiter lernen, dass ich das, was ich im Folgenden beschreibe, auch weiterhin selbst praktiziere.

2 Besonders im Kapitel »4 Die neun Stufen der Burnout-Prävention« beschreibt Dr. Bergner viele wichtige Tipps und Ratschläge für eine gelingende Prävention.
Weitere wichtige Tipps und Hilfen zur Prävention finden sich auch bei Dr. Martin Grabe, Zeitkrankheit Burnout: »5.Wie entwickelt man eine Anti-Burnout-Grundhaltung?«, S. 67 ff, und bei Bundesleitung und Arbeitskreis Seelsorge der FeG Deutschland (Herausgeber), Burnout. Eine Handreichung für Gemeinden im Bund FeG, »Burnout als Problemdes ›Systems‹ Gemeinde, Bund FeG und nicht nur des Einzelnen«, S. 15 f.

KAPITEL 9
WICHTIGER GRUNDSATZ: DIE ENERGIEBILANZ MUSS STIMMEN

Wie gesagt: Jeder, der einen Burnout hat, hat für etwas »gebrannt«. Das Problem war nur, dass die Energiebilanz irgendwann nicht mehr gestimmt hat: Es ist mehr Energie abgeflossen als zugeflossen ist; so war mein »Akku« konsequenterweise irgendwann leer ...

Ich höre regelmäßig Predigten von Erwin McManus, Gründer von »Mosaic« (Church) in Los Angeles. Seine Predigten sind schon seit langer Zeit eine große Inspiration und Herausforderung für mich. McManus hat zudem auch mehrere Bücher veröffentlicht. Ein besonders bemerkenswertes Buch trägt den Titel »The Way of the Warrior«.

Dabei schreibt McManus, dass »God's warriors«, »Kämpfer Gottes«, erst dann richtig lebendig seien, wenn sie für eine gute Sache Gottes in den Kampf gehen und sich leidenschaftlich mit aller Kraft dafür einsetzen. Die »Kämpfer« haben dabei aber ein wichtiges Geheimnis entdeckt: nämlich dass die eigentliche Kraft für diesen Kampf nicht von ihnen selbst kommt, sondern von Gott, und dass es gefährlich ist, mehr Energie einzusetzen, als zuvor zugeflossen ist.[3]

3 Erwin McManus, The Way of the Warrior, WaterBrook, New York, Kindle Edition 2019, S. 127.

Ich kann das, was McManus sagt, gut nachvollziehen. Wie er selbst bin ich jemand, der das, was er tut, mit Leidenschaft und Hingabe macht und gerne mit allem Einsatz für die gute Sache »kämpft«. Wenn ich von einer Sache nicht wirklich begeistert bin und für »etwas« nicht wirklich brenne, mache ich es auch (meist) nicht.

Die Kehrseite ist, dass ich für das »Brennen« für eine Sache, die mich begeistert, auch viel Energie brauche und in der Gefahr stehe, mehr Energie, als ich eigentlich habe, einzusetzen (bzw. einsetzen zu wollen) und letztlich »auszubrennen«.

Ich muss daher in meinem Leben darauf achten, dass die Bilanz zwischen zufließender und abfließender Energie stimmt, damit mein »Feuer« eben nicht »ausgeht«, sondern immer wieder neu »angefacht« wird und hell »brennt«.

Zudem will ich darauf achten, wofür ich meine Energie einsetze. Ich will meine Energie vor allem positiv, für sinnvolle Dinge, für Dinge, die mich wirklich begeistern, einsetzen und nicht negativ für Dinge, die keinen Sinn machen und eher destruktiv sind.

»Positiver« Energieabfluss findet immer dann statt, wenn ich mein Leben für etwas Gutes, Schönes, Hilfreiches, für eine herausfordernde Vision einsetze, z. B. für Gottes Reich und für Menschen. Das ist oft auch mit Mühe und besonderer Anstrengung verbunden. Aber dann findet eben ein »positiver« Energieabfluss statt, und das ist auch in Ordnung so.

Wenn ich allerdings Energie dafür aufbringen muss, um meine »negativen« inneren Antreiber zufrieden zu stellen, und wenn sich gar »Energiekiller« in mein Leben einschleichen, dann findet regelrecht ein »negativer« Energieabfluss statt.

Ich möchte daher lernen, diese Zeiten des negativen Energieabflusses möglichst zu begrenzen und meine Energie positiv für Dinge und Ziele einzusetzen, hinter denen ich voll und ganz stehe und die für mich Sinn machen.

Und ich will in gleicher Weise darauf achten, dass ich durch geeignete »Energiebringer« genug Energiezufluss habe, damit meine Energiebilanz möglichst stimmt und ich mit Freude und Frische an mein Tagwerk gehen kann.

In den folgenden beiden Kapiteln will ich vorstellen, was in meinem Leben »Energiekiller« bzw. was »Energiebringer« sind und wie ich mich darum bemühe, die einen zu meiden bzw. bestenfalls zu »killen« und die anderen zu fördern und zu vermehren.

KAPITEL 10
ACHTUNG, FALLE: »ENERGIEKILLER«

In diesem Kapitel gehe ich nun auf besondere »Energiekiller« und spezielle »Kraftfresser« ein, die unnötig viel Energie bei mir »abzapfen«, ja regelrecht meine Power »auffressen«. Verbunden mit den oben genannten Ursachen und inneren und äußeren Auslösern für ein Burnout »befeuern« sie regelrecht einen Burnout-Prozess, der ja davon gekennzeichnet ist, dass mehr Kraft abfließt, als hinzukommt.

Was sind meine persönlichen »Energiefresser«? Was frisst unnötig meine Energie? Was »killt« sie regelrecht und sollte ich daher möglichst meinerseits »killen«? Diesen Fragen gilt es nachzugehen, um den persönlichen Energiefressern auf die Spur zu kommen, sie zu identifizieren, zu minimieren und am besten auszuschalten.

Ich bin davon überzeugt, dass nur dann eine gute Burnout-Prävention gelingen kann, wenn diesen fressenden »Ungeheuern« mehr und mehr das »Maul gestopft« wird.

Energiefresser Nr. 1 in meinem Leben als beziehungsorientierter Mensch sind ungeklärte, unversöhnte, oder gar angstbesetzte Beziehungen. Das ist ohne Frage so! In solchen Beziehungen habe ich immer schon unglaublich viel meiner Energie verbraten, und tue es auch heute noch, auch wenn ich hier schon viel dazugelernt habe.

Bei meinen Ausführungen im ersten Teil dieses Buches habe ich dieses Thema immer wieder mal angesprochen, weil es mich letztlich in meinem ganzen Burnout-Prozess intensiv beschäftigt hat und eine wichtige Ursache für mein Burnout war.[4]

Was ich hier gelernt habe: Wann immer sich ein größeres Problem in der Beziehung zu einem anderen Menschen auftut, tue ich gut daran, mir die ganze Sache genauer anzusehen, mit Jesus im Gebet darüber offen zu sprechen und ggf. Menschen meines Vertrauens um ihre Einschätzung und Rat zu bitten.

Als nächster Schritt hilft es mir, Wege der Versöhnung zu suchen, ggf. konkret und bewusst der betreffenden Person zu vergeben (möglicherweise ganz »einseitig«) und ggf. die Person auch konkret um Vergebung zu bitten (superschön ist natürlich, dann auch Vergebung zugesprochen zu bekommen; aber das ist etwas, das nicht in meiner Macht liegt), um neu in einer geheilten, zwischenmenschlichen Beziehung zu leben.

Ein weiterer »Stressverursacher« und »Energiefresser« sind Aufgaben, die an mich herangetragen werden, bei denen mir nicht klar ist, wie die genaue Aufgabenbeschreibung aussieht. Weiter oben habe ich beschrieben, dass ich in die Bundesleitung des japanischen Bundes gewählt wurde (und dadurch zum stellvertretenden Landesleiter der Japanmissionare bestimmt worden bin), ohne dass man mich zu-

4 Vgl. dazu meine Aussagen im ersten Hauptteil unter »1 Der schleichende Weg ins Burnout« bei »1.4 Massive Probleme«. Hier beschreibe ich vor allem die Schwierigkeiten mit einem Teilnehmer auf dem Sommercamp und der damit verbundenen Misstrauensaussage eines Verantwortlichen im japanischen Bund.

nächst gefragt hatte. Das war natürlich schon mal eine unglaubliche Geschichte. Was für mich aber noch wesentlich dazukam, war, dass ich überhaupt nicht wusste, was man von mir als stellvertretenden Landesleiter in der Bundesleitung erwartete. »Ist es okay, in Sitzungen einfach ›nur‹ dabeizusitzen und nichts zu sagen?«, »Wann soll ich was zu was sagen?«, »Wie groß sind mein Verantwortungsbereich und meine Kompetenz?« ...

Auf meine Rückfragen wurde mir damals nur gesagt, dass sich dies schon von alleine ergeben würde. Solch eine Rückmeldung, solch eine Art von Arbeitsbeschreibung bzw. »Nicht-Arbeitsbeschreibung« hat bei mir einen unglaublichen Stress ausgelöst. Ich war total verunsichert, überfordert. Das war eine weitere wichtige Ursache für mein Burnout.

Manchmal kommt zu einer unklaren Arbeitsbeschreibung noch ein weiterer Aspekt dazu, der die Energie regelrecht »killt«: nämlich der, dass ich mich mit zu vielen Aufgaben, Arbeitsbereichen und Problemstellungen beschäftigen muss, die nicht zu mir und zu meinem Gabenprofil passen. Bei mir ist das z. B. alles, was mit praktischen Arbeiten (Hausmeistertätigkeiten, Handwerkerarbeiten, Autoreparaturarbeiten, ...) zu tun hat. Das ist echt Stress pur für mich! Ich habe da einfach zwei linke Hände, weiß nicht, wie ich diese Sachen anpacken sollte (im wahrsten Sinne des Wortes). Meine Frau ist da anders. Die geht gerne (unglaublich!) in den Baumarkt. Ich weiß nicht, was ich da soll. Das Beste ist das Eis, was es da auch zu kaufen gibt. Um alles andere mache ich einen möglichst weiten Bogen.

Weil es mir einfach zu viel Stress macht, mich mit allen diesen Maschinen, Werkzeugen, Schrauben und was auch immer zu beschäftigen.

Daher achte ich darauf, vor allem Aufgaben und Arbeitsbereiche zu übernehmen, die meinen Gaben und Möglichkeiten entsprechen, verbunden mit einer Arbeitsplatzbeschreibung, die für mich einen klaren und machbaren Arbeitsumfang und -inhalt absteckt.

Es gibt sicherlich noch weitere dieser Energiekiller. Bei jedem Menschen »killen« andere Dinge die kostbare Energie, die uns jeden Tag zur Verfügung steht. Auf jeden Fall gilt es, diese »Killer« zu identifizieren und so weit wie möglich auszuschalten.

Zugleich ist es natürlich ganz wichtig, die »Energiekiller« durch »Energiebringer« zu ersetzen und diese mehr und mehr im eigenen Leben zu fördern und zu etablieren. Zu diesem Punkt nun mehr im nächsten Kapitel.

KAPITEL 11
POSITIVE LADUNG: »ENERGIEBRINGER«

Egal wie und wofür ich auch immer meine Energie einsetze: Zuvor muss ich erst einmal Energie bekommen, in meinen »Akku» einladen. Nur: Wodurch lädt sich mein »innerer Akku« auf? Wodurch erhalte ich immer wieder neue und frische Energie? Was sind in meinem Leben »Energiebringer«?

In diesem Kapitel möchte ich einige meiner Energiebringer im Einzelnen vorstellen.

11.1 DOROTHEA

Meine Frau Dorothea ist die wichtigste Person in meinem Leben. Wir kennen uns schon, seit wir knapp 18 Jahre alt sind. Mit 19 haben wir uns verlobt, mit 21 geheiratet. Dorothea ist die Liebe meines Lebens. Sie ist mein Liebling, das Liebste, das ich in meinem Leben habe, diejenige, mit der ich meine intimsten und bedeutendsten Dinge teilen kann. Sie ist meine Gefährtin, die mit mir durch dick und dünn geht und mit der ich »Pferde stehlen« könnte. Sie ist meine Ermutigerin und Kritisiererin, auf deren Rat und Einschätzung ich großen Wert lege, weil ich weiß, dass sie in jeder Hinsicht ehrlich ist und es gut mit mir meint. Sie ist die, die meine (vielen) Visionen mitträgt und teilt, sie anhört und bewertet, mich bremst oder mich zum Handeln ermutigt, Ideen hinzugibt und mir hilft, sie zu verwirklichen.

Wir sind ein »eingespieltes Team«, das sich gegenseitig bereichert und die Stärken und Schwächen des anderen ergänzt und erweitert. Wie gesagt, ich bin überhaupt nicht begabt bei allen Dingen, die mit Autos, praktischen Arbeiten an Gebäuden und Möbeln, technischen Geräten und Computern zu tun haben. Dorothea dagegen liebt alles, was mit Technik und praktischen Dingen zu tun hat, und möchte da alles durch »Probieren« herausfinden. Dadurch nimmt sie mir vieles ab. Was für ein Glück für uns beide!

Ich dagegen bekomme schneller als Dorothea Kontakt zu Menschen und habe meist keine Scheu, Menschen einfach so auf der Straße anzusprechen und ein »Schwätzchen« mit ihnen zu halten. Da braucht Dorothea meist etwas länger und ich kann für sie so etwas wie eine Brücke sein, auf der sie ihrerseits einen neuen Kontakt knüpfen kann.

Dorothea ist meine wichtigste Bezugsperson, jemand, auf den ich mich absolut verlassen kann, und diejenige, von der ich weiß, dass sie mich nicht verlassen wird, egal was kommt. Dieses Wissen gibt mir unwahrscheinlich viel Kraft für den Alltag und hat mich in schweren Tagen und durch lange Krankheitsphasen hindurch getragen und ermutigt. Dieses Vertrauen ist in mehr als 30 Ehejahren gewachsen und wird immer größer, je länger wir zusammen sind und je besser wir uns kennen.

Wie schon an mancher Stelle in diesem Buch gesagt: Wir schweben nicht jeden Tag immer nur auf »Wolke 7«. Gewiss nicht! Wir haben unsere Krisen, unsere Kämpfe miteinander und reiben uns an unserer Unterschiedlichkeit. Manchmal kracht es auch richtig und wir streiten miteinander. Das hat uns am Anfang unserer Ehe mal in eine richtige Krise gebracht, so dass wir damals entschieden haben, dass wir uns nach jedem Krach spätestens bis zum »Sonnenuntergang« wieder versöhnen und keinen Zorn und Groll mit in die Nacht nehmen. Wir haben damals diesen Tipp beim Apostel Paulus gefunden, der in Epheser 4,26 sagt: »*Zürnt ihr, so sündigt nicht; lasst die Sonne nicht über eurem Zorn untergehen …*«. Das haben wir nun schon 30 Jahre und länger so gemacht und sind gut damit gefahren.

Es tauchten in unserer Ehe auch immer wieder Probleme und Schwierigkeiten auf, die wir nur gemeinsam bewältigen konnten. Gerade die Zeit meines Burnouts war eine große Herausforderung für unsere Ehe. Wie schon weiter oben erzählt, wusste meine Frau damals nicht mehr, wie sie mich nehmen sollte, ich »funktionierte« einfach nicht mehr wie sonst. Wir wussten lange Zeit nicht, wie und wo es weitergehen sollte. Das hat unsere Beziehung belastet, aber letztlich nur noch belastbarer, noch fester, noch tiefer gemacht. Das ist nicht selbstverständlich, das ist ein besonderes Geschenk für mich. Dorothea ist ein besonderes Geschenk für mich, wie ihr Name es sagt: »Geschenk Gottes« (griech. »doron« = Geschenk und »thea, theos« = Gott).

Wir arbeiten weiter an unserer Beziehung, praktisch jeden Tag. Denn unsere Beziehung ist für uns etwas ganz Wertvolles. Und was einem etwas wert ist, das pflegt man, da kümmert man sich darum, da nimmt man sich Zeit für. So achten wir darauf, dass wir täglich etwas zusammen machen: zusammen essen, spielen, beten, Fernsehen schauen, Gedanken austauschen, Spazieren gehen, ... Wir besprechen morgens kurz unseren Tagesablauf und helfen uns gegenseitig im Arbeitsprozess, wo gerade Hilfe, Rat und Tat nötig sind.

Und wir bemühen uns darum, dass wir einmal in der Woche einen Eheabend haben, um uns stärker miteinander auszutauschen, offen über »unsere« Themen zu reden, um gemeinsam im Internet eine Predigt anzuhören und uns davon inspirieren zu lassen, um länger zusammen zu beten, ... Dazu machen wir regelmäßig zusammen Sport und feuern uns gegenseitig an, auch mit über 50 noch möglichst viel für unsere Fitness und Gesundheit zu tun. Wir fahren gerne zusammen in den Urlaub oder machen einen Ausflug und gönnen uns dann auch mal was Schönes, was ruhig mal was kosten darf!

11.2 KONTAKT ZU FREUNDEN

Freunde sind für mich Menschen, wo ich einfach Mensch sein darf.

Für viele Menschen bin ich Missionar und sind Begegnungen mit gewissen Erwartungen verbunden sowie mit bestimmten Fragestellungen verknüpft, vor allem auch damit, wie es der missionarischen Arbeit so geht, wie Japan so ist, wie ich den Weg nach Japan gefunden habe, ... Gerade wenn ich in Deutschland bin, kann ich bei Begegnung mit Menschen meine Person oft kaum von meinem Beruf trennen. Auch meinen Gesprächspartnern gelingt das oft nicht. Meine Person und mein Beruf sind eben an vielen Stellen eng miteinander verknüpft. Grundsätzlich ist das irgendwo okay, aber auch stressig, so dass oft mehr Energie abals zufließt.

Bei meinen Freunden ist es anders. Die interessieren sich natürlich auch dafür, wie es mir als Missionar und meiner missionarischen Arbeit geht, aber ich als Person stehe im Vordergrund und nicht mein Beruf. Ich bin für sie einfach nur der »Jörg«. Ich erzähle von mir und sie erzählen auch von sich selbst, von dem, was sie begeistert und was ihnen gut gelungen ist, aber auch von ihren Fragen, Nöten, Zweifeln. Wir teilen Freud und Leid, reden offen über Gott und die Welt, ohne groß darüber nachzudenken, wie der andere wohl meine Meinung auffasst und ob er mich wohl trotz gegenteiliger Auffassung noch mag. Wir essen was Leckeres zusammen und spielen alte Spiele, die wir schon immer zusammen gespielt haben, oder wir sind einfach nur so zusammen und erzählen uns was aus den alten Zeiten, die wir zusammen erlebt haben, schauen dabei zusammen alte Fotos und Videos an, essen eine grosse Tüte Chips und trinken ein Fläschchen Bier dazu, ... Am Schluss beten wir noch zusammen zu dem, der uns schon seit so vielen Jahren verbindet, versorgt und liebt ... Wenn ich nach so einem Zusammensein nach Hause gehe, wurde mein Akku aufgeladen und ich kann es kaum erwarten, wieder mit meinen Freunden zusammen zu sein.

Echte Freunde zu haben, ist ein großes Gut und Geschenk, mit dem ich sorgsam umgehen will. Für den Erhalt und auch für den Aufbau von solchen Freundschaften muss ich etwas einsetzen und will ich etwas tun. Denn sie fallen nicht vom Himmel. Freunde können sich aus den Augen verlieren, gerade dann, wenn man sich jahrelang kaum oder gar nicht treffen kann, weil wir tausende von Kilometern getrennt voneinander wohnen und leben. Daher halte ich möglichst Kontakt zu ihnen, schreibe ihnen, skype mit ihnen, gratuliere ihnen zum Geburtstag, wende mich mit Gebetsanliegen an sie, ... Ich freue mich, ihre Stimme zu hören, ich freue mich darauf, mich offen mit ihnen auszutauschen, ich freue mich einfach darüber, dass es sie gibt. Und wenn ich dann wieder in Deutschland bin, habe ich schon lange Zeit vorher in meinem Terminkalender ganz dick eingetragen, wann und wo ich neben den beruflichen Terminen auf jeden Fall auch Besuche bei meinen Freunden mache. Auf jeden Fall!

11.3 BESONDERE MÄNNERFREUNDSCHAFTEN

Unter meinen Freunden habe ich ein paar besondere Kumpel und Weggefährten. Der Kontakt zu ihnen ist für mich sehr wichtig! Ein Teil von ihnen wohnt in Deutschland, ein Teil in Japan. Zu manchen stehe ich in regelmäßigem Kontakt, zu anderen eher in sporadischem. Mit den einen kann ich mich aufgrund der Entfernung nur über Skype oder soziale Medien in Verbindung setzen, die anderen kann ich hier in Japan treffen und mich mit ihnen austauschen. Einen von ihnen brauche ich nur kurz zu fragen: »Wie wär's am ›soundsovielten‹ um ›soundsoviel‹ Uhr am gleichen Platz wie immer?«. Dann kommt nur die kurze

Antwort: »Alles klar! Wie immer!«

Alle diese besonderen Männer kenne ich schon seit Jahren, sie sind in meinem Alter (plus/minus zehn Jahre), sind verheiratet, sind Christen. Sie haben ganz unterschiedliche Berufe, Interessen und Hobbies. Wir wissen mehr voneinander als viele andere. Von den schönen Dingen des Lebens und von den schweren. Alle haben ihr »Päckchen« zu tragen. Keiner von ihnen ist leicht durchs Leben gegangen. Mal ging es dem einen »dreckig«, mal dem anderen. Das hat uns zusammengeschweißt und tiefes Vertrauen zueinander aufgebaut. Und wir konnten uns schon oft gegenseitig aufbauen, ermutigen, trösten, korrigieren.

Es ist nicht immer leicht zu verdauen, was ich da manches Mal gesagt bekomme. Einer sagte letztens ganz unverblümt zu mir, als ich ihm von meinen Gemeindeproblemen und der Last, die ich dadurch empfand, erzählte: *»Jörg, vergiss nie. Es gibt nur einen Messias, und das bist nicht du!«* Das saß, sollte auch sitzen, und es hat mir den Kopf und das Herz zurechtgerückt.

Was würde ich ohne diese besonderen Freunde tun?! Wahrscheinlich hätte ich schon lange aufgegeben. Die meisten von uns standen schon mal mehr oder weniger an der Stelle, alles hinzuwerfen. Aber dann waren da die Stärkung, die Ermutigung und der Trost durch den anderen und sein Gebet, das uns neu den Blick auf den gerichtet hat, in dessen Auftrag wir unterwegs sind. Und dann ging es mit neuem Mut und neuer Kraft weiter …[5]

5 Auch Thomas Härry betont in seinen Büchern »Von der Kunst, sich selbst zu führen« (Kapitel 13: Bereichernde Beziehungen) und »Echt und Stark« (Kapitel

11.4 SPORT

Sport hat immer schon eine große Rolle in meinem Leben gespielt. Als Teenager und Jugendlicher habe ich erfolgreich Handball gespielt. So wurde u. a. auch mein Teamgeist ausgeprägt.

Während dem Burnout war zunächst kaum an Sport zu denken. Ich konnte kaum mehr laufen, weil mir immer wieder schwindlig war und der Schwindel bei Belastung noch stärker wurde.

Daher bin ich zunächst jeden Tag mit meiner Frau im Wald spazieren gegangen, immer ein bisschen weiter, so weit meine Füße trugen und der Schwindel es zuließ. Immer ein bisschen mehr. Irgendwann habe ich langsam wieder zu joggen angefangen und während meines Klinikaufenthaltes oft Tischtennis und Volleyball gespielt. Das tat mir zunehmend gut.

Zurück in Japan habe ich darauf geachtet, dass ich mich weiterhin regelmäßig körperlich betätigt habe. Ich bin weiter gejoggt und habe bei den Sportveranstaltungen unserer Gemeinde mitgemacht. Da wir allerdings unabhängig von Wind und Wetter sein wollten, sind meine Frau und ich vor einigen Jahren Mitglieder in einem Fitnessclub geworden, wo ich ein- bis zweimal in der Woche zum Tischtennisspielen gehe und zudem noch einige Zeit auf dem »Trimm-

12: Vorhang auf! Ehrliche Beziehungen wagen) die besondere Bedeutung von Beziehungen, die in die Tiefe gehen, von echten Freundschaften. Ich habe von diesen Büchern an dieser Stelle viel profitiert und dadurch viel gelernt. Ich kann daher nur empfehlen, sie zur weiteren Vertiefung des Themas zu lesen.

Dich-Rad« fahre sowie in der »Muckibude« schwitze.

Sport tut mir gut. Ich kann damit über 50 zwar keine Berge mehr versetzen, aber ich kann wohl mit den meisten meiner Altersgenossen körperlich noch gut mithalten. Und meine Seele kann entspannen. Im Fitnessclub treffe ich fast nur Menschen, die nichts mit meiner Arbeit zu tun habe. »Normale« Menschen, die einfach nur Sport mögen, so wie ich auch! Ich habe da schon viele nette Menschen kennengelernt, ein paar waren auch schon mal in unserer Gemeinde (aber das ist nur ein Nebeneffekt).

11.5 DAS LEBEN SPIELERISCH LEICHTNEHMEN

Ich spiele gerne. Gesellschaftsspiele sind meine große Leidenschaft! Um spielerisch und nicht gleich mit Problemen in den Tag zu gehen, spiele ich mit meiner Frau zusammen nach jedem Frühstück ein kurzes Gesellschaftsspiel. Jeden Morgen das gleiche, seit Jahren! Wir kennen das Spiel in- und auswendig. Es ist auch schon ziemlich gebraucht. Aber es macht immer noch Spaß, und wir beide kämpfen – auch wenn wir noch nicht so ganz wach sind – um den Sieg. Ganz so ernst ist es nicht, aber auch nicht ohne Ernst. Denn wir verlieren beide nicht gerne, auch wenn es nur ein Spiel ist (vielleicht verstehen manche, was ich meine).

Spielen tut mir und auch der Beziehung zu meiner Frau gut (die besten Spiele sind dabei die, die unentschieden ausgehen). Erst nach dem morgendlichen Spiel geht jeder an sein Tagwerk.

Auch am Nachmittag, bevor der zweiten Teil meines Arbeitstages beginnt, spielen wir – bei einer Tasse Kaffee oder Tee – wieder ein Spiel, wieder ein Gesellschaftsspiel, ein anderes als am Morgen (es soll ja nicht langweilig werden), auch ein bisschen länger. Danach geht es wieder an die Arbeit.

Auch in unserer Gemeindearbeit spielen wir immer wieder. Am Mittwoch haben wir wöchentlich viele Besucher bei unserem »offenen« Abend. Nach einem gemeinsamen Essen ist die Gelegenheit, eine der verschiedenen Bibelgesprächsgruppen zu besuchen oder die eigenen Englischkenntnisse in einer Sprachklasse zu vertiefen. Andere kommen nur zum Abhängen oder auch zum Spielen. Auch ich klinke mich da immer wieder mal ein und spiele mit meinen jungen Freunden. Das macht Spaß und so lernen wir uns gegenseitig kennen.

11.6 DANKBARKEIT

»Dankbarkeit ist die Wachsamkeit der Seele, gegen die Kräfte der Zerstörung.«

Dieses Zitat des französischen Philosophen Gabriel Marcel hing lange Zeit als Poster in unserem Schlafzimmer (im Hintergrund war, glaube ich, eine junge Frau in einem Blumenfeld zu sehen), so dass jeden Morgen beim Aufstehen sofort mein Blick auf dieses Zitat fiel.

In puncto Dankbarkeit hat mich auch die Trilogie »The Ultimate Gift«, »The Ultimate Life« und »The Ultimate Journey« des blinden amerikanischen Schriftstellers Jim Stovall inspiriert.

In dieser Trilogie beschreibt Stovall die fiktive Geschichte des Milliardärs Howard »Red« Stevens, der nach seinem Tod in seinem Testament verfügt, dass sein im Reichtum aufgewachsener, verwöhnter Neffe Jason zunächst zwölf Aufgaben erfüllen müsse, um sein Erbe erhalten zu können. Jason ist davon ganz und gar nicht begeistert, aber beginnt letztlich notgedrungen, auf den letzten Willen seines Onkels einzugehen (weil sein Onkel ihm den »Geldhahn« abgedreht hat bzw. hat abdrehen lassen) und eine Aufgabe nach der anderen zu erfüllen. Neben vielen anderen Lektionen, die er dabei lernen muss (z. B. »Leben beginnt heute«, »Leben ist eine Reise mit einem Ziel«, »Leben erfüllt mit Liebe«), muss er u. a. auch lernen, was ein »Leben der Dankbarkeit« ist.

Dabei erzählt ihm sein verstorbener Onkel über eine Videobotschaft, die er vor seinem Tod aufgenommen hat, wie er selber ein dankbarer Mensch geworden ist. Er beschreibt dabei, dass er als junger Mann während der Weltwirtschaftskrise in den 30er Jahren des letzten Jahrhunderts als Gelegenheitsarbeiter durch die Lande gezogen sei und dabei einen älteren Landstreicher namens Josh kennengelernt habe. Während ihrer einjährigen gemeinsamen Wanderschaft habe er festgestellt, dass Josh jeden Tag gut drauf war, obwohl sie beide viel Hunger, Kälte und Elend erleben mussten. Kurz bevor sie letztlich wieder voneinander Abschied genommen hätten, habe Red den viel älteren Josh nach dem Geheimnis seiner Zufriedenheit gefragt. Dabei habe Josh ihm sein »Glücksgeheimnis« verraten, nämlich das Geheimnis der »Goldenen Liste«, das er als Kind von seiner Mutter gelernt hätte.

Dabei würde er sich jeden Morgen, egal wo er geschlafen hätte, vor dem Aufstehen ein goldenes Tablett vorstellen, auf dem zehn Dinge ständen, für die er besonders dankbar wäre. Seine Mutter hätte dies jeden Tag ihres Lebens getan und er selbst auch, seitdem sie mit ihm das Geheimnis der »Goldenen Liste« geteilt hatte![6]

Seither, seit 60 Jahren, sei kein Tag vergangen, an dem er nicht seine eigene »Goldene Liste« erstellt hätte, betont Red stolz am Ende seiner Videobotschaft an seinen Neffen Steven. So sei er ein dankbarer Mensch geworden, dankbar für die kleinen und großen Dinge des alltäglichen Lebens. Und er wünsche sich, dass Dankbarkeit so »normal« für seinen Neffen würde, wie das Atmen.

Die Sache mit der »Goldenen Liste« und das damit verbundene »Leben der Dankbarkeit« fand ich irgendwie faszinierend und hat mich herausgefordert. Ich habe einige Zeit (fast) täglich konkret für zehn Dinge gedankt, die mir da wichtig waren, teils für relativ unbedeutende Sachen, manchmal für richtig große Dinge. Ich habe für das gedankt, das mir eben gerade in den Sinn kam. Zwischenzeitlich hatte ich das mit der »Goldenen Liste« dann wieder aus den Augen verloren, aber vor einiger Zeit wieder angefangen, wenigstens einmal im Monat an meinem »Dream

6 Jim Stovall, The Ultimate Journey, David C Cook, Colorado Springs, First English Edition, Kindle Edition 2011, Po. 1937.

Day«[7] wieder solch eine Liste zu schreiben. Zudem schreibe ich jeden Abend vor dem Schlafen drei Dinge auf, für die ich an dem Tag dankbar war (und zudem noch drei Bitten, die mir auf dem Herzen liegen). So will ich lernen, ein »Leben der Dankbarkeit« konkret zu leben, ein zufriedenes Leben, auch wenn nicht alle meine Wünsche erfüllt werden.

Ganz so wie es zu Beginn des Kapitels »The Life of Gratitude« im Buch »The Ultimate Life« steht:

»Gratitude provides a balance between the things we have and those we want.«
»Dankbarkeit bietet uns eine Balance zwischen den Dingen, die wir haben, und denen, die wir gerne hätten.«[8]

11.7 TÄGLICHE »STILLE ZEIT«

Ich brauche sie, diese »Stille Zeit«, Stille vor Jesus, der mich liebt und den ich liebe, der mir nahe sein will und dem ich auch nahe sein will, der mit mir sprechen will und auf den ich hören will, der auf mich hören will und mit dem ich sprechen will.

Manchmal bin ich da einfach nur ganz still, höre auf das, was Jesu mir zu sagen hat, und schreibe mir dazu die eine oder andere Notiz in mein Tagebuch. Manchmal sage

7 S. weiter unten unter 11.10 »Monatlicher Dream Day«.
8 Jim Stovall, The Ultimate Life, David C Cook, Colorado Springs, First English Edition, Kindle Edition 2007, Po. 1894 (Übersetzung des Verfassers).

ich Jesus, was mich gerade so beschäftigt, was mich bewegt, was mich umtreibt, was mich herausfordert, was mich freut, wofür ich ihm dankbar bin. Dann bete ich Jesus an mit einem Lied still in meinem Herzen oder ich singe ihm ein Loblied ganz laut von ganzem Herzen. Dazu bete ich für Menschen, die mir am Herzen liegen und für die Gemeindearbeit, für die ich verantwortlich bin. Zudem lese ich einen Vers oder einen Abschnitt in der Bibel, lerne Jesus dadurch besser kennen, lasse mich ermutigen und korrigieren und schreibe auf, was ich so alles gelernt habe. Oder ich lese ein Buch, das mich inspiriert und meinen Horizont erweitert. Zum Abschluss ziehe ich mir ganz bewusst die »Waffenrüstung Gottes« (nach Epheser 6) an, um gut für den Tag gerüstet zu sein, lerne noch einen Bibelvers auf Japanisch, lese mir zur Erinnerung noch einen wichtigen Leitgedanken und ein Lebensziel durch (diese habe ich mir vor Jahren auf ein paar Zettel geschrieben), ... und dann kann es losgehen.

Was ich während meiner »Stillen Zeit« mache, ist jeden Tag ein bisschen anders und hat eine andere Reihenfolge. Aber entscheidend ist dabei die innere Ruhe, Stille. Die finde ich am besten morgens, bevor die »eigentliche« Arbeit losgeht, aber auch immer wieder mal mittendrin im Alltag.

11.8 KLEINE PAUSEN IM ALLTAG

Ich brauche Pausen, Ruhezeiten mitten in meinem Alltag. Mittags eine längere Zeit zum Durchatmen, zum Ausstrecken auf der Couch, zum Buchlesen, für einen »Power

Nap«, zum Nichtstun, zum »Einfach-nur-sein«.

Oder ein paar Minuten Pause mittendrin, zwischen zwei Arbeitsschritten, an denen ich den Computer zur Seite stelle oder meinen Stift aus der Hand lege und mir bewusst mache, dass ich geliebt und gemocht bin, egal wie mir gerade die Arbeit von der Hand geht, egal ob ich erfolgreich an meiner Predigt arbeite, egal ob mir Menschen zujubeln oder mich in Frage stellen, ... Ich bin geliebt, mein Schöpfer mag mich. Er hält mich auch jetzt in seiner Hand und er ist mit mir mittendrin im Alltag. Ich bin nicht allein!

Oder eine Pause, während der ich mein Büro verlasse für einen kurzen oder längeren Spaziergang an der frischen Luft, um Sonnenenergie zu tanken und meine Muskeln zu bewegen, um auf neue Ideen zu kommen, die Umgebung, in der ich lebe und arbeite, wahrzunehmen, um den Duft der Blumen zu riechen und die Vögel zwitschern zu hören, ...

11.9 WÖCHENTLICHER »FREIER TAG«

Ich freue mich jede Woche auf diesen Tag, den Montag, den sogenannten »Pastorensonntag«, meinen freien Tag. Am Ende der Woche geht es am Sonntag mit dem Abendgottesdienst noch mal so richtig rund in der Gemeinde, da kann es spät werden. Ich gebe dann für diesen letzten Arbeitstag in der Woche nochmal alles, denn ich weiß: Morgen habe ich frei. Keinen Termin! Ich darf zur Ruhe kommen, ich darf länger schlafen, gemütlich frühstücken, in die Muckibude und zum Tischtennis spielen gehen, gemütlich mit Doro shoppen und lecker was essen gehen, mir vielleicht noch eine Massage genehmigen, ... Und danach habe ich dann mit Doro noch Zeit für einen romantischen Film zu zweit ...

Ich lasse mich an diesem Tag möglichst durch nichts stören. Damit ich wirklich zur Ruhe kommen kann, muss mein Handy schweigen und bleibt mein E-Mail-Account unberührt (zumindest bis zum Abend). Auch meine »sozialen« Kontakte über die sozialen Medien ruhen (weitestgehend). Wenn ich hier nicht konsequent bin, kann ich nicht abschalten, komme ich nicht wirklich zur Ruhe, kann ich nicht entspannen, komme ich aus dem Ruhemodus schnell wieder in einen Arbeitsmodus, was für mich echten Stress bedeutet.

Ich achte daher sehr genau darauf, dass der Montag frei bleibt. Das ist manchmal ein harter »Kampf«, denn für die meisten Menschen beginnt am Montag die neue Woche (nachdem das Wochenende frei war). Die starten dann durch, wenn ich eine Pause einlegen möchte. Das bringt manchmal Konflikte mit sich, gerade in einem japanischen Umfeld, das sich kaum wirkliche Pausen gönnt. Wenn wider Erwarten doch ein wichtiger Termin hereinkommt, den ich nicht ändern kann, dann verlege ich meinen freien Tag (wenn möglich) auf den Dienstag.

Einfach ohne Ruhetag durcharbeiten darf ich nicht (besonders auch aufgrund meiner Erlebnisse mit Burnout) und will ich nicht mehr tun, weil ich wenigstens einmal in der Woche einen Tag brauche, der eine Zäsur im Alltag darstellt, an dem ich von der Arbeit abschalten und auf Ruhe umschalten, Kräfte auftanken kann und wo mich auch mein Umfeld (im Wesentlichen) in Ruhe lässt (weil den Menschen um mich herum bekannt ist, dass dies mein freier Tag ist). Gibt es einen »Notfall«, bekomme ich das schon über Dorothea mit (die nicht so konsequent wie ich ihr Handy abschaltet), und dann bin ich natürlich zur Stelle. Alle anderen »Fälle« müssen mal einen Tag bis Dienstag warten. Dann starte auch ich wieder mit neuer Kraft und neuem Schwung in die neue Arbeitswoche.

Ich denke, dass sich mein Vater im Himmel sicherlich etwas dabei gedacht hat, dass er nach dem Erschaffen dieser Welt am siebten Tag geruht und auch uns Menschen das Gebot gegeben hat, am »Sabbat« zu ruhen (vgl. 2. Mose 20, 8–11). Dieses Gebot will ich befolgen und Gottes guten Willen auch an dieser Stelle konkret in meinem Leben umsetzen.

11.10 MONATLICHER »DREAM DAY«

Neben meinem freien Tag am Montag halte ich einmal im Monat einen weiteren Tag frei, den ich als »Dream Day« bezeichne. Wie der Name schon sagt, ist es ein Tag zum »Träumen«. Meine Frau bezeichnet mich manchmal als »Dreamer«, weil ich immer wieder neue Ideen und Visionen habe, die ich mir ziemlich schnell ganz klar in »Farbe und 3D« vorstellen kann, wenn andere sie noch nicht einmal in Schwarzweiß und 2D verschwommen sehen können. Das ist eine Gabe von Gott an mich, die ich auch gleichzeitig als Aufgabe an mich verstehe. Um diese Gabe und Aufgabe wirklich leben zu können, habe ich schon vor einigen Jahren mit dem »Dream Day« begonnen.

An diesem Tag habe ich möglichst den ganzen Tag keine offiziellen Termine, komme ich in besonderer Weise vor Jesus zur Ruhe, um zu »träumen«, um schon vor meinem inneren Auge zu sehen, was meinem äußeren Auge noch verborgen ist. Dabei nehme mir auch Zeit, um mein persönliches Christsein und meinen Dienst im letzten Monat anhand meiner Tagebucheintragungen zu reflektieren, um Gottes Wegweisung für die nächsten Tage und Wochen zu erbitten, um gezielt für bestimmte Gebetsanliegen zu beten, um neue Lieder zu entdecken und zu singen, um mit einem Freund zu skypen, ...[9]

11.11 »AUSREICHEND« URLAUB

Urlaub ist eine ganz »heiße Kiste« in Japan. Das wird am folgenden Beispiel schnell deutlich: Ich habe offiziell 36 Tage Urlaub, davon sechs freie Sonntage. Mein jetziger Pastorenkollege, mit dem ich seit Jahren zusammenarbeite, hat 15 Tage und zwei freie Sonntage. Mitglieder und Freunde unserer Gemeinde haben möglicherweise noch weniger Urlaub oder nehmen den Urlaub nicht, weil andere Kollegen ihn auch nicht nehmen und ihn der Firma schenken und sie nicht aus der Reihe tanzen wollen.

9 Noch mehr Gedanken und Ideen zum Thema »Dream Day« habe ich u. a. bei Jörg W. Knoblauch, Johannes Hüger und Marcus Mockler in ihrem Buch »Dem Leben Richtung Geben« (Campus Verlag, Frankfurt/M., 4. Auflage Taschenbuchauflage 11/2009) ab S. 62 gefunden.

Wie geht man mit solch einer Situation um? Wie lebe ich als Deutscher in einer Kultur, in der sich die Japaner zwar auch über ein paar freie Tage freuen, aber so »richtig beschäftigt« sein, »busy« sein ein viel höheres Gut darstellt und Urlauber eher als »Faulpelze« angesehen werden? So sagt man auch kaum, bevor man in den Urlaub fährt, dass man in den Urlaub fährt (damit man von den anderen, die nicht in den Urlaub fahren, nicht schief oder neidisch angesehen wird). Dass einer dann doch im Urlaub war, sieht man dann daran, dass er ein Mitbringsel mitgebracht hat. Darüber freuen sich die Beschenkten dann, und vergessen (meist) den »schiefen Blick« oder Neid auf den anderen.

Trotzdem brauche ich Urlaub und nehme ihn mir auch, zumindest den größeren Teil von dem, der mir zusteht. Ich bin zwar schon lange in Japan (und daher auch schon an manchen Stellen ziemlich »japanisch« geworden), bin aber in Deutschland aufgewachsen (und daher das Nehmen von Urlaub gewohnt, auch wenn er über zwei, drei Wochen geht) und bei einer deutschen Missionsgesellschaft angestellt (und habe daher offiziell mehr Tage Urlaub als Japaner). Ich bemühe mich an dieser Stelle um klare Absprachen in der Gemeinde (vor allem mit meinem Pastor), werbe um Verständnis für meine Situation als deutscher Missionar (für mich ist das Leben in der japanischen Kultur und im japanischen Klima anstrengender als für Japaner, die darin aufgewachsen sind; daran ändert auch nichts, dass ich hier schon viele Jahre lebe) und erkläre auch, dass ich meinen Urlaub anders gestalte als viele Japaner. Denn für die meisten Japaner bedeutet »Urlaub«, möglichst viel unterwegs zu sein und möglichst alles mitzunehmen. Dagegen besteht für mich Urlaub mehr daraus, einfach nichts zu tun, gemütlich auf einer Veranda ein Buch zu lesen, gelegentlich einen Ausflug zu machen, gute Freunde zu treffen, ...

So machen Dorothea und ich neben einem längeren Sommerurlaub (meist in den kühleren japanischen Bergen) auch mal ein paar Tage zwischendrin frei (wie es die Japaner auch machen, ohne dass es groß auffällt). Dabei bin ich am Lernen, mit gutem Gewissen in den Urlaub zu fahren und mich da mehr und mehr unabhängig von der Meinung anderer zu machen. Das gelingt mir nicht immer, aber wie gesagt, ich bin am Lernen.

11.12 SICH WAS GÖNNEN (LERNEN)

Meine Frau und ich sind eher sparsame Menschen. Wenn es irgendwo etwas im Angebot gibt, dann sind wir zur Stelle, vor allem ich. Produkte, die am ablaufen und daher preislich runtergesetzt sind, ziehen uns »magisch« an. Gerade am Anfang unserer Ehe (wir haben wie gesagt mit 21 Jahren geheiratet) und besonders, als wir zwei Jahre gemeinsam Theologie studiert haben, hatten wir gerade das Nötigste. Irgendwie sind wir über die Runden gekommen, konnten uns aber keine großen Sprünge leisten und da schon gar keinen Urlaub oder so was machen. Das hat uns auch nie groß gestört. Wir hatten ja uns! Damals waren wir bekannt dafür, dass wir meist das Brot »von gestern«, die No-Name-Produkte der Discounter, Secondhand-Möbel (unser Lieblingsgeschäft hieß »Billiger Walter«), ... gekauft haben. Teenager, die bei uns damals öfter zu Gast waren und immer Hunger mitgebracht haben, meinten, dass es bei uns immer nur »AP« (»alt und pappig«, so sagten sie oft spöttisch) gebe, und haben unsere Speisekammer nach noch nicht abgelaufenen Lebensmitteln durchforstet (geschmeckt hat es ihnen aber trotzdem).

Als wir einmal beim Amt Wohngeld beantragt haben, hat man uns zunächst barsch abgewiesen mit der Begründung, dass die in unseren Unterlagen angegeben finanziellen Verhältnisse erlogen sein müssten, da man mit so wenig Geld gar nicht auskommen könne. Erst nach der glaubwürdigen Versicherung unsererseits, dass unsere Angaben stimmen würden, haben wir die staatliche Unterstützung bekommen. So haben wir gerade in unseren ersten Ehejahren gelebt.

Unsere Sparsamkeit hängt aber auch damit zusammen, in welchen Elternhäusern wir aufgewachsen sind. Bei uns beiden waren es christliche Elternhäuser, wobei es beide Familien nicht so »dicke« hatten. Es gab zwar alles, was der Mensch so zum Leben braucht (und das auch wirklich ausreichend), und es gab an Festtagen auch mal etwas ganz besonders Schönes und Leckeres, aber es war (meist) der finanzielle Spielraum nicht dafür da (und auch gar nicht die Idee dafür), mal was besonders Schönes zu kaufen (im Bereich von Kleidung oder so) oder spontan mal was »Verrücktes« zu machen, was auch mal ein bisschen Geld kosten durfte. Da hat z. B. meine Mutter eher das Geld zusammengehalten und mein Vater hat eher freigiebig das Geld gespendet, dahin gegeben, wo er eine Not sah und wo er Gottes Reich fördern konnte.

Von unseren Eltern haben wir viel Gutes gelernt, vor allem auch Sparen und Sparsamkeit und ein großes, freigiebiges Herz für Gottes Reich. Was wir nicht so sehr gelernt haben, war allerdings, sich mal so richtig was zu gönnen.

Auch die japanische Kultur mit ihrer Betonung auf Fleiß und Sparsamkeit (das sind nicht nur starke deutsche Tugenden) hat bei uns nicht gerade einen Lebensstil gefördert, der dafür offen und frei ist, sich ab und zu mal was besonders Gutes zu tun. Gespendet haben wir immer gerne (und tun es auch weiterhin), aber was uns selbst betrifft, haben wir den Groschen oft dreimal umgedreht (»Die kaputten Stühle halten schon noch ein bisschen, da machen wir einfach einen neuen Bezug drüber und ein bisschen neue Farbe drauf«).

Meine Frau und ich sind hier in den letzten Jahren am lernen, am neu-ausprobieren (nicht nur, weil unser finanzieller Spielraum etwas größer geworden ist). Auch ein deutscher Christ, der in einem japanischen Umfeld wohnt, darf ohne schlechtes Gewissen mal was Schönes, Überraschendes, Spontanes, Genussvolles machen, dabei ein bisschen Geld »verprassen« und Spaß dabei haben. Auch ohne besonderen Anlass. Einfach so!

Einfach mal rausfahren, was Anderes sehen, Neues entdecken, spontan einen Kurzurlaub in einem schönen Hotel machen, am Ende eines stressigen Tages (oder auch mittendrin im Alltag) im Lieblingsrestaurant gut essen gehen, schicke Klamotten und Schuhe kaufen, auf meinen mehr als 30 Jahre (!) alten Tischtennisschläger neue Beläge draufmachen lassen (jetzt gewinne ich wenigstens auch wieder öfter mal), am Montag nach dem Workout im Sportclub eine relaxende Massage genießen, ... Das tut Leib, Seele und Geist gut. Und das bringt neue Energie in den Tank! Der Psychiater, Theologe und Buchautor Manfred Lütz, der zugleich auch ein waschechter Rheinländer (!) ist, hat sicherlich recht, wenn er sagt:

»Wer nicht genießen kann, ist ungenießbar.«[10]

Seit einigen Jahren gibt es Drohnen. Hier meine ich nicht die, die man als Waffen einsetzt, sondern die, mit denen man spielen, Dinge transportieren, Fotos schießen, Videos aufnehmen, ... kann. Seitdem ich mal vor einiger Zeit in einer christlichen Männerzeitschrift davon gelesen habe, haben mich diese fliegenden »Dinger« echt interessiert. So kam es, dass mir Dorothea letztens zu Weihnachten ein kleines Exemplar dieser Fluggeräte geschenkt hat. Das war allerdings so klein, dass es kaum stabil fliegen konnte. Daher wollten wir es beim Geschäft wieder zurückgeben. Aber da gab es dann richtig große, coole Geräte mit HD-Kamera. »Sollen wir das wirklich tun? Echt?!« Wir haben es getan! Wir haben die kleine gegen die viel größere und richtig coole Drohne eingetauscht, natürlich für ein nicht unerhebliches Aufgeld. Am Anfang hatten wir viel Spaß damit, vor allem mit Freunden zusammen, aber danach habe ich sie nicht mehr so oft benutzt. Sie steht nun meist eher in der Ecke, aber sie ist für mich ein Beispiel für einen »Lustkauf« (so hatte ich bis dahin noch nie einen Kauf bezeichnet). Und

10 Manfred Lütz: Die Kunst, glücklich zu leben, in: lebenslust, 1/2010, SCM Verlag, Witten, S. 90.

wer weiß, wann das coole Gerät das nächste Mal steigt und wieder mir und vielen anderen Spaß macht ...

11.13 AUSZEITEN NEHMEN

Wie ich schon geschrieben habe, baue ich in meinen Alltag regelmäßige, kleinere Auszeiten und Ruhezeiten ein (tägliche »Stille Zeit«, wöchentlicher »freier Montag«, monatlicher »Dream Day«, ...). Es gibt aber noch andere, mehr unregelmäßige Auszeiten, die mir sehr wichtig sind, die mir Zeit zur Erholung, Reflexion und Begegnung mit Menschen geben und meinen Krafttank auffüllen.

Ich möchte hier Konferenzen und Schulungen für Missionare, Pastoren und leitende Mitarbeiter nennen, an denen ich hier in Japan regelmäßig teilnehme und die meinen Horizont erweitern, mich ermutigen und mich mit neuer Motivation zurück in den Alltag schicken.

Als besonders segensreiche Zeiten habe ich auch die Gebetsworkshops an verschiedenen Stellen in Japan erlebt, an denen ich schon mehrere Male teilgenommen habe. Vier Tage ohne großes Programm mit anderen Christen aus verschiedenen geistlichen Traditionen vor Gott treten, ihn anbeten und loben. So wie der Heilige Geist uns führt und so wie er uns begabt hat. Dazu jeden Abend ein Abendmahl. So einfach, so schlicht und doch so kraftvoll und dynamisch! Jedes Mal eine besondere Zeit!

Anfang des Jahres nehme ich mir ein paar Tage Zeit, um das »alte Jahr« abzuschließen und mich auf das »neue Jahr« einzustellen, um still zu werden vor Gott, um gut hinzuhören auf Gottes Stimme, um zu erfahren, was Gott im vor mir liegenden Jahr mit mir vorhat, um Pläne zu machen, um konkrete Ziele aufzuschreiben, um zu träumen, ...

In Deutschland habe ich schon zweimal an mehrtägigen »Schweigetagen« teilgenommen. Einfach mal nichts sagen müssen, und das tagelang! Welch eine Wohltat und was für eine Herausforderung![11]

11.14 REGELMÄSSIGER KONTAKT ZU ÄRZTEN UND ZU »MEINEM« MENTOR

Nicht nur im Burnout, sondern auch noch danach suche ich regelmäßig den Kontakt zu Ärzten und zu »meinem« Mentor, um mit ihnen meine momentane Situation zu besprechen, sie um Rat zu fragen und um benötigte Hilfe zu bekommen.

In diesem Zusammenhang lasse ich in regelmäßigen Abständen mein Blut untersuchen. U. a. möchte ich da gerne wissen, ob meine Leberwerte in Ordnung sind, die ja während meines (ersten) Burnouts völlig überhöht waren, ohne dass es dafür einen plausiblen Grund gegeben hat. Aber auch andere wichtige Blutwerte interessieren mich, u. a. meine Fettwerte, die immer ein bisschen erhöht sind und die ich durch viel Bewegung und Sport sowie die entsprechende Ernährung im Griff behalten möchte.

Alle zwei bis drei Monate habe ich ein Skype-Gespräch

11 Mehr dazu im ersten Hauptteil unter »4 Zurück!« bei »4.6 Schweigetage«.

mit meinem (deutschen) Psychiater, der mich schon viele Jahre kennt und mir mit seinem medizinischen Rat und seinen ärztlichen Anweisungen schon oft sehr geholfen hat. Es ist für mich als »trockener Burnoutler« unverzichtbar, dass ein Arzt immer wieder objektiv auf meine Lebenssituation sieht, die richtigen Fragen stellt und mir ggf. auch mal den »Kopf wäscht«, wenn er wahrnimmt, dass mein Leben wieder mal in eine Schieflage abrutscht. Zudem hat er die Möglichkeit, mich zu anderen Spezialisten zu schicken, wenn er dies für nötig erachtet.

Wichtig ist für mich natürlich auch, dass mir mein Arzt immer wieder die benötigten Medikamente verordnet und verschreiben kann, die ich ggf. für einen gewissen Zeitraum einnehmen muss. Teilweise hat mein Psychiater mir diese sogar nach Japan geschickt, da das mit dem Einnehmen von Medikamenten mit sehr viel Vertrauen und Gewöhnung an das Medikament zu tun hat (das gilt vor allen Dingen für Psychopharmaka). Das nötige Maß an Vertrauen fällt mir hier in Japan allerdings schwer zu gewinnen, da mir aufgrund der Sprachbarriere und vor allem aufgrund der anderen Art der Ärzte, Patienten mit psychischen Krankheiten zu behandeln, der Zugang zu entsprechenden Ärzten und damit zu den Medikamenten äußerst schwerfällt.

Was für mich als Christ immer besonders wichtig war und ist, ist die Tatsache, dass mein Arzt selbst auch Christ ist, der mich in meinem Glauben versteht und der mich sogar manches Mal in meinem Glauben ermutigt und herausgefordert hat: *»Herr Eymann, Sie wissen ja, Jesus hat alles in seiner Hand. Wie steht es da gerade um Ihr Vertrauen zu ihm?«*

Ein anderer wichtiger Ratgeber und Begleiter ist »mein« Mentor für mich. Wir kennen uns schon seit der Zeit, als er noch mein theologischer Lehrer war. Über die Jahre haben wir Kontakt gehalten und eine ziemlich enge Beziehung zueinander aufgebaut; er ist so was wie ein väterlicher Freund für mich. Auf seine Meinung lege ich großen Wert. Auch zu ihm habe ich regelmäßig alle zwei bis drei Monate über Telefon Kontakt. Dann tauschen wir uns aus, wie die Lage gerade so in Deutschland und Japan ist. Ihn bitte ich um seine Einschätzung, wenn ich vor einer größeren Entscheidung stehe. Er hat mir viel dabei geholfen, manches Problemfeld aus meiner Vergangenheit zu entwirren und aufzuarbeiten, und er hilft mir auch weiterhin bei der Bewältigung von Problemstellungen in meinem persönlichen Leben und auch, was meine Arbeit als Missionar und Pastor betrifft.

KAPITEL 12
WEITERE LEBENSTIPPS UND HILFEN

Zum Oberthema »Burnout-Prävention« stelle ich im Folgenden noch ein paar konkrete Lebenstipps und Hilfen vor, um eine ausgeglichene Energiebilanz zu erreichen und zu erhalten.[12]

12.1 IM »HIER UND JETZT« LEBEN

Es ist Frühling in Japan. Draußen grünt und blüht es wunderbar. Auch der Rosenstrauch vor unserer Tür ist schon voller Blüten und duftet herrlich. Früher bin ich eher an dieser Blumenpracht vorbeigelaufen. Heute nehme ich sie wahr, rieche an den Blüten, sauge den Duft in mich auf. Rase nicht mehr so viel durchs Leben. Sondern halte mehr inne. Laufe mehr zu Fuß. Nehme die Schönheit jedes Tages bewusst wahr. Bin mehr wirklich da, »geerdet«, im »Hier und Jetzt«.

Das ist etwas, das ich während meines Klinikaufenthaltes gelernt habe. So schreibe ich am 40. Tag in der Klinik dazu in meinem Tagebuch:

12 Vgl. dazu auch die Ausführungen im ersten Hauptteil unter »3 In der Klapsmühle« bei »Wegetappe 3: Schätze, die ich mitgenommen habe«. Während der Klinikzeit habe ich viele wertvolle Dinge gelernt, die ich heute noch als Lebenstipps und Hilfen anwende.

»Jörg, lebe mehr im Hier und Jetzt; sei nicht schon wieder 3 Schritte weiter; du bist zu schnell zu aktiv; tue auch im Alltag zweckfreie Sachen (so wirst du grünen, vgl. Psalm 1); plane sie, bau sie ein; Sokrates lief regelmäßig mit seinem Hund spazieren; darauf angesprochen, ob das nicht Zeitverschwendung sei und es nicht besser wäre, noch mehr Bücher zu schreiben, meinte er: ›Nur weil ich regelmäßig mit meinem Hund spazieren gehe, kann ich überhaupt meine Bücher schreiben.‹ (das waren Gedanken aus der Maltherapie). Vater, hilf mir zur zweckfreien Ruhe im Alltag. Was könnte mir dabei helfen? Amen.

P. S.: Es ist leichter für mich, aktiv zu sein, als zur Ruhe zu kommen.«

Auch mein erstes Gedicht, das ich schon im ersten Teil dieses Buches erwähnt habe, trägt die Überschrift »Hier und Jetzt«.

Genau da will ich sein und leben: im »Hier und Jetzt«! Nicht gestern, und auch nicht morgen. Sondern hier und jetzt, in Gottes Gegenwart! Punkt![13]

12.2 FLEISSIG »PÄCKCHEN PACKEN«

Manchmal packt es mich und ich will alles auf einmal anpacken! Dann ist es Zeit, dass ich wieder einmal »Päckchen

13 Dazu auch Erwin McManus, The Way of the Warrior, S. 12.

packe«. Nein, ich meine hier nicht solche Päckchen, die man mit der Post verschickt. Sondern Problem- und Aufgaben-»Päckchen«. Dabei stecke ich verschiedene Problemstellungen, mit denen ich mich gerade geistig und emotional auseinandersetze und die ich angehen muss, in meiner Vorstellung (ich habe ja eine »blühende Phantasie«) in einzelne »Päckchen« und stelle sie gedanklich in einem »Schrank« ab, den ich abschließen kann. Nur ich habe den Schlüssel. Nun kann ich die Probleme und Aufgaben eins nach dem anderen herausholen und bearbeiten. Die anderen bleiben verschlossen im Schrank und kommen später dran.

Man kann die einzelnen Probleme und Aufgaben auch wirklich ganz praktisch auf kleine Zettel schreiben, diese z. B. in eine verschließbare Box tun und dann einen Zettel nach dem anderen hervorholen und abarbeiten.

Ich kann natürlich meine »Päckchen« auch bei Gott abgeben und ihn darum bitten, die Probleme und Aufgaben für mich aufzubewahren, bis ich die Zeit dafür habe und bis es wirklich dran ist, sie anzugehen. Im 1. Petrusbrief heißt es ja:

> *»Alle eure Sorge werft auf ihn; denn er sorgt für euch.«* (Kap. 5,7)

Bei Gott sind meine »Päckchen« mit allen verbundenen Sorgen und Fragen bestimmt gut »versorgt« und aufgehoben. Ihm liegt an mir, und er verspricht mir, mir sogar beim Umgang mit den einzelnen »Päckchen« zu helfen und mir Weisheit bei dem Bearbeiten der verschiedenen Problemstellungen zu geben. Aber alles zu seiner Zeit!

Es kommt sogar vor, dass ich Gott den »Schlüssel« von meinem imaginären »Schrank« gebe, damit er ihn für mich aufbewahrt, bis es Zeit ist, dass ich mich wieder mit den einzelnen »Päckchen« beschäftige. Vorher rückt er ihn nicht heraus! So ist die Absprache zwischen uns.

Der Vorteil? Ich gehe dann an die Probleme und Aufgaben dran, wenn ich es für richtig halte und die Zeit und die Kraft dazu habe, und werde nicht von einer Walze von Problemen und Aufgaben regelrecht überrollt. »Nein! Du bist jetzt noch nicht dran. Du bist weiter unter Verschluss. Du kommst dran, aber erst später. Eins nach dem anderen. Jetzt ist erst einmal was anderes dran!«

Ich bin einfach nicht gut darin, viele Dinge auf einmal zu machen. Aber ich kann gut eine Sache nach der anderen abarbeiten und mich dann mit neuer Energie und ganz bewusst einer neuen Aufgabe zuwenden. Eins nach dem anderen! Dabei nehme ich alle Probleme und Aufgaben wichtig; ich packe sie nur nicht gleichzeitig an bzw. aus (was letztlich auch gar nicht geht), sondern »Päckchen« für »Päckchen« kommt dran.

Dieses »Päckchenpacken« tut mir gerade in der Nacht gut, wenn mir manchmal viele Dinge, Menschen und Ereignisse und die damit verbundenen Probleme und Aufgaben durch den Kopf schießen und mein Herz unruhig machen. Dann packe ich »Päckchen«, um mein »Kopfkino« abzuschalten. Dann kommen alle »Päckchen« bis zum nächsten Tag in den »Schrank«, unter »Verschluss«. Sie sind jetzt nicht dran! Dran ist, dass ich schlafe, damit ich am nächsten Tag ausgeruht die Energie habe, ein »Päckchen« nach dem anderen aufzumachen und eine Aufgabenstellung nach der anderen anzupacken.

Durch diese »Päckchenpack-Methode« bekomme ich auch Abstand zu den jeweiligen Problemen und Aufgaben und schaue sie mir sozusagen von außen an, bevor sie in den »Karton« kommen. Dabei stelle ich manchmal bei näherer Betrachtung fest, dass die Beschäftigung mit dem jeweiligen Sachverhalt nicht oder nicht mehr meine Aufgabe ist und die Sache bereits abgeschlossen ist (z. B. ist da vielleicht ein »Päckchen« mit dem Namen »Schuld«, die ich zwar bereits bekannt habe und die mir vergeben wurde, die mich aber weiterhin beschäftigt). Dann bekommt dieses »Päckchen« von mir die Aufschrift »Erledigt!« und ich stelle es in einen feuerfesten und nicht knackbaren Tresor, zu dem nur Gott Zugang hat. Der macht dann die schwere Stahltresortür zu und Ruhe ist, im Namen Gottes! Die Sache ist erledigt, und zwar ein für alle Mal![14]

12.3 KLARE LEBENSZIELE UND LEBENSREGELN FORMULIEREN

Den konkreten Anstoß dazu, mich mit der Frage nach klaren Lebenszielen zu befassen, eine persönliche »Lebensaussage« und einen »Leitsatz« für mein Leben zu verfassen und damit verbundene konkrete »Lebensregeln« zu benennen, habe ich in einem Artikel von Thomas Härry mit dem Titel

14 Wer mehr dazu lesen möchte, findet hier noch weitere Tipps und Anregungen: https://www.zeitzuleben.de/abstand-nehmen-freiraum-schaffen/.

»Lebensregeln finden« gefunden.[15]

Dabei habe ich mich intensiv mit folgenden Fragen auseinandergesetzt:

> »Was will ich mit meinem Leben erreichen?«
> »Welche Person will ich werden?«
> »Wie will ich meine Gaben und Fähigkeiten einsetzen?«
> »Wie setze ich meine Lebensziele praktisch im Alltag um?«
> »Welche grundlegenden Lebensregeln und welche alltäglichen Regeln helfen mir dabei?«

Über diese Fragen habe ich mir im Zusammenhang mit meinen Burnout-Erfahrungen gründlich Gedanken gemacht und meine Ergebnisse schriftlich fixiert.

Die Fragen »Was will ich mit meinem Leben erreichen?« bzw. »Welche Person will ich werden?« habe ich konkret in Form einer persönlichen »Lebensaussage« beantwortet:

> ***Ich will zu einem Menschen wachsen, der Gott und sein Reich von Herzen liebt, seine eigenen Bedürfnisse kennt und sich dafür Zeit nimmt und seinen Nächsten wahrnimmt und positiv prägt; dabei will ich im Hier und Jetzt gegründet leben, in einer guten Balance zwi-***

15 Thomas Härry, Lebensregeln finden, in: Aufatmen, Frühjahr 2011, SCM Verlag, Witten, 2011, S. 42 ff; s. dazu auch Thomas Härry, Von der Kunst, sich selber zu führen, Kapitel 9: »Was will ich? – Meine Grundsätze und Ziele kennen«, S. 94 ff.

schen Arbeit und Ruhe, schnell zur Liebe und langsam zum Zorn, großzügig zu anderen und zu mir selbst.

»Wie will ich meine Gaben und Fähigkeiten einsetzen?« habe ich im folgendem »Leitsatz« für mein Leben beantwortet:

Ich will als kreativer Visionär, biblischer Lehrer und geistlicher Vater mein Leben mit vielen jungen Menschen teilen und sie dabei herausfordernd und ermutigend begleiten, damit sie in der Beziehung zu Jesus wachsen, ihre eigenen Gaben entdecken und einsetzen und zu vollmächtigen Mitarbeitern im Reich Gottes werden.

Danach habe ich noch 13 »grundlegende/allgemeine Leitregeln« für mein Leben festgelegt und zudem 15 »tägliche Regeln« für den normalen Alltag, um meine »Lebensaussage« und meinen »Leitsatz« konkret werden zu lassen und Schritt für Schritt in meiner Lebenspraxis umzusetzen. Hier als Ausschnitt die ersten fünf Regeln meiner »grundlegende/allgemeine Leitregeln«:

»1)Ich habe Zeit für meine Beziehung zu Jesus, die Grundlage für mein Christsein ist; die Liebe zu meinem Retter, Herrn und Freund soll mein Leben bestimmen.

2)Ich habe Zeit für meine Bedürfnisse; ich mache mir bewusst Gedanken darüber, wie sie aussehen, und gehe konkrete Schritte, um sie zu befriedigen.

3)Ich habe Zeit für andere Menschen, besonders für Doro

und auch für andere, mit denen ich täglich zu tun habe oder denen ich neu begegne.

4)Ich teile mein Leben mit anderen Menschen durch gemeinsames Essen, Spielen, Beten, Bibellesen, Arbeiten, Ausflüge, ...

5)Ich lebe gemäß meiner Berufung, »Vater für viele zu sein«, indem ich mein Leben besonders mit meinen »Kindern« teile und ein Begleiter und Ermutiger an ihrer Seite bin (ich will mich aber nicht in die Kindererziehung anderer einmischen).

(...) «

Und hier noch die ersten vier »täglichen Regeln« für den »normalen« Alltag:

»1)Beim Aufwachen mache ich mir als erstes ganz bewusst, dass ich Gottes geliebtes Kind bin und dass nichts, aber auch gar nichts – von meiner Seite aus und/oder von außerhalb – etwas an der Liebe Gottes zu mir ändern kann.

2)Zudem lege ich für den Tag mein Leben nach Leib, Seele und Geist in Gottes Hand in dem Bewusstsein, dass mein himmlischer Vater auch heute sehr gut für mich sorgen wird.

3)Ich bitte den Heiligen Geist, auch heute nur die Reize an mich heranzulassen, von denen er möchte, dass sie mich erreichen; und ich tue alles dafür, dass mich nicht mehr Reize erreichen, als gut für mich sind.

4)Als nächstes ziehe ich bewusst Schritt für Schritt die komplette Waffenrüstung Gottes an (vgl. Epheser 6), um mich als Kind Gottes für den Kampf gegen meine unsichtbaren Feinde zu rüsten.

(...) «

Damit ich mich immer wieder neu an meine »Lebensaussage« und meinen »Leitsatz«, an meine grundlegenden Leitregeln und an die täglichen Regeln erinnere, habe ich die zwei Hauptlebensziele, die Liste der Leitregeln und die der täglichen Regeln ausgedruckt und in einzelne Papierschnipsel zerschnitten (jeweils ein Lebensziel, eine Leitregel und eine tägliche Regel auf je einen Schnipsel).

Diese Schnipsel haben in meiner »Schatzkiste« in zwei kleineren Kästchen ihren Platz gefunden.[16] Jeden Tag, während meiner persönlichen »Stillen Zeit«, ziehe ich mir je einen neuen Schnipsel aus einem der beiden Kästchen, lese ihn mir vor und überlege, wie weit ich meine »Lebensaussage« und meinen »Leitsatz« mit Hilfe der Lebensregeln und der täglichen Regeln am umsetzen bin. Danach entscheide ich mich neu, das, was ich gelesen habe, auch ganz praktisch zu tun, und überlege mir, wie mir das gelingt.

16 Nähere Erläuterungen dazu weiter unten unter »14 Packen anfangen, jetzt!«.

12.4 TAGEBUCH SCHREIBEN

Ich habe schon vor meinem ersten Burnout angefangen, ein Tagebuch zu schreiben. Die ersten Eintragungen stammen aus der Zeit, als Dorothea und ich im Januar 1997 das erste Mal japanischen Boden betreten haben. Diese ersten Erfahrungen in Japan und auch noch andere wichtige, markante Erlebnisse habe ich in den folgenden Jahren in meinem Tagebuch festgehalten. Aber das war damals noch sehr sporadisch, zufällig, mit langen Abständen zwischen den einzelnen Eintragungen.

Seit Sommer 2009, als ich schwer ins Burnout rutschte, schreibe ich regelmäßig meine Erfahrungen, Gedanken, Gefühle, Gebete, etc. in mein Tagebuch. Natürlich gibt es schon seit langem nicht mehr nur das »eine« Tagebuch, denn ich habe über die Jahre schon viele Bücher vollgeschrieben. Diese Bücher sind mein persönlicher »Schatz«, denn sie zeigen mir, wie reich mein Leben war und ist, wie bunt und vielfältig, wie viele Aufs und Abs es gab, wo und wie ich mich als Mensch entwickelt habe, wie sehr Gott seine segnende und schützende Hand über mich gehalten hat, u. v. m.

Meist schreibe ich an meinem Tagebuch, wenn ich vor Gott stille werde, in der Bibel und/oder andere Bücher lese und bete. Dann halte ich darin u. a. meine Erkenntnisse aus der Bibel oder aus einem Buch fest und schreibe ein Gebet auf, in dem ich Gott bitte, dass ich diese Erkenntnisse im Alltag umsetzen kann. Manchmal schreibe ich auch spontan Erlebnisse und Erfahrungen auf, die mir wichtig geworden sind und die ich auf keinen Fall vergessen möchte.

Ich versuche im Tagebuch auch meine Gefühle und Gedanken, die manchmal so in meinem Kopf »herum-schwirren«, in klare Worte und Sätze zu formulieren, sie dadurch zu ordnen und auch besser zu verstehen. Ich gebe in meinem Tagebuch dem, was sich in meiner Seele bewegt und sich Gehör verschaffen will, durch die aufgeschriebenen Worte sozusagen eine »Stimme«.

Jeden Monat, während meines »Dream Days«, lese ich die Eintragungen in meinem Tagebuch aus der letzten Zeit durch, um zu sehen, was Gott in den vergangenen Tagen, Wochen und Monaten in meinem Leben getan hat, und um IHM dafür zu danken und IHN anzubeten. Zudem nehme ich auf diese Weise bewusst wahr, was Gott mir vielleicht bereits seit einem längeren Zeitraum deutlich zu machen versucht, um darauf entsprechend zu reagieren und seinen Willen in meinem Leben umzusetzen. Gleichzeitig reflektiere ich, inwieweit ich die Ziele, die ich mir gesteckt habe, umsetze und wo ich ggf. Dinge korrigieren und ändern muss.

Ich schreibe in mein Tagebuch die Dinge, die ich im »Licht« gelernt habe, damit ich sie im »Dunkeln« nicht vergesse, weil ich sie in dunklen Zeiten immer noch nachlesen kann. Ich lese von den »Höhen« und auch von den »Tiefen« in meinem Leben, ohne die ich die »Höhen« nicht so wertschätzen würde.[17]

17 Dazu auch mein Tagebucheintrag vom 10.1.2016.

12.5 AUF PSYCHOSOMATISCHE SIGNALE UND SYMPTOME ACHTEN

Die Psychosomatik lehrt, dass Körper und Seele eng miteinander verbunden sind. Das heißt, dass das körperliche Befinden beeinflusst das Befinden der Seele und umgekehrt.

> *»Psychosomatik bezeichnet in der Medizin eine ganzheitliche Betrachtungsweise und Krankheitslehre. Darin werden die psychischen Fähigkeiten und Reaktionsweisen von Menschen in Gesundheit und Krankheit in ihrer Eigenart und Verflechtung mit körperlichen Vorgängen und sozialen Lebensbedingungen betrachtet. Der Begriff Psychosomatik stellt eine Zusammensetzung aus den altgriechischen Wörtern* ψυχη *psyche (Atem, Hauch und Seele) und* σωμα *soma (Körper und Leib) dar.«*[18]

Ich erlebe immer wieder, dass die Seele über körperliche Symptome regelrecht mit mir reden will und mir dadurch sagt, ob ich gut mit ihr, ja mit mir selber umgehe oder nicht.

Wenn ich z. B. immer wieder mit Schwindelattacken, Bluthochdruck, beschleunigtem Puls, Konzentrationsstörungen, etc. zu tun habe, dann wird es schon lange Zeit, dass ich mal runterfahre, innehalte und mich frage, warum es mir körperlich so schlecht geht, was mit mir und in mir eigentlich los ist. Vor allem dann, wenn der Arzt keine körperliche Ursache findet und es keinen medizinischen

18 Wikipedia, »Psychosomatik«, https://de.wikipedia.org/wiki/Psychosomatik.

Befund gibt.

Wenn ich dann auch noch nachts regelmäßig schlecht schlafe, Alpträume habe und sogar durch Panikattacken aus dem Schlaf gerissen werde, dann muss ich dringend eine Pause einlegen und mich auf die Ursachensuche machen, die meist nicht im medizinisch messbaren Bereich liegt, sondern irgendwo tiefer, ganz tief in meiner Seele. Hier ist es sicherlich angesagt, die Hilfe eines erfahrenen Seelsorgers oder Therapeuten oder auch eines Psychologen oder Psychiaters in Anspruch zu nehmen.

Meine Seele möchte, dass ich regelmäßig gut zuhöre, denn sie hat mir viel zu sagen. Sie fordert meine regelmäßige Aufmerksamkeit! Ich muss sie genauso pflegen, wie ich täglich meinen Körper pflege. Auch Seelenhygiene ist nötig und auch möglich, lernbar (wie als Kind das Zähneputzen).

Zu oft habe ich in meinem Leben diese innere Stimme ignoriert und ignoriere sie manchmal auch heute noch. Ich will nicht hören, was sie mir sagen will, weil es mir gerade nicht in den Kram passt, weil ich mich dem nicht stellen will, was ich da zu hören bekomme, weil ich die unangenehmen Dinge meines Lebens lieber verdrängen will. Ich will diese inneren Stimmen am liebsten übergehen oder gar totschweigen.

Wenn ich das über einen längeren Zeitraum versucht habe, hat meine Seele immer einen Weg gefunden, um sich Gehör zu verschaffen, ob ich das dann wollte oder nicht, ob es mir dann passte oder nicht. Meistens passte es mir dann überhaupt nicht in den Kram!

Fühlt sich meine Seele vernachlässigt, wird sie böse, bockig, unberechenbar, wie ein Kind, das längere Zeit übersehen und vernachlässigt wurde. Sie schlägt um sich. Sie fängt regelrecht an zu schreien und Forderungen zu stellen: »Hör mir endlich zu, sonst ...!« Mein Puls und mein Blutdruck erhöhen sich, mein Herz schlägt unruhig, mir ist schwindelig. Ich kann nachts nicht gut schlafen. Tagsüber kann ich mich nicht recht konzentrieren. Ich fühle mich kraftlos und schleppe mich nur so durch den Tag.

Dann wird es höchste Zeit, die Stimme meiner Seele neu ernst zu nehmen. Denn sie hat mir etwas Wichtiges zu sagen! Dann ist es »höchste Eisenbahn«, zuzuhören und nicht mehr wegzuhören und zu verdrängen. Denn wegzuhören und die innere Stimme zu ignorieren, habe ich lange genug versucht. Ohne Erfolg. Geholfen hat es mir nichts. Ganz im Gegenteil!

Geholfen hat mir und hilft mir auch heute noch, dann mit meiner Seele »ins Gespräch« zu kommen. Der Start dieses Gesprächs sah und sieht dann ungefähr so aus:

> *»Liebe Seele, was ist los? Wo habe ich dir zu lange nicht ordentlich genug zugehört, dich sogar ignoriert? Was willst du mir jetzt sagen? Was muss ich unbedingt anpacken? Was habe ich bisher verdrängt? Was ist jetzt dran? Bitte sag es mir! Du hast jetzt meine volle Aufmerksamkeit ...«*

Dieses Hinhören braucht Zeit, daher ist es dann auch an der Zeit, bewusst eine Pause einzulegen, Termine abzusagen und ggf. eine längere Auszeit zu nehmen. Und wenn ich bei allem Hinhören spüre, dass ich nicht recht weiterkomme, weil ich so viele verschiedene Stimmen wahrnehme, dann ist es gut, gute Freunde um Hilfe zu bitten und erfahrene Seelsorger zu Rate zu ziehen. Und ggf. ist es auch nötig, die Hilfe eines Therapeuten oder Arztes in Anspruch zu nehmen. Eine Psychiaterin hat mir an dieser Stelle einmal gesagt:

> *»Herr Eymann, es gibt kein biblisches Gebot, das dagegenspricht, sich Hilfe zu holen, wenn man Hilfe braucht!«*

Also: Hilfe suchen und in Anspruch nehmen, wenn Hilfe dringend erforderlich ist! Unbedingt!

Und grundsätzlich folgende Weisheit beherzigen: »Verbeugen ist besser als Heilen!«

Es muss ja nicht gleich zum Herzinfarkt kommen, bis ich endlich der Stimme meiner Seele Raum gebe und offen für Seelenhygiene bin. Lieber jeden Tag ein ruhiges Plätzchen aufsuchen, ein paar Minuten in sich reinhorchen und die eigene Seele fragen, wie es ihr so geht.

> *»Liebe Seele, bist du zufrieden? Fühlst du dich gut versorgt? Welche unnötige Last schleppe ich mit mir rum? Was steht heute an?«*

So zu fragen gelingt mir nicht jeden Tag, aber ich bin hier am Lernen. Denn ich will meine Seele genauso gut versorgen und pflegen wie meinen Körper!

Und ich muss natürlich auch für meinen Körper sorgen

und seine Bedürfnisse beachten. Das heißt, dass ich erlebe nicht nur, dass meine Seele über körperliche Signale mit mir spricht, sondern dass auch mein Körper mir über seelische Symptome einiges zu sagen hat.

Wenn ich mich unausgeglichen, antriebslos und matt fühle, ja sogar depressiv verstimmt bin und ich irgendwie nicht weiterkomme, kann es damit zusammenhängen, dass ich meinen Körper nicht gut genug behandle. Vor allem nach vielen Stunden Arbeiten am Bürotisch und Computer braucht mein Körper Bewegung, sonst schlafft er ab (was den Kreislauf, die Durchblutung, den Muskel- und Gelenkapparat etc. betrifft) und meine Seele dazu. Zu wenig Bewegung bedeutet zudem, dass zu wenig Energie benötigt wird und zu wenige Kalorien verbraucht werden, was wiederum meinen Bauchumfang erhöht und zudem meine Anfälligkeit für bestimmte Krankheiten (Diabetes und Herz-Kreislauferkrankungen, Bluthochdruck, Stoffwechselerkrankungen, ...).

Mein Körper ist vor allem auch dafür geschaffen, dass er sich bewegt und körperliche Leistung erbringt; das tut meinem körperlichen und auch meinem seelischen Befinden gut.

Daher achte ich darauf, dass ich mich möglichst viel bewege. Ein Ansporn dabei ist meine spezielle Sportuhr, die meine täglichen Schritte zählt und mir sagt, wie viele Kilometer ich am Tag gelaufen bin (dabei spornt mich vor allem der Vergleich mit meiner Frau an, die die gleiche Uhr besitzt; unser gemeinsames Ziel, 10.000 Schritte am Tag zu erreichen, schaffen wir nicht jeden Tag, aber immer öfter; unser Durchschnitt liegt etwa bei 7.500 bis 8.000). Ich gehe viel

Spazieren (vor allem am Abend nach getaner Arbeit), mache regelmäßig Sport (möglichst zweimal in der Woche ca. zwei Stunden lang) oder bewege mich sonst irgendwie (immerhin schaffe ich mit meinen mehr als 50 »Lenzen« mehr als 50 Liegestütze am Stück).

Am besten bewege ich mich bei Sonnenschein, denn dann wird durch die Bewegung nicht nur das Glückshormon Serotonin produziert, sondern auch Vitamin D, das durch die Sonne hergestellt wird (Vitamin D erhöht nicht nur den Serotoninspiegel, sondern senkt zudem auch noch das Risiko für bestimmte Krebsarten).

Auch durch eine gezielte Ernährung mit der »Aminosäure L-Tryptophan« (besonders in Bananen, Schokolade, Nüssen, Sojabohnen, etc. enthalten), welches der Körper für die Serotonin-Produktion braucht, kann man den Serotonin-Pegel erhöhen und die Stimmung anheben. Es stimmt also: Je mehr Nussschokolade, desto besser die Laune! (Natürlich in Maßen!) Ungünstig für den Serotoninspiegel scheint stark eiweißhaltige Ernährung zu sein (zu viel Fleisch und Milch) und zu viel Kaffee, weil dadurch die Wirkung des Serotonins abgeschwächt bzw. der Weg des Serotonins zum Gehirn blockiert wird.

Also lieber stramm bei Sonnenschein durch den Park marschieren und dabei Schluck für Schluck einen selbstgemachten Banane-Nuss-Shake auf Sojamilchbasis genießen, als zu gemütlich in einer dunklen Ecke eines Cafés zu sitzen und Caffè Latte mit viel Milchschaum zu trinken (und dazu noch ein dickes Stück Kuchen mit viel Schlagsahne zu vertilgen).[19]

Auch Erwin McManus beschreibt in dem bereits erwähnten Buch »The Way of the Warrior« den Zusammenhang von körperlicher Gesundheit und seelischem Wohlbefinden. Er gebraucht dabei das Beispiel des Propheten Elisa, der aufgrund der Mordandrohung durch die Königin Isebel überstürzt fliehen muss (vgl. 1. Könige 19). McManus beschreibt, wie Elisa um sein Leben rennt und letztlich am Ende seiner körperlichen und seelischen Kräfte ist. Um Elisa wieder auf die Beine zu bringen, macht Gott zunächst Folgendes: Er versorgt ihn mit Essen und Trinken. Und zudem darf der Prophet viel schlafen. Auf diese Weise sei Elisa körperlich zu neuen Kräften gekommen und auch seine Seele sei wieder neu gestärkt worden. McManus betont an dieser Stelle, dass das »Geistlichste«, das Elisa in dieser Krisensituation zunächst tun konnte, gewesen sei, zu essen, zu trinken und zu schlafen![20]

Wie bereits gesagt: Das Wohlbefinden der Seele hängt eng zusammen mit dem Wohlbefinden des Körpers und umgekehrt. Wer da auf die jeweiligen Signale achtet und entsprechend reagiert, lebt sicherlich gesünder und glücklicher und betreibt damit ganz aktiv Burnout-Prävention.

---

19 Vgl. dazu https://www.fitforfun.de/gesundheit/serotonin-serotonin-das-hormon-fuer-die-seele-176072.html.
20 Erwin McManus, The Way of the Warrior, S. 206 ff.

KAPITEL 13
EIN LETZTER VORSORGETIPP: DEN »NOTFALL-RUCKSACK« PACKEN

Ich wohne die meiste Zeit in Japan. Aufgrund der geographischen Lage kommt es in Japan unregelmäßig zu Erdbeben. Es ist keine Frage, ob es welche gibt, sondern eher eine Frage, wann und wo sie auftreten und wie stark sie sind. Daher ist es gut, immer einen gepackten Rucksack mit Kleidung, Taschenlampe, Radio, Medikamenten, ... am Ausgang griffbereit stehen zu haben; und zudem Lebensmittel, Wasser, Batterien und noch mehr Kleidung in einer Box außerhalb der Wohnung im Garten zu »bunkern«. Darüber hinaus habe ich eine Notfallnummer, über die ich im Notfall zu den Mitmissionarinnen und Mitmissionaren Kontakt bekomme, und ich weiß, wo der städtische Notfallsammelplatz ist, falls mein Haus unbewohnbar geworden ist.

Auch dunkle, schwere Zeiten kommen im Leben von jedem Menschen mal vor. Sie müssen natürlich nicht immer gleich im Burnout oder einer ähnlichen Katastrophe enden. Aber diese notvollen Zeiten kommen immer wieder. Ich kann ihnen gar nicht ausweichen. Sie kommen ganz bestimmt, ob ich es will oder nicht, ob sie mir gerade jetzt passen oder nicht. Manchmal wie ein Erdbeben!

Die Frage ist nicht, ob sie kommen, sondern wann und auf welche Weise sie kommen. Und ganz entscheidend ist, wie ich mich auf sie vorbereitet habe.

»Mich auf dunkle Zeiten vorbereiten – geht das überhaupt?«, fragt sich gerade vielleicht der eine oder die andere. »Ja, das geht!« Und ich denke sogar, dass es sehr, sehr wichtig ist, dass ich mir ein paar wichtige Dinge in einen »Notfall-Rucksack« für die schlechten Zeiten stecke und ihn immer griffbereit habe.[21]

An dieser Stelle habe ich in den letzten Jahren sicherlich einiges gelernt und im Burnout manche Erfahrung gesammelt. Und so konnte ich nach und nach manches Wichtige in meinen Rucksack packen.

Im Folgenden möchte ich vorstellen, was in meinem »Notfall-Rucksack« konkret drinsteckt.

13.1 EIGENER ERFAHRUNGS-/ GEDANKENSCHATZ

Um im Dunkeln sicher laufen zu können, ist es sicherlich sinnvoll, irgendeine Lichtquelle bei sich zu haben. Mit einer Taschenlampe in der Hand kann man entschieden sicherer laufen als ohne. Der eigene Erfahrungs- und Gedankenschatz kann so etwas wie eine »Taschenlampe« sein.

Es ist gut, wenn man solch einen Schatz dabeihat, den man jederzeit abrufen kann, wenn es dunkel um einen wird. Dieser Schatz wird dann zu einem Licht, wenn ich nur noch schwarzsehe und der nächste Schritt im Dunkeln liegt.

21 Thomas Härry redet in diesem Zusammenhang von einer »Notfallapotheke« (bei: »Von der Kunst, sich selbst zu führen«, Kapitel 14 »Entdecken, was mich aufbaut, mir guttut und mich inspiriert«, S. 172 ff).

In diesem Buch habe ich viele Gedanken und Erfahrungen zusammengetragen, die mir zum »Schatz« geworden sind. In der persönlichen Tiefe des Burnouts habe ich manche »Edelsteine« und »Sterne« entdeckt, die nun mein Leben reich und hell machen.

Manche Erfahrungsschätze habe ich in Gedichtform gebracht, um ihnen eine besondere Gestalt und einen tiefen Ausdruck zu verleihen. Andere stehen auf Zetteln, die ich an verschiedenen Plätzen platziert habe, damit sie mir immer wieder vor Augen stehen.

Vor allem habe ich im Burnout als Erfahrungsschatz die Erkenntnis gewonnen, dass Gott immer bei mir ist, er mich nicht in meiner Not hängen lässt und nach der dunklen Nacht bestimmt wieder ein heller Morgen kommt.

Ganz besonders passend finde ich zu diesem Gedanken das Lied »Nach dem Dunkel kommt ein neuer Morgen« von Siegfried Fietz aus dem gleichnamigen Musikalbum. Es fasst meine eigenen Erfahrungen besonders gut zusammen:

»Wer in der Tiefe war
Ganz unten – entsetzt – verzweifelt – verloren – am Ende
und wieder leben darf, kann nicht schweigen,
muss reden – singen – danken – beten – erzählen und loben

Wer Gott verlor
sich selbst – Freunde – Glück – Hoffnung – das Leben
und von Gott gefunden wurde
kann aufatmen – hell lachen – wieder denken – darum danken
neu beginnen und lieben

Nach dem Dunkel
Kommt ein neuer Morgen – verstummen Feinde
Freuen sich Freunde – trocknen die Tränen
Beginnt der Tanz – denn nun bleibt lebenslang seine Gnade«[22]

(Autor: Johannes Hansen)

13.2 LEBENSWEISHEITEN UND -ERFAHRUNGEN ANDERER

Gerade auch die Lebensweisheiten und -erfahrungen anderer Menschen können sehr wertvoll sein und sehr viel Licht ins eigene Dunkel bringen. Vor allem dann, wenn andere in einer ähnlichen Situation wie ich selber gesteckt haben und Schritt für Schritt wieder den Weg zurück zum Licht und zu neuer Hoffnung gefunden haben.

Hier ein paar Beispiele, ein paar Schätze, die ich bei anderen gefunden haben und die meinen Weg heller gemacht haben:

- *»Du kannst nichts dafür tun, dass Gott dich mehr liebt.*
  Du kannst nichts dafür tun, dass Gott dich weniger liebt.
  Er liebt und schätzt dich immer gleich!«
  Das ist ein unglaublicher und zugleich tröstlicher Gedanke, der bei mir an erster Stelle steht und immer auch stehen soll. Ich bin Gottes geliebtes Kind. Mein »Tun«

22 Johannes Hansen, aus: „Nach dem Dunkel kommt ein neuer Morgen“, Kawohl Verlag, Wesel, Neuauflage 2020, S. 11

oder auch das, was ich nicht tue, ändert nichts an dieser Tatsache und an meinem »Sein«. Was kann es Besseres geben!

- *»Jörg, ich habe eine echt wichtige Nachricht für dich: Es gibt nur einen Messias, und das bist du nicht!«*
  O-Ton eines meiner besten Freunde, als ich ihm mein Leid über meine Arbeit und die damit verbundenen Menschen klagte.

- Viele ermutigende Aussagen zum Thema Hoffnung habe ich in dem Buch »Ich lasse dich nicht allein« von der Missionarin, Gemeindegründerin und Seelsorgerin Sarah Young gefunden. Sie schreibt im Vorwort zu diesem Buch, dass es »in den Tälern der Not« entstanden sei und sie den Lesern damit »neue Hoffnung schenken« wolle. Gleich am Anfang betont sie: *»In den Tälern der Not strahlt die Hoffnung hell!«*[23]

- Viele Aussagen aus dem Buch von Laura Story, »Selbst wenn du mich vergisst«, haben mich sehr berührt und mich manches gelehrt. Sie beschreibt in ihrem Buch das Leben mit ihrem Mann Martin, der durch eine Gehirntumorerkrankung jahrelang schwer behindert war und teils noch ist, und stellt dabei fest:
  »In unserer Zerbrochenheit besser zu werden, bedeutet

23 Sarah Young, Ich lasse dich nicht allein, Gerth Medien, Asslar, 1. Auflage 2015, S. 6; dazu auch mein Tagebucheintrag vom 22.1.2016.

nicht, dass die Zerbrochenheit aufhört, ...«[24]
»Ihre Zerbrochenheit ist keine Strafe.«[25]
»Unsere zerbrochenen Umstände mögen sich nicht ändern, aber wir können uns ändern.«[26]

- Ein anderer Gedanke, von Pastor Erwin McManus, ist damit verbunden:
  »You do failure, but you are no failure!«
  »Du machst Fehler, aber du bist kein Fehler!«[27]
  Das ist ein Satz, der mir eine große Hilfe ist, wenn ich mal wieder einen Fehler gemacht und Mist gebaut habe, daran leide und denke, dass ich ein einziger, unverbesserlicher Fehler bin.
  Zudem sagt McManus in der gleichen Predigt:
  »With God nothing is wasted, even when you have messed up ... Waste is a fertilizer!«
  »Bei Gott ist nichts verschwendet, auch wenn du totalen Mist gebaut hast ... Mist ist Dünger!«[28]
  Meine Fehler und mein Versagen seien »Material« in Gottes Händen, um eine gesegnete Zukunft für mich zu kreieren.
  »God will use every failure to make you a success.«

---

24 Laura Story, Selbst wenn du mich vergisst, SCM Hänssler Verlag, Holzgerlingen, Kindle Edition, 2018, Po. 4090.
25 Ebd. Po. 4113.
26 Ebd. Po. 4264.
27 Erwin McManus, Predigt »Nothing wasted«, VOUS Conference 2018, https://www.youtube.com/watch?v=EsTvXTUBnKg (Übersetzung des Verfassers).
28 Ebd. (Übersetzung des Verfassers).

»Gott wird jeden Fehler gebrauchen, um dich zu einem Erfolg zu machen.«[29]

Was für eine starke Hoffnung, wunderbare Verheißung!

- Ähnliches sagt auch Laura Story im eben erwähnten Buch:
  »Gott hasst Gehirntumore genauso sehr wie wir, aber er verschwendet auch nichts. Deshalb gebraucht er unsere Umstände dafür, uns Geduld zu lehren; uns zu lehren, Gnade zu schenken, unseren Zorn zurückzuhalten und tausend Dinge, die unsere Ehe stärker machen, als sie es ohne unsere Prüfungen je geworden wäre.«[30]

- Noch eine Aussage von Pastor McManus hat mich angesprochen, die ich bei seiner Predigt »The Warrior Seeks to Become Invisible« gehört habe:
  »People gain fame by living for themselves, but they gain greatness by living for others.«
  »Menschen mögen dadurch berühmt werden, dass sie für sich selber leben; aber sie gewinnen an ›Größe‹, wenn sie für andere leben.«[31]
  McManus betont, dass das eigentliche Vorbild dafür Jesus Christus sei.

- In einer Predigt über das Gleichnis von den anvertrauten

29 Ebd. (Übersetzung des Verfassers).
30 Laura Story, Selbst wenn du mich vergisst, Po. 4096.
31 Erwin McManus, The Way of the Warrior, »The Warrior Seeks to Become Invisible«, Mosaic Video, 10.3.2019 (Übersetzung des Verfassers).

Talenten sagt die bekannte Buchautorin und Rednerin Joyce Meyer:

- *»Everybody gets something, but nobody gets everything.«*
  »Jeder bekommt etwas, aber keiner bekommt alles.«[32]
- *»Let us ask God to give us what we can handle and still keep HIM number one in our lives.«*
  »Lasst uns Gott bitten, dass er uns das gibt, mit dem wir umgehen können, und dass er dabei die Nummer eins in unserem Leben bleibt.«[33]
- *»To be jealous is waste of time. You will never get what they have!«*
  »Eifersüchtig zu sein ist reine Zeitverschwendung. Denn du wirst nie bekommen, was andere haben.«[34]
- *»Use your talents or you lose it.«*
  »Gebrauche deine Gaben oder du verlierst sie.«[35]

• *»Wer schnell sein will, muss langsam machen.«* (Weisheit vom Biathlon)

• Pastor T. D. Jakes sagt in einer Predigt über die Bekehrung des Paulus unter dem Titel »Treasures in the Darkness« Folgendes, was sich sehr mit meinen eigenen Erfahrungen im »Dunkeln« deckt:
  - *»Saul has lost his eyesight so that Paul might get insight.«*
    »Saulus hat sein Augenlicht verloren, damit Paulus

32 Joyce Meyer, Using Your Gifts Wisely, https://www.youtube.com/watch?v=-VAk53BjaF4 (Übersetzung des Verfassers).
33 Ebd. (Übersetzung des Verfassers).
34 Ebd. (Übersetzung des Verfassers).
35 Ebd. (Übersetzung des Verfassers).

Einsicht bekommt.« [36]

- »*God does his best work not in the light, but in the dark!*«
  »*Gott tut seine größten Werke nicht im Licht, sondern im Dunkeln.*« [37]
- »*God is developing us in the dark!*«
  »*Gott entwickelt uns im Dunkeln!*« *(genauso wie ein Fotograf das Foto, wie Samen im dunklen Boden, wie ein Baby im Bauch der Mutter)* [38]
- »*It might be dark right now, but it is not over!*«
  »*Es mag gerade dunkel sein, aber es ist noch nicht alles vorbei!*« [39]

13.3 VERHEISSUNGEN UND PROPHETISCHE AUSSAGEN FÜR MEIN LEBEN

Zwei Verheißungen bzw. prophetische Aussagen, die ich für mein Leben erhalten habe, möchte ich kurz vorstellen:

- Während einer Predigt von T. D. Jakes, die ich mir über YouTube angehört habe[40], wurde mir folgende Verheißung für mein Leben geschenkt, die ich mir seitdem immer wieder über mein Leben ausspreche:

36 T. D. Jakes, »Treasures in the Darkness«, https://www.youtube.com/watch?v=AFr6dt6eU8g (Übersetzung des Verfassers).
37 Ebd. (Übersetzung des Verfassers).
38 Ebd. (Übersetzung des Verfassers).
39 Ebd. (Übersetzung des Verfassers).
40 Den Titel der Predigt und das Datum habe ich leider vergessen.

»Ich bin geliebt.«

»Ich vermag alles durch den, der mich mächtig macht, Christus!«

Zwei schlichte Wahrheiten, die ich mir gerade dann immer wieder ins Bewusstsein rufe und ausspreche, wenn ich Selbstzweifel habe, nicht weiterweiß, nicht schlafen kann, mir alles zu viel ist, ...

- Während meines Aufenthalts in der psychiatrischen Klinik, den ich im ersten Teil dieses Buches ausführlich beschrieben habe, hat mir, der ich leider keine eigenen Kinder habe, eine Mitpatientin folgende Prophetie für meinen weiteren Lebens- und Dienstweg mitgegeben:

  »Jörg, du wirst ein (geistlicher) Vater für viele Kinder sein!«

13.4 BIBELVERSE

Bibelverse, die ich in guten Zeiten und bei »Licht« gelernt habe, können mir zum Lichtblick auf einem dunklen Weg werden und mir neue, klare Orientierung geben. Wie der Dichter im Psalm 119,105 sagt:

»Dein Wort ist meines Fußes Leuchte und ein Licht auf meinem Wege.«

Besonders die Verse, die ich auswendig gelernt habe, sind

mir in dunklen Zeiten schon oft zu einer großen Hilfe geworden, weil sie immer »abrufbar« sind und sich in Kopf und Herz tief verankert haben.

Z. B. kann man von Psalm 23 sein Leben lang als »Wegproviant« zehren und durch manche tiefen Täler und auch Höhen des Lebens gehen. Und gerade das Klammern an die Überzeugung, dass Gott auch jetzt noch bei mir ist und mein guter Hirte ist, jetzt in den dunklen Niederungen des Lebens, kann über die nächsten Minuten, Stunden und Tage helfen, bis ich wieder auf neuen, helleren Wegen gehe, auf denen ich Gottes Segen und Versorgung wieder stärker konkret erlebe.

»1 Ein Psalm Davids. Der HERR ist mein Hirte, mir wird nichts mangeln.
2 Er weidet mich auf einer grünen Aue und führet mich zum frischen Wasser.
3 Er erquicket meine Seele. Er führet mich auf rechter Straße um seines Namens willen.
4 Und ob ich schon wanderte im finstern Tal, fürchte ich kein Unglück;
denn du bist bei mir, dein Stecken und Stab trösten mich.
5 Du bereitest vor mir einen Tisch im Angesicht meiner Feinde. Du salbest mein Haupt mit Öl und schenkest mir voll ein.
6 Gutes und Barmherzigkeit werden mir folgen mein Leben lang, und ich werde bleiben im Hause des HERRN immerdar.«

Ein Bibelvers, der sich in den 40 Jahren meines Christseins tieft in mir »verankert« hat, ist mein Taufspruch aus

2. Timotheus 1,7:

> *»Denn Gott hat uns nicht gegeben den Geist der Furcht, sondern der Kraft und der Liebe und der Besonnenheit.«*

Gerade in Zeiten der Angst, wenn alles zu wanken scheint und nichts mehr sicher ist, ist dieses Wort Gottes ein fester Ankerplatz für meine Seele, das auch dem stärksten Sturm standhält und mich neu mutig mit neuem »Wind in den Segeln«, mit Kraft, Liebe und Besonnenheit in die Zukunft aufbrechen lässt!

13.5 LIEDER

Auch Lieder gehören für mich unbedingt in den »Rucksack«. Ich liebe Musik, ohne Musik kann und will ich nicht sein. Sie bringt in meiner Seele helle, frohe Saiten zum Schwingen, wenn der Grundton nur noch auf Moll gestimmt ist. Ich kann manche Lieder mit oder ohne Stimme singen, sie bewegen manchmal einfach nur mein Herz.

Ein besonderes Beispiel dafür ist der Song »What a Friend I've found (Friend Forever)« von der christlichen Rockband Band »Delirious?«, das ich schon weiter oben unter »4.6 Schweigetage« erwähnt habe:

Dieses Lied, vor allem den Refrain, habe ich mal vor langer Zeit stundenlang bei einer langen Autofahrt gesummt, gesungen, geschmettert, gesungen, gesummt, ... Irgendwie hatte mich diese Fahrt damals ziemlich angestrengt und ich brauchte immer wieder neue Kraft und Mut, um sicher ans Ziel zu kommen:

Was habe ich nur für einen Freund gefunden
Der mir näher steht als mein Bruder
Ich spüre seine Berührung
die stärker ist als die der Liebenden

Jesus, Jesus
Jesus, mein Freund für immer (Refrain)

Was habe ich nur für eine Hoffnung gefunden
Vertrauenswürdiger als eine Mutter
Es würde mir das Herz brechen
Wenn ich ihn verlieren würde

Jesus, Jesus
Jesus, mein Freund für immer (Refrain)

Ich liebe dich, Jesus

Oh, Jesus, oh Jesus
Jesus, mein Freund für immer (Refrain)[41]

Dieses Lied hat mich schon auf vielen unklaren, dunklen Wegen begleitet. Es ist so einfach und so stark, so voller Licht und Wärme. So voller Jesus!

41 Delirious?, What a Friend I've found (Friend Forever); Übersetzung des Verfassers.

Aber es gibt noch ein anderes Lied, das ich mehr als alle anderen Lieder im Herzen und auf den Lippen habe. Es heißt: »To HIM who sits on the throne« (deutsch: »Dem, der auf dem Thron sitzt«; der Text basiert auf dem Bibelvers Offenbarung 5, 13). Das erste Mal ist es mir in einem Medley der christlichen Rockgruppe »PETRA« aufgefallen (bei PETRA Praise 2: We Need Jesus) und ich habe gleich Gefallen daran gefunden. Später habe ich festgestellt, dass die Musikerin Debbye Graafsma das Lied geschrieben hat und es viele Coverversionen davon gibt. Viele davon gefallen mir, manche davon höre ich mir immer wieder an! Aber die Version von »PETRA« bleibt mein Favorit!

Dem, der auf dem Thron sitzt
und dem Lamm
Sei der Segen und der Preis
und die Ehre und die Kraft
in alle Ewigkeit[42]

Ich liebe dieses Lied, weil es mir immer wieder neu vor Augen führt, wer der, der auf dem Thron sitzt, und das Lamm Gottes sind; dass es mein himmlischer Vater und sein Sohn Jesus Christus sind, die das Heft dieser Welt und der Geschichte der Menschheit in ihren Händen halten. Dem Vater und dem Sohn »seien Lob und Ehre und Preis und Gewalt von Ewigkeit zu Ewigkeit!« (Offenbarung 5, 13)

42 Debbye Graafsma, To HIM who sits on the throne; Übersetzung des Verfassers.

13.6 NOTFALLGEBETE UND GEISTLICHE WAHRHEITEN

Im Aussprechen einfacher Notfallgebete und schlichter, geistlicher Wahrheiten liegt viel Kraft. Es beruhigt und ermutigt, erhellt die Seele, weil es meinen Blick auf den richtet, der alle Macht hat und mein Leben in seinen Händen hält.

Ich spreche diese Gebete und Wahrheiten immer wieder aus, ohne irgendein Zeitlimit. Ganz ruhig, regelmäßig, bis ich wieder zur Ruhe gekommen bin, sich die Dinge, die mich beschäftigen, langsam klären und ich neu Frieden empfinde (manchmal schlafe ich dabei einfach ein).

Das Beten und das Bekennen von Wahrheiten gehen dabei manchmal fließend ineinander über. Zudem verbinde ich beides oft mit Atemübungen, die mich zudem beruhigen und zur Stille führen.

Gebet: **»Jesus ...** (dabei einatmen)
Hilf!« (dabei ausatmen)
Wahrheit: **»Jesus ...** (dabei einatmen)
Hilft mir.« (dabei ausatmen)

Gebet: **»Jesus ...** (dabei einatmen)
Mein HERR!« (dabei ausatmen)
Wahrheit: **»Jesus ...** (dabei einatmen)
Ist HERR.« (dabei ausatmen)

Gebet: **»Jesus ...** (dabei einatmen)
Versorge mich!« (dabei ausatmen)

Wahrheit: **»Jesus …** (dabei einatmen)
Versorgt mich.« (dabei ausatmen)

13.7 ENTSPANNUNGSÜBUNGEN

Ich kann natürlich auch Entspannungsübungen machen, um zur Ruhe zu kommen und mich innerlich neu zu sortieren. Ich habe dabei gute Erfahrungen mit Übungen der progressiven Muskelentspannung (kurz PME) nach Edmund Jacobson gemacht.

Dabei lege ich mich entspannt auf meinen Rücken auf eine bequeme Unterlage und mache anhand einer CD der christlichen Fitness- & Gesundheitstrainerin Doris Siegenthaler (»Entspannung für den Tag«) ca. eine halbe Stunde Übungen zur Muskelanspannung und -entspannung. Dabei verbindet sich Entspannung für den Körper mit Zur-Ruhe-kommen der Seele und mit Ausrichtung meines Geistes auf Jesus (durch die christliche Musikuntermalung). Entspannung ist (fast) garantiert, und ein kleines Nickerchen darf sich anschließen.[43]

43 Doris Siegenthaler, CD »Entspannung für den Tag«, Gerth Medien.

KAPITEL 14
PACKEN ANFANGEN, JETZT!

»Don't forget in the darkness
what you've learned in the light.«
»Vergiss im Dunkeln nicht, was du bei Licht gelernt hast.«[44]

Damit ich das, was ich im Licht gelernt habe, nicht vergesse, muss ich natürlich erst einmal etwas gelernt haben. Das, was ich in den letzten Jahren gelernt habe, habe ich versucht, in diesem dritten Hauptteil meines Buches unter der Überschrift »Burnout-Prävention« möglichst praktisch und mit eigenen Erfahrungen untermauert darzustellen.

Nun liegt es an Ihnen, eigene Erfahrungen zu machen, sich eigene Ideen und Strategien für die Burnout-Prävention zu überlegen und sich einen eigenen »Notfall-Rucksack« zusammenzustellen. Schieben Sie das bitte nicht auf! Solche Vorbeugemaßnahmen für den Notfall haben nicht bis morgen Zeit. Denn keiner weiß, wann es zu einer Krise kommt und der Notfall eintritt (ein Erdbeben kommt meist ohne Vorwarnung, ebenso viele Krisen). Fangen Sie bitte heute, jetzt an vorzubereiten und zu packen!

44 Joseph Bayly, Übersetzung des Verfassers.

Bitte schreiben Sie hier konkret auf, welche Burnout-Präventionen Sie konkret ergreifen wollen:

1. ______________________________
2. ______________________________
3. ______________________________

Bitte notieren Sie im Folgenden, was Sie in Ihren »Notfall-Rucksack« packen wollen:

1. ______________________________
2. ______________________________
3. ______________________________

Sicher ist es eine gute Idee, es nicht nur bei einem imaginären »Gedanken-Rucksack« zu belassen, sondern – so weit es irgendwie geht und Sinn macht – einen echten »Rucksack« oder ein »Kistchen« oder ähnliches mit echten Dingen für den »Notfall« zu packen. Dazu könnte ein Tagebuch gehören, wichtige Bibelverskärtchen und Sprüche, eine Übersicht über die eigenen Lebensregeln und -ziele, Liedblätter, Gedichte und andere Gegenstände, die eine hohe Bedeutung für Sie und Ihr Leben haben.

Ich habe z. B. eine Plastikbox, meine kleine »Schatzkiste«, in der ich für mich wichtige Dinge aufbewahre und die ich fast täglich benutze: Bibel, Tagebuch, Liste mit Gebetsanliegen, Bibelverskärtchen auf Japanisch, Stifte, zwei kleine Kästchen (mit meiner »Lebensaussage« und meinem »Leitsatz«, mit meinen grundlegenden Leitregeln und den alltäglichen Regeln in Form von Schnipseln), Notizzettel, Aufstellkreuz, Holzkreuz, ... Diese Box kann ich überallhin mitnehmen, z. B. in den Urlaub. So habe ich meine »Schätze« immer dabei.

Zudem hängen in meinem Büro an verschiedenen Stellen ermutigende Bibelverse, herausfordernde Verheißungen, Gebetsanliegen, ein Bild von Doris Steigerwald mit der Tonplastik »Bleib sein Kind«, ...

Mein Kindle ist der elektronische Aufbewahrungsort für meine geistigen Schätze. Da habe ich Rubriken, um spontane Gedanken aufzuschreiben (z. B. die, die mit diesem Buch zusammenhängen), um Gebetsanliegen zu notieren, um Erkenntnisse aufzuschreiben, die ich beim Lesen von Büchern oder dem Hören von Predigten gewonnen habe, ... Per Kindle kann ich meine persönlichen Hits anhören, ich kann verschiedene Bibelübersetzungen nachschlagen, meine Lieblingsbücher lesen, u. v. m. (natürlich eignet sich dafür auch ein Computer, Handy, iPad, ...).

Egal wie, fangen Sie jetzt an, für den Notfall zu packen! Sie werden es nicht bereuen und eines Tages sehr froh darüber sein.

TEIL IV
LEBEN IM LICHT

Im vierten und abschließenden Teil meines Buches lade ich Sie, liebe Leser, ein, mit mir zu träumen, von einem Leben im Licht, das mit viel Hoffnung erfüllt und von einer klaren Perspektive bestimmt ist.

Ich lade Sie ein, sich mit mir auf die Suche nach der Quelle zu machen, aus der solch ein hoffnungsvolles, überfließendes Leben »sprudelt«.

Und ich lade Sie ein, mit mir zusammen ins Land der Hoffnung, ins »Abenteuerland« zu gehen, dort aus der »Quelle der Hoffnung« zu trinken und damit selbst zu einem Hoffnungsträger zu werden.

KAPITEL 15
LEBEN MIT HOFFNUNG UND PERSPEKTIVE

Hoffnung

HOFFNUNG
Ja, bitte!
Hätt ich gern!
So dringend!
Wenigstens ein bisschen!
Bitte!

HOFFNUNG
Abwartend
Fragend
Zweifelnd
Bangend
Suchend

HOFFNUNG
Hoffnungsvoll
Schwungvoll
Voller Hoffnung
Voll Hoffen
Zum Greifen nah

HOFFNUNG
Sehnsucht
Lichtblick
Licht blicken
Genau hinsehen
Sehnsüchtig

Hoffnung

HOFFNUNG
Echt?
Nur ein schöner Traum?
Zu schön, um wahr zu sein?
Nicht nur: ein Trostpflästerchen?
Nicht nur: Es wird schon wieder gut!?

HOFFNUNG
Eine, die hält, was sie verspricht?
Eine, die hält? Eine, die erhält?
Eine, die trägt? Eine, die lebt?

HOFFNUNG
Falsche Hoffnung machen
Falsch hoffen
Auf das Falsche hoffen
Enttäuscht
Hoffnung begraben

HOFFNUNG
Hoffnungsloser Fall
Hoffnungslos fallen
Alle Hoffnung fallen lassen
Hinfällige Hoffnung
Verlorene Hoffnung

HOFFNUNG
Hoffnungsvoll
Schwungvoll
Voller Hoffnung
Voll Hoffen
Zum Greifen nah

HOFFNUNG
Die Hoffnung stirbt
Zerplatzt
Erfriert
Verliert
Die Hoffnung stirbt, zuletzt

HOFFNUNG
Die Hoffnung stirbt zuletzt
Hoffungsschimmer
Hoffnungsstrahl
Licht am Horrizont
Verborgene Hoffnung

HOFFNUNG
Hoffnungszeichen
Fünkchen Hoffnung
Hoffnungsworte
Hoffnungsträger
Letzte Hoffnung

HOFFNUNG
Wo?
Woher?
Wie?
Auf was?
Auf wen?

HOFFNUNG
Echt!
Eine, die hält, was sie verspricht!
Eine, die hält!
Einer, der hält, was er verspricht!
Einer, der hält!

HOFFNUNG
Echt!
Ehrlich!
Endlich!
Einzigartig!
ER!

»Die Hoffnung stirbt zuletzt!«, betone ich in meinem Gedicht und sagt auch der Volksmund. Das stimmt wahrscheinlich deshalb, weil die Hoffnung so wichtig, lebenswichtig, manchmal überlebenswichtig ist! Ich will, brauche als Mensch echte, tragende Hoffnung, nicht nur ein Trostpflästerchen. Nicht nur: »Das wird schon wieder!« oder viel schlimmer: »Lasst dich nicht so hängen!«

Nur wo gibt es sie, diese echte Hoffnung, die nicht mehr verspricht, als sie halten kann? Hoffnung, die nicht wie ein Luftballon gleich zerplatzt, wenn sie an irgendwelche Ecken und Grenzen stößt?

Der Gedanke an den Luftballon erinnert mich an eine Aussage von Sarah Young:

> *»In mancher Hinsicht ist die Hoffnung wie ein Heißluftballon. Sie kann dich über deine Probleme emporheben und hilft dir, die Dinge aus einer anderen Perspektive – von oben – zu betrachten.«*[1]

Mich spricht dieser Gedanke an. Ich beginne zu träumen. Wie schon an verschiedenen Stellen in diesem Buch gesagt: Ich träume gerne. Meine Mutter hat früher, als ich noch Kind war, immer wieder mal zu mir gesagt, ich hätte eine »blühende Phantasie«. Manchmal nennt mich meine Frau »Dreamer« (auch weil ich den Song »Dreamer« von der

1 Sarah Young, Ich lasse dich nicht allein, S. 76.

Band »Supertramp« mag; aber nicht nur deshalb...)

»... Hoffnung ist wie ein Heißluftballon ...«

Da kommen Eindrücke, Bilder, Gefühle in mir hoch. Ich würde zwar in Wirklichkeit in keinen Ballon einsteigen wollen, aber gedanklich und auch gefühlsmäßig lasse ich mich gerne auf dieses Abenteuer, auf eine Fahrt im Ballon ein (es muss ja nicht gleich ein echter Heißluftballon sein!). Wie das wohl so ist, über den Dingen hinzuschweben, alles von einer anderen, höheren Perspektive aus zu sehen? Was sehe ich, was fühle ich da wohl? Wie sehe ich da wohl mein jetziges Leben? Bekomme ich da vielleicht sogar Gottes Perspektive von meinem Leben noch klarer in den Blick? Bin ich Gott vielleicht sogar näher? Irgendwie ein spannender, inspirierender Gedanke; ein cooles, prickelndes Gefühl, das sich da einstellt beim gemütlichen Dahinschweben im Heißluftballon!

Hier oben sehe ich auf jeden Fall alles anders, ich sehe vieles neu, sehe viel Neues. Das ist einerseits überraschend, andererseits eigentlich auch logisch. Je höher ich fliege, desto weniger sehe ich; vieles andere sehe ich dafür umso mehr. Und was es da alles zu sehen gibt! Vorher habe ich nur meine kleine, begrenzte »irdische« Welt gesehen und merke nun, wie winzig sie in Wirklichkeit ist, im Vergleich zu dem, was es noch alles gibt. Denn es gibt so viel, viel, viel mehr. Immer noch mehr, immer noch bunter, vielfältiger, großartiger. Immer neue Landschaften, Hügel, Felder, Wälder, Bäche, Flüsse, Seen, Häuser, Straßen, Dörfer, Städte, ... zeigen sich. Echt der Hammer! Ich will immer weiter mit dem Ballon, immer Neues entdecken und dabei über den Dingen schweben, frei sein und gar nicht mehr in meine kleine Welt zurück ...

Der Erde enthoben sehe ich nicht mehr so viel von mir und den Kleinigkeiten und Problemchen des Alltags. Das Normale, der alltägliche Kleinkram, das Unwesentliche verliere ich aus dem Blick, und eine andere, neue Wirklichkeit, Wahrheit, ja das Wesentliche bekomme ich mehr und mehr zu sehen. Ich sehe mehr vom »großen Ganzen«, mehr und mehr das »Big Picture«, habe mehr Überblick über alles. Sehe klarer, schärfer, weiter, irgendwie freier, befreiter! Echt spannend!

Ich denke an das bekannte Lied von Reinhard Mey: »Über den Wolken«. Ich beginne die eingängliche Melodie zu summen, und dann kommt mir auch der Text frisch in den Sinn, vor allem der Refrain: *»Über den Wolken muss die Freiheit wohl grenzenlos sein ...«*[2]

Ja, dieses Lied, diese Sehnsucht klingt mir in den Ohren und im Herzen, während ich das schreibe.

Mey beschreibt dabei zwar den Blick auf bzw. die Perspektive aus einem Flugzeug, aber das Gefühl von Freiheit und Weite und der neue Blickwinkel für das eigene Leben sind ähnlich.

Ja, über den Wolken sein. Frei sein! Frische Luft atmen, Neues sehen, vieles neu sehen, denn je höher, desto mehr wird deutlich, dass all die vermeintlich großen und wichti-

2 Reinhard Mey, Über den Wolken, Intercord.

gen Dinge dieser Welt eigentlich ziemlich nichtig und unwichtig sind und dass es viel, viel mehr gibt und viel Wichtigeres gibt. Ja, über den Wolken sehe ich klarer, schärfer, weiter. Bekomme ich das Wesentliche in den Blick. Und es wird deutlich: Das Bisherige war noch nicht alles, es wartet noch viel, viel mehr auf mich!

Dieses »Fliegen über den Wolken«, dieses »Dahinschweben im Heißluftballon« weckt neue Hoffnung in mir, ein Verlangen nach mehr; es schenkt mir ein »Wissen«, dass es auf jeden Fall auch mehr gibt und es sich auf lohnt, sich auf die Suche danach zu machen!

Es gab, wie ich in diesem Buch ausführlich darstelle, Zeiten in meinem Leben, da brauchte ich dringend »neue« Hoffnung, weil mir alle bisherige abhanden gekommen war. Ich brauchte »frische« Luft zum Atmen, weil mich die Probleme regelrecht zu ersticken drohten, ich brauchte eine neue, klare Perspektive für mein Leben, da ich bis zum Hals im »Dreck« saß und alles nur noch dunkel und »hoffnungs-los« war. Ich bin froh, dass mich in diesen dunklen Zeiten immer wieder ein »Lichtstrahl« mit neuer Hoffnung erreicht hat.

KAPITEL 16
GOTT BEGEGNEN – HOFFNUNG FINDEN!

Gott ist ein »Gott der Hoffnung«. So ermutigt und segnet der Apostel Paulus die Christen in Rom, die durch viel Not und Verfolgung mussten:

> *»Der Gott der Hoffnung aber erfülle euch mit aller Freude und mit Frieden im Glauben, dass ihr überströmt[3] in der Hoffnung durch die Kraft des Heiligen Geistes!« (Römer 15,13; SLT)*

Gott, der mich geschaffen hat, will, dass ich Hoffnung habe, und zwar nicht nur ein bisschen, damit es zum Überleben reicht. Gott will mir nicht nur eine Überlebensration davon geben, damit ich gerade so über die Runden komme und nicht resigniere. Nein! Gott will, dass mein Herz und meine Seele, mein Leben überströmen mit Hoffnung! Wahnsinn! Echt super! Was für eine Hoffnung liegt für mich schon darin!

In der »Neuen Genfer Übersetzung« (NGÜ) heisst es:

> *»Darum ist es mein Wunsch, dass Gott, die Quelle aller Hoffnung[4], euch in eurem Glauben volle Freude und vollen Frieden schenkt, damit eure Hoffnung durch die Kraft des Heiligen Geistes immer unerschütterlicher wird.«*

---

3 Hervorhebung durch den Verfasser.
4 Hervorhebung durch den Verfasser.

Mein Vater im Himmel ist die Quelle aller meiner Hoffnung, eine Quelle, aus der Hoffnung wie klares, reines, erfrischendes Wasser sprudelt. Diese Hoffnung hält immer, was sie verspricht. Sie enttäuscht mich nicht wie abgestandenes Wasser aus einem dreckigen Tümpel. Nein! Sie ist immer wieder neu da, jeden Tag, frisch, in mehr als ausreichender Menge, um mein Leben regelrecht zu überfluten mit Mut, Kraft und Zuversicht für die Zukunft.

> *»Die Hoffnung ist eine außergewöhnliche geistliche Gnadengabe, die Gott uns gibt, damit wir unsere Ängste kontrollieren, und nicht, damit wir sie verdrängen.«*[5]

Ich denke, dass es ein Mensch ohne Hoffnung nicht mehr lange »macht«. Nicht, dass er gleich sterben muss; aber das, was in seinem Inneren schon lange zu sterben begonnen hat, geht endgültig kaputt, denn es gibt nichts mehr, was ihn am Leben erhält, was ihn ermutigt, weiterzugehen, weiterzumachen!

Hoffnung ist wie ein Schluck Wasser auf einem langen Marsch durch eine endlos erscheinende Wüste. Ist der letzte Schluck getrunken, gibt es keine Hoffnung mehr, ist das Ende nahe!

Aber Gott sei Dank beschenkt mich mein himmlischer Vater immer wieder neu, überreich mit diesem Lebenselixier, das man Hoffnung nennt.

Danach dürstet die ganze Welt. Denn ein hoffnungs-

5 Vincent McNabb bei Sarah Young, Ich lass dich nicht allein, S. 56.

voller Mensch findet immer wieder einen Grund, weiterleben zu wollen trotz unüberwindlich erscheinender Probleme und Ängste, die sich vor ihm auftürmen.

Dieser hoffnungslosen Welt will ich den Weg zeigen zu dieser Lebensquelle. Denn es gibt allen Grund, hoffnungsvoll nach vorne zu blicken.

In mein Tagebuch schreibe ich dazu:

»Vater, diesen Grund habe ich in Dir gefunden! Du bist die Quelle aller meiner Hoffnung, all meinen Trostes! Dir kann ich meine Ängste sagen, auch die Angst, alle Hoffnung (einmal) zu verlieren. Der Blick auf Dich weitet meine Augen dafür, dass es bei Dir Hoffnung und Zukunft gibt, denn beides hast Du für mich im Sinn! Mein Leben für Dich und mit Dir und aus Dir macht immer Sinn und findet immer ein Ziel! Das macht mir Mut, gibt mir Hoffnung (vgl. Jer. 29,11). Danke für dieses unverdiente Gnadengeschenk, von dem ich lebe, für Dich! Amen!«[6]

Sarah Young lässt Jesus, den Sohn Gottes, in einem Liebensbrief an uns sagen:

»Die Hoffnung, die ich dir anbiete, hat nichts mit Wunschdenken zu tun. Sie ist absolut vernünftig, auch wenn sie sich auf Dinge bezieht, deren völlige Erfüllung noch aussteht. Sie ist deshalb so berechtigt, weil ich selbst durch das, was ich am

6 Tagebucheintrag 27.2.2016.

Kreuz getan habe, ihre Erfüllung garantiere. Diese Hoffnung ist die Grundlage des Friedens und der Freude, die du bei mir findest.«[7]

Und sie zitiert aus ihrem Buch »Ich bin bei dir«:

»Die Hoffnung ist ein goldenes Band,
das dich mit dem Himmel verbindet.
Dieses Band hilft dir, den Kopf hoch zu tragen,
auch wenn dich viele Probleme bedrängen.
Die Hoffnung schenkt dir eine neue Perspektive:
Du blickst nicht länger auf den Staub der Straße,
sondern hinauf zu den sonnigen Gipfeln.
Sie erinnert dich daran,
dass der Weg, den wir miteinander gehen,
direkt in den Himmel führt.«[8]

»Wir machen den Weg frei!« So lautete lange Jahre der ambitionierte Slogan einer bekannten Bankenkette. Der Sohn Gottes, Jesus Christus, hat den Weg in die Zukunft wirklich frei gemacht. ER hat durch seinen Tod am Kreuz, durch seinen Sieg über Sünde, Tod und Teufel die Grundlage für ein neues Leben, für ein Leben mit Sinn und Zukunft gelegt. Ein Leben, das hoffnungsvoll und erfüllt auf diese Zukunft zugeht und geradewegs in den Himmel führt. Was für eine großartige Hoffnung!

7 Sarah Young, Ich lass dich nie allein, S. 66.
8 Ebd. S. 6.

KAPITEL 17
HOFFNUNGSTRÄGER SEIN!

Ich habe im ersten Teil dieses Buches geschrieben, dass ich im Burnout große Zweifel an der Aussage des Apostels Paulus hatte, wenn er im zweiten Korintherbrief sagt:

> *»(Gott ist) ein Gott, der uns nie verzweifeln lässt!« (1,3; GNB)*

Denn ich war lange Zeit wirklich am Verzweifeln und hatte wenig bis gar keine Hoffnung auf eine Besserung meiner Lage.

Heute bin ich natürlich viele Schritte weiter und um einige Erfahrungen reicher. Ich kann heute viel mehr hinter den Aussagen von Paulus stehen. Angefangen damit, dass er in V. 3 zunächst seinen himmlischen Vater von ganzem Herzen lobt:

> *»Gepriesen sei der Gott und Vater unseres Herrn Jesus Christus! Er ist ein Vater, dessen Erbarmen unerschöpflich ist, und ein Gott, der uns nie verzweifeln lässt.«*

Auch was Paulus im Folgenden aus seiner eigenen Erfahrung heraus bekennt, kann ich heute nur unterstreichen:

> *»Auch wenn ich viel durchstehen muss, gibt er mir immer wieder Mut. Darum kann ich auch anderen Mut machen, die Ähnliches durchstehen müssen. Ich kann sie trösten und ermutigen, so wie Gott mich selbst getröstet und ermutigt*

hat. Ich leide mit Christus und in seinem Dienst in reichem Maß. Aber ebenso reich sind der Trost und die Ermutigung, die mir durch ihn geschenkt werden. Wenn ich leide, so geschieht es, damit ihr Mut bekommt und zur Rettung gelangt. Und wenn ich getröstet werde, so geschieht es, damit ihr den Mut bekommt, die gleichen Leiden wie ich geduldig zu ertragen.« (2. Korinther 1,3–6; GNB)

Thomas Härry bemerkt in seinem Buch »Das Geheimnis deiner Stärke« zu diesen Aussagen von Paulus Folgendes:

»Weil er am eigenen Leib erfahren hat, was es heißt, verwundet zu sein, weiß er sich befähigt, anderen Menschen in ihren eigenen Schwierigkeiten beistehen zu können. Paulus ist ein verwunderter Heiler geworden.«[9]

Ich kann heute Menschen, die viel Leid und Not durchmachen, vor allem die, die durch die Tiefen und Nächte eines Burnouts hindurchmüssen und kein Licht mehr sehen, viel besser verstehen. Denn ich habe Ähnliches erlebt wie sie. Ich weiß als »alter Burnoutler«, wie es ist, wenn man im Burnout steckt, wie es sich anfühlt, in einem dunklen »Loch« zu sitzen; und ich kann zugleich mit Zuversicht bezeugen, dass es einen, wenn auch mühsamen, Weg aus dieser massiven Lebenskrise heraus gibt. Meine Erfahrungen waren nicht umsonst. Die Zeit des Burnouts war keine verschwendete Zeit.

---

9 Thomas Härry, Das Geheimnis deiner Stärke, SCM R.Brockhaus Verlag, Witten, 3. Auflage 2009, S. 66.

Zu dieser Entdeckung sagt Erwin McManus in seiner Predigt »Nothing wasted«[10], dass Gott nichts »verschwenden« würde, dass auch die schlimmsten Erfahrungen nicht umsonst seien und ihren Sinn hätten, dass es in meiner Vergangenheit nichts gebe, was unwichtig oder wertlos wäre. Dabei wären auch meine Fehler »Material in Gottes Händen«, um eine gesegnete Zukunft für mich zu kreieren. Sie seien kein »waste«, kein Müll, Abfall oder Mist, sondern der »fertilizer«, der Dünger, aus dem Gott in meinem Leben viel Gutes und Neues wachsen ließe. Ein Beispiel dafür sei Mose:

»Mose ist zunächst nach dem Mord an einem Ägypter und seiner anschließenden Flucht aus Ägypten 40 Jahre Schafhirte in der Wüste gewesen, bevor er im Auftrag Gottes das Volk Israel 40 Jahre durch die Wüste geführt hat. Das war keine verschwendete Zeit. Denn so hat er selbst 40 Jahre erlebt und am eigenen Leib gespürt, was es heißt, 40 Jahre durch die Wüste ziehen zu müssen. Er kannte seine eigenen Schwächen und Fehler und konnte das Volk dadurch besser verstehen, das oft murrte und klagte …«

Der Kernsatz der Predigt von McManus ist:

»You do failure, but you are no failure!«
»Du machst zwar Fehler, aber du bist kein Fehler!«

10 Diese Predigt habe ich bereits im dritten Hauptteil erwähnt unter »13 Ein letzter Vorsorgetipp: Notfall-Rucksack packen« bei »13.1 Lebensweisheiten und -erfahrungen anderer«.

Gerade dieser Satz hat sich bei mir eingebrannt. Das ist ein Satz, der viel Hoffnung macht und mein Vertrauen in Gott, der mir diese Zusage macht, ganz massiv gestärkt hat und immer noch stärkt. Ich mache Fehler, aber ich bin kein Fehler. In meiner Vergangenheit waren viele Brüche; manche haben andere verursacht, an anderen war ich selber schuld. Ich würde heute sicherlich manches anders und dabei möglicherweise auch andere, neue Fehler machen (die mir erspart geblieben sind). Ich bin einfach ein begrenzter Mensch, der seine Defekte und Fehler hat. Aber ich bin kein Fehler, sondern Gottes geliebtes Kind. Punkt!

McManus mahnt seine Zuhörer in der Predigt, dies nicht aus den Augen zu verlieren, Gott im Auge zu behalten, der mich lieben und eine wunderbare Zukunft für mich schaffen würde.

> *»Achte auf die richtige Perspektive für dein Leben mit allen seinen Herausforderungen (...) Auch dein Leben kann ein Zeugnis dafür werden, welche wunderbaren, neuen Dinge Gott mit ›Mist‹ aus dem Leben einer Person machen kann ...«*[11]

Lange Zeit habe ich mein Leben in die Zeit vor dem Burnout und nach dem Burnout aufgeteilt: »Vor dem Burnout ging noch so viel, heute nur noch so wenig!« Ich war gefrustet, dass ich nicht mehr so viel Energie wie früher hatte und nicht mehr so leistungsfähig war. Ich habe die Zeit vor

11 Erwin McManus, Predigt »Nothing wasted«, VOUS Conference 2018, https://www.youtube.com/watch?v=EsTvXTUBnKg.

dem Burnout glorifiziert und wieder herbeigesehnt.

Aber mehr und mehr habe ich eingesehen (und ich habe es auch schon an einigen Stellen dieses Buches gesagt), dass die Zeit vor dem Burnout eine Zeit der maßlosen Überforderung und Probleme war, in die ich nicht mehr zurück wollte. Ich habe daher entschieden: Ich will hier und jetzt leben und aus dem Erfahrungs-»Schatz« (!) schöpfen, den ich in den letzten Jahren gewonnen habe.

Und ich will ein Hoffnungsträger und Mutmacher sein für die Menschen, die gerade alle Hoffnung verloren haben. Ich will ein »verwundeter Heiler«, wie es Thomas Härry sagen würde[12], für Menschen sein, deren Wunden noch nicht verbunden sind und noch sehr schmerzen. Denn ich bin ein Beleg dafür, dass es berechtigte Hoffnung gibt, auch für hoffnungslose Zeiten. Denn ich glaube an einen Gott der Hoffnung, der mich versteht, der mich schätzt, der mich heilt und eine neue, wunderbare Zukunft für mich erschafft.

»Auch wenn es dir jetzt ganz schlecht geht. Irgendwann wird es wieder besser! Bestimmt!«[13]

12 Thomas Härry, Das Geheimnis deiner Stärke, S. 64 ff.

13 Dietmar Pfennighaus, Schick den Stress in die Wüste! Ein biblisches Entspannungsprogramm. Wie bereits im ersten Hauptteil unter »1 Der schleichende Weg ins Burnout« bei »Wegetappe 1 Tappen im Dunkeln!« gesagt: Trotz, dass ich das genannte Buch von Dietmar Pfennighaus später nochmals »gründlich« gelesen habe, habe ich diese (oder eine ähnliche) Aussage nicht mehr gefunden ...

Also, lieber Herr Pfennighaus, falls Sie mein Buch lesen sollten, dann sagen Sie mir doch bitte, ob diese Aussage nun wirklich in Ihrem Buch steht, ob ich sie einfach nur beim erneuten Lesen Ihres Buches übersehen habe ...

Dieser Satz von Dietmar Pfennighaus damals am Anfang meiner Krisenzeit hat mir enorm viel Mut gemacht. Ich wünsche mir sehr, dass das, was ich aus meinem Leben in diesem Buch niedergeschrieben habe, so ein »Lichtlein« ist, das den Hoffnungsfunken neu bei vielen »hoffnungs-losen« Menschen anzündet.

KAPITEL 18
KOMM MIT INS LAND DER HOFFNUNG, INS ABENTEUERLAND!

Ich habe einen großen Traum. Wie gesagt, ich bin ein »großer« Träumer! Ich träume von einem Ort, wo kaputte, kranke, »ausgebrannte« Menschen heil werden, voneinander geschiedene Menschen sich versöhnen, wo Blinde sehen, Taube hören, Stumme reden und Lahme gehen, wo Gefangene frei werden, Lastenträger ihre schwere Bürde loswerden, wo Traurige jubeln vor Freude, wo Hass der Liebe weicht. Wo wir endlich an der »Quelle« sind, aus der Hoffnung und Leben nur noch so sprudeln. Was für ein wundervoller Ort, was für ein Land voller Wunder und Abenteuer muss das sein!

Ich mag das Lied »Abenteuerland« von der Pop-Band »Pur«. Ich habe die gleichnamige CD von meiner Frau zum 30. Geburtstag geschenkt bekommen. Das Lied »Ein graues Haar« war wahrscheinlich der Grund dafür, dass ich die CD bekommen habe, denn kurz vor meinem Dreißigsten habe ich mit Schrecken meine ersten grauen Haare entdeckt (heute habe ich eher das Problem, keine nicht-grauen Haare zu finden). So sollte das Lied wahrscheinlich für mich eine Ermutigung sein, das mit dem grauen Haar nicht so schrecklich zu nehmen. »Es geht ja nicht nur dir so!« (So war wohl der O-Ton meiner Frau.) Aber nachdem ich bei meinem Geburtstag durch das Lied von Pur über den

Schrecken mit dem grauen Haar hinweg war, hat es mir das erste Lied auf der CD angetan: »Abenteuerland«[14].

Ich habe es schon als Kind geliebt, das Wort »Abenteuer«. Ich mochte immer schon Abenteuerromane (die Schatzinsel, die Abenteuer von Tom Sawyer und Huckleberry Finn, alle Bücher von Karl May, ...), Abenteuerfilme (In 80 Tagen um die Welt, Raumschiff Enterprise, ...), Abenteuergeschichten am Lagerfeuer (bei Freizeiten, Ausflügen, ...), abenteuerliche Biographien (von den Missionaren Hudson Taylor, Charles T. Studd, Jim Elliot, ...), ...

Natürlich war ich auch gerne bei abenteuerlichen Spielen dabei (Schnitzeljagd im Wald, New Games, ...) und habe manch einen abenteuerlichen Streich gespielt (z. B. bei einer Freizeit einen Sack voll Mist im Kleiderschrank der Mädchen deponiert und dann die Revanche der Mädchen erdulden müssen). Auch haben mich immer die Berichte von Missionaren interessiert, die von ihren coolen Erfahrungen in Afrika, Asien und der ganzen Welt erzählt haben.

Wenn ich das so schreibe, merke ich, dass ich als Junge und Jugendlicher wirklich das Abenteuer mochte, obwohl ich eigentlich in einem eher gutbürgerlichen, konservativen Elternhaus in Südbayern aufgewachsen bin und daher bis heute eher eine gewisse Zeit brauche, mich auf neue, abenteuerliche Situationen einzustellen.

Und trotzdem, ich mag das Abenteuer! Das sehe ich auch daran, dass ich schon mit 16 Jahren von Herzen »Ja« dazu

14 Wer will, kann sich hier die Originalversion anhören https://www.youtube.com/watch?v=oV38y2EPhlE.

gesagt habe, einmal als Missionar in einem fernen Land zu leben. Und noch heute stehe ich klar hinter diesem »Ja«, sogar mehr denn je!

Ich glaube, ich wollte immer schon gerne ein Abenteurer sein, mit »mehr Angst als Vaterlandsliebe«, aber immerhin! Ich wollte ein »Abenteurer Gottes« sein (so der gleichnamige Titel einer Biographie von Hudson Taylor), für sein Reich, und für IHN Dinge tun, die sonst keiner bereit ist zu tun, zu denken, zu erträumen. Diese Gabe hat mir Gott gegeben. Davon bin ich überzeugt!

Wenn es um Gottes Reich geht, geht es oft nicht mit »normalen«, »verständlichen« Dingen zu, es geht um Sachverhalte, Erlebnisse und Erfahrungen, die ich mit meinem Verstand oft nur schwer bis gar nicht erfassen kann, weil sie zu »wunderbar« sind. Manches kann ich verstandesmäßig klarer bekommen (z. B. wenn es um theologische Zusammenhänge in der Bibel geht), andere Dinge sprengen voll und ganz mein Vorstellungsvermögen (Wunder und Zeichen Gottes, Gott selbst, ...). Vor diesen Dingen kann ich nur staunend stehen bzw. ich kann mich nur anbetend vor Gott niederwerfen!

»Komm mit ins Abenteuerland!« Die Band Pur lädt uns mit ihrem Lied »Abenteuerland« dazu ein, einfach mit klarem Verstand gegen die Vernunft zu glauben, zu leben. Denn: »Der Eintritt kostet den Verstand!« Der Eintritt in dieses Land voller Abenteuer, Wunder und Hoffnung kostet mich etwas, nämlich meinen so oft geliebten Verstand!

Das ist auch bei Gottes Reich so: Der Eintritt in diese neue, wunderbare Welt kostet uns unseren allzu erwachsen gewordenen Verstand. Kinder nehmen dieses Land mit klarerem Verstand, mit einem offenen Blick wahr. Sie haben keine Probleme damit, sich mit ihrer kindlichen Phantasie die Wunder Gottes in SEINER wunderbaren Welt vorzustellen, ja sie geradezu zu sehen in Farbe und 3D!

Jesus, der Sohn Gottes, hat dazu einmal gesagt:

> *»... Wahrlich, ich sage euch: Wenn ihr nicht umkehrt und werdet wie die Kinder, so werdet ihr nicht ins Himmelreich kommen.« (Matthäus 18,3)*

Wir brauchen den schlichten Glauben eines Kindes, um in dieses wunderbare Land der Hoffnung und Sehnsucht hineinzukommen.

Vielleicht müssen wir superschlauen und allzu allwissenden Erwachsenen unseren Verstand geradezu sprichwörtlich »an der Garderobe abgeben«, den Teil unseres Verstandes, der uns daran hindert, zu glauben wie ein Kind, so zutraulich, so echt, so anhänglich, so abhängig. Wer nicht dazu bereit ist, wird nicht in das herrliche Reich Gottes kommen und seine Wunder nicht sehen und erleben!

Im Lied von Pur heißt es: »Und ein kleiner Junge nimmt mich an der Hand ... « Lassen wir uns doch von den Kindern an die Hand nehmen und von ihrem Glauben anstecken: *»Komm, ich zeig dir was. Ich hab was sooo Cooles entdeckt. Das musst du uunbedingt sehen. Biiitte, kooomm doch!«*

Kinder können da manchmal ziemlich penetrant sein, wenn sie einem etwas unbedingt mitteilen wollen. Das brauchen wir Erwachsenen, vor allem, wenn es um das Abenteuerland schlechthin, um Gottes Reich geht!

Vor allem auch aus diesem Grund hat der hochgelehrte und hochgescheite Literaturprofessor C. S. (Clive Staples) Lewis Mitte des letzten Jahrhunderts die Fantasieromane »Die Chroniken von Narnia« geschrieben, Kinderbücher, in denen natürlich Kinder die Hauptrolle spielen und durch die er in kindgerechter Sprache und Ausdrucksweise die zentralen Aussagen des christlichen Glaubens verdeutlichen wollte. Die Kinder erleben in den sieben Narniabüchern spannende Abenteuer in zwei verschiedenen Welten, wobei sie aus ihrer eigenen Welt immer wieder in die Parallelwelt »Narnia« eintauchen ...

Für mich ist es wirklich überraschend, dass solch ein eher spröder Gelehrter, der zunächst lange Jahre Atheist war, bevor er Christ wurde, fähig war, eine »christliche« Kinderbuchserie zu schreiben, von der bislang mehr als 100 Millionen Exemplare verkauft wurden und die in 47 Sprachen übersetzt worden ist. Weltweit werden die sieben Bücher weiterhin von Kindern (und nicht nur von diesen) verschlungen und dienten sogar als Drehbuchvorlage für Kinoverfilmungen und als Inspiration für diverse Musikproduktionen (u. a. »The Roar of Love« von der christlichen Popgruppe »2nd Chapter of Act«).

C. S. Lewis stand bestimmt nie im Verdacht, ein intellektueller »Tiefflieger« gewesen zu sein. »Die Chroniken von Narnia« hat er mit einem klaren, messerscharfen Verstand geschrieben. Er war hier einfach nur ein Meister seines Faches, auch wenn es sich nur um Kinderliteratur handelt, nein, gerade deshalb, weil es sich um Bücher für

Kinder handelt!

Es ist einfach meisterhaft, wie er sich als über 50-jähriger Gelehrter, der die meiste Zeit seines Lebens als Single und ohne Kinder gelebt hat, in die Erlebniswelt eines Kindes hineinbegibt, sich in sie hineinfühlt, in sie hineintaucht und eine so spannende Phantasiewelt wie Narnia für Kinder entwickelt, die den Leser total in den Bann zieht, und nicht nur den jungen Leser.

So empfinde ich diese Kinderbuchserie wie eine Einladung von C. S. Lewis, wie ein Kind zu werden, neu wie ein Kind zu fühlen und zu glauben und sich kindlich vertrauend auf Gottes Welt einzulassen.

Und mich fasziniert und begeistert einfach immer wieder das Ende des siebten und letzten Bandes (»The last Battle«, »Der letzte Kampf«). Nachdem ich viele hundert Seiten der Chroniken verschlungen habe, steht da dann schließlich:

> *»Für sie (d. h. alle Kreaturen, die nun im ›wirklichen Narnia‹ leben) aber war es nur der Anfang der wahren Geschichte. Ihr ganzes Leben in dieser irdischen Welt und alle ihre Abenteuer in Narnia waren nur der Umschlag und das Titelblatt gewesen. Nun erst begannen sie das erste Kapitel der großen Geschichte, die noch keiner auf Erden gelesen hat, der Geschichte, die ewig weitergeht und in der jedes Kapitel besser ist als das vorangegangene.«*[15]

Ich träume weiter und denke an das Lied »Der Traum« von

15 C. S. Lewis, »Der letzte Kampf« bei Wikipedia https://de.wikipedia.org/wiki/Der_letzte_Kampf.

dem Gesangsduo »Arno und Andreas«.[16] Nur wenige werden es noch kennen, vor allem die aus der jüngeren Generation werden fragen: »Arno ... wer?« Allerdings waren die beiden, als ich noch jung war, »voll angesagt« in der christlichen Szene (ihr damaliger Keyboarder war übrigens Dieter Falk, den vielleicht noch einige kennen, u.a. als Produzenten von »Pur« und 2006 als Jurymitglied in der ProSieben-Sendung »Popstars«).

»Der Traum«. Ich habe dieses Lied schon eine gefühlte Ewigkeit nicht mehr gehört, und trotzdem habe ich es immer noch im Ohr, im Herzen, auch nach so vielen Jahren. Es ist ein irgendwie skurriles Lied über Gottes Welt und Wirklichkeit (zu finden auf der »Langarbeitsheftspielscheibe«, die wirklich so heißt!). Es startet so:

»Ich hatte einen irren Traum, wie nur ein Kind ihn hat. Ich lag im Rinnstein dieser Welt, sie schien wie eine Stadt. Doch plötzlich kam ein Karneval die Hauptstraße entlang, ein bunter Zirkus, hell und laut, mit Lachen und Gesang ... «

Der »Träumer« sieht eine ganz außergewöhnliche Gruppe von Menschen, die durch die Straßen dieser Welt zieht. Diese Menschen werden in ganz außergewöhnlicher Weise beschrieben (wie man Dinge nur in einem Traum ganz »unklar« und zugleich doch ganz klar sehen und beschreiben kann): Es sind befreite Sklaven, Krieger, Könige, Propheten, ... Es sind Menschen, die zum Volk Gottes des Alten Testa-

16 Arno und Andreas, »Der Traum« auf der »Langarbeitsheftspielscheibe«, Pila Music.

ments gehören. Sie tanzen voller Freude und Lachen durch die Jahrhunderte und erleben Gottes Wunder ...

Doch plötzlich sieht, spürt der »Träumer« etwas komplett Neues! Eine ganz neue Person kommt ins Spiel:

»... Doch was war das? Mir ging ein warmer Hauch durch Mark und Bein, das Allerschönste dieses Zugs bog in die Straße ein. Hell wie der Blitz, ein weißes Pferd, geführt von einer Frau. Der Reiter war so königlich, kein Wort beschreibt's genau. Das muss Gott bei den Menschen sein, die Liebe in Person! Kaum sah ich ihn, verschwand mein Druck aus Angst und Depression. Er ist der Herr der Welt, doch er versteht uns tief, das sang ein Missionar im Knast und schrieb's in einem Brief. Er strahlte Trost und Frieden aus, die Luft schien voll Musik. Ich sah die Wunden seiner Hand, da traf sich unser Blick. Der Reiter stieg herab, kam auf mich zu mit festem Schritt. Er zog mich hoch, umarmte mich und sagte: ›Komm doch mit!‹ ... «

»Der Allerschönste dieses Zugs« hält Einzug, biegt in die Straße ein. »Hell wie der Blitz«, ein königlicher »Reiter« auf einem weißen Pferd, voller unbeschreiblicher Macht und Majestät. Das kann nur Gott sein, Gott ist Mensch geworden, die »Liebe in Person«! Es ist der Heiland und »der Herr der Welt«, der die Menschen versteht. Er, der Wunden an seiner Hand hat, strahlt »Trost und Frieden« aus und bringt die Seele der Menschen zum Schwingen ...

ER sieht den »Träumer«, steigt von seinem Pferd und geht

auf ihn »mit festem Schritt« zu. ER zieht ihn heraus aus dem »Rinnstein dieser Welt«, stellt ihn auf die Beine, umarmt ihn und sagt:

»Komm doch mit!«

Und der »Träumer« geht mit, tanzt mit und lernt dabei ein neues, »hohes Lied« von Glaube, Liebe, Hoffnung, ein Lied der Freiheit und Hoffnung.

»... Wir tanzten aus der Stadt hinaus ins absolute Glück. Wir sangen dort ein neues Lied, doch dann sah ich zurück: Da sah ich meine Freunde unten auf der Straße stehen und merkte jetzt, die hatten unsern Zirkus nicht gesehen. Ich möchte schreien, da werd' ich wach, und plötzlich wird mir klar, dass dieser irre Traum wohl kaum ein irrer Traum nur war.«[17]

17 Hier der ganze Text von »Der Traum«:
»Ich hatte einen irren Traum, wie nur ein Kind ihn hat: Ich lag im Rinnstein dieser Welt, sie schien wie eine Stadt. Doch plötzlich kam ein Karneval die Hauptstraße entlang, ein bunter Zirkus, hell und laut, mit Lachen und Gesang. Als erstes kam ein Mädchen, die sang: ›Jetzt sind wir befreit!‹ Ihr Rücken war voll Striemen, voll Wüstensand ihr Kleid. Nur sieben Posaunisten spielten Jazzrock vor die Wand, und als die davon umfiel, rief man: ›Dies ist unser Land!‹ Ein König spielte Harfe und sang 150 Songs. 3.000 Jahre später noch sind das die Singalongs. Ich sah den schönsten Tempel aus Marmor, Gold und Holz. Ein wirklich weiser Dichter war darauf mächtig stolz. Dann tanzten ein paar Clowns daher im roten Morgenlicht, die sangen mir die Wahrheit ins Gesicht. Doch was war das?! Mir ging ein warmer Hauch durch Mark und Bein, das Allerschönste dieses Zugs bog in die Straße ein. Hell wie der Blitz, ein weißes Pferd, geführt von einer Frau. Der Reiter war so königlich, kein Wort beschreibt's genau. Das muss Gott bei den Menschen sein, die Liebe in Person! Kaum sah ich ihn, verschwand mein Druck aus Angst und

Das ist kein »irrer Traum«. Sondern Realität. Gottes Wirklichkeit! Gottes Welt, die mit seinem Sohn Jesus Christus angefangen hat. ER ist der »Allerschönste«, der königliche Reiter auf dem weißen Pferd, »die Liebe in Person«, der Heiland und der Herr der Welt, der uns Menschen versteht und uns Trost und Frieden gibt. ER ist der Sieger von Golgatha, der für uns gestorben und auferstanden ist, der uns durch seine Wunden heilt und uns ein neues Lied in den Mund gibt von Liebe, Glaube und Hoffnung, ein Lied der Freiheit, des Glücks, der Hoffnung!

ER lädt uns Menschen ein, mit IHM zu tanzen ...

Hier fange ich wieder zu träumen an.

Ich träume von Gottes Reich, das so voller Licht und Hoff-

Depression. Er ist der Herr der Welt, doch er versteht uns tief, das sang ein Missionar im Knast und schrieb's in einem Brief. Er strahlte Trost und Frieden aus, die Luft schien voll Musik. Ich sah die Wunden seiner Hand, da traf sich unser Blick. Der Reiter stieg herab, kam auf mich zu mit festem Schritt. Er zog mich hoch, umarmte mich und sagte ›Komm doch mit!‹ Doch auf dem Weg zu seinem Volk griff mich die Schlange an. Er packte sie und zeigte mir, wie man sie meiden kann. Wir lachten über Souvenirs aus einer bösen Zeit: Neurosen, Waffen, Alkohol, Stolz, Angst und Macht und Neid. Ich ging mit seinen Leuten, lernte dort ein ›hohes Lied‹ von Glaube, Liebe, Hoffnung, sah, wohin der Zirkus zieht. Wir tanzten aus der Stadt hinaus ins absolute Glück. Wir sangen dort ein neues Lied, doch dann sah ich zurück: Da sah ich meine Freunde unten auf der Straße stehen und merkte jetzt, die hatten unsern Zirkus nicht gesehen. Ich möchte schreien, da werd' ich wach, und plötzlich wird mir klar, dass dieser irre Traum wohl kaum ein irrer Traum nur war.«
Text: Andreas Malessa 1981. Melodie: Dieter Falk. Abdruck mit freundlicher Genehmigung.

nung ist! Ich habe IHN, den königlichen Reiter, vor meinem inneren Auge, der gesagt hat, dass mit ihm das Reich Gottes gebrochen ist, und der klipp und klar behauptet, dass mit seinem Kommen die hunderte von Jahren alte Prophetie Jesajas in Erfüllung gegangen ist:

»Blinde sehen und Lahme gehen, Aussätzige werden rein und Taube hören, Tote stehen auf und Armen wird das Evangelium gepredigt.« (Matthäus 11,5)

Das ist das Ende der »alten Leier«, ein »neues Lied« wird angestimmt. Denn ich habe die »Quelle aller Hoffnung, allen Lebens« gefunden. Ich habe Jesus Christus gefunden. ER erfüllt mein Leben mit Liebe, Glaube und auch Hoffnung! Was für eine Hoffnung für mein Leben und das Leben aller Menschen, hier, heute, jetzt!

»Komm doch mit!«

So lädt Jesus Christus uns Menschen auch heute noch zu sich ein. Zu einem Leben voller Liebe, Glaube, Hoffnung. Voller Licht und Wärme. Voller Zukunft!

Ich träume weiter von Gottes Reich und seiner neuen Welt, die dann, wenn Jesus Christus nochmal auf diese Erde zurückkommt, vollendet werden wird. Menschen »aus allen Stämmen und Sprachen und Völkern und Nationen«[18] wer-

18 Vgl. Offenbarung 5,9.

den in dieser neuen Welt dabei sein und ihren Platz finden.

Von dieser wunderbaren neuen Welt Gottes heißt es im letzten Kapitel der Offenbarung des Johannes:

> *»1 Und ich sah einen neuen Himmel und eine neue Erde; denn der erste Himmel und die erste Erde sind vergangen, und das Meer ist nicht mehr.*
> *2 Und ich sah die heilige Stadt, das neue Jerusalem, von Gott aus dem Himmel herabkommen, bereitet wie eine geschmückte Braut für ihren Mann.*
> *3 Und ich hörte eine große Stimme von dem Thron her, die sprach: Siehe da, die Hütte Gottes bei den Menschen! Und er wird bei ihnen wohnen, und sie werden seine Völker sein, und er selbst, Gott mit ihnen, wird ihr Gott sein; 4 und Gott wird abwischen alle Tränen von ihren Augen, und der Tod wird nicht mehr sein, noch Leid noch Geschrei noch Schmerz wird mehr sein; denn das Erste ist vergangen.*
> *5 Und der auf dem Thron saß, sprach: Siehe, ich mache alles neu! Und er spricht: Schreibe, denn diese Worte sind wahrhaftig und gewiss!« (Kap. 21, 1–5).*

Ja, Jesus, komm! Komm bald!

DANK

Mein Dank gilt ...

- zunächst meiner Frau Dorothea, die mich im Blick auf das Buchprojekt viele Jahre unterstützt, mir immer wieder Mut gemacht hat und mir mit viel Rat und Tat zur Seite stand,

- Jürgen, der mir viele Tipps und Ideen für die inhaltliche Gestaltung des Buches gegeben,

- Simon, Nadine und Kathrin von der Allianz-Mission, die mit viel Einsatz bei der Korrektur und äußeren Gestaltung des Buches mitgeholfen haben,

- David Neufeld, der mit seiner umfassenden professionellen Hilfe die Herausgabe des Buches ermöglicht hat,

- vor allem aber meinem Vater im Himmel, der mich geschaffen hat, mich liebt und mir in den dunklen Stunden meines Lebens immer wieder Sternstunden gegeben hat.

LITERATURVERZEICHNIS

Folgende Bücher haben mich im, durch und nach dem Burnout bewegt, belebt, begleitet und ermutigt. Daher zitiere ich sie an verschiedenen Stellen in diesem Buch bzw. weise auf sie hin.

- Beam, Christy Wilson: Miracles from Heaven, Piatkus Verlag, London, English Edition, Kindle Edition 2015; Deutscher Titel: »Himmelskind«, SCM Hänssler Verlag.
- Bergner, Dr. med. Thomas M. H.: Burnout-Prävention, Schattauer Verlag, Stuttgart, 3., unveränderter Nachdruck 2009.
- Bundesleitung und Arbeitskreis Seelsorge der FeG Deutschland (Herausgeber): Burnout. Eine Handreichung für Gemeinden im Bund FeG, Witten.
- Evangelische Bruder-Unität – Herrnhuter Brüdergemeine (Herausgeber), Die Losungen 2010, 280. Ausgabe, Friedrich Reinhardt Verlag, Lörrach/Basel, 2010.
- Grabe, Martin: Zeitkrankheit Burnout, Francke-Buchhandlung, Marburg, 3. Auflage 2008.
- Hardmeier, Roland: Nach wie viel BURN ist Mann OUT?, Brunnen Verlag, Basel, 2012.
- Härry, Thomas: Das Geheimnis deiner Stärke, SCM R.Brockhaus Verlag, Witten, 3. Auflage 2009.
- Härry, Thomas: Echt und Stark, Edition Aufatmen, SCM R.Brockhaus Verlag, Witten, 3. Auflage 2008.
- Härry, Thomas: Von der Kunst, sich selbst zu führen, ...

SCM Verlag, Witten, 3. Auflage 2015.
- Härry, Thomas: Lebensregeln finden, in: Aufatmen, Frühjahr 2011, SCM Verlag, Witten, 2011.
- Knoblauch, Jörg W., Johannes Hüger, Marcus Mockler: Dem Leben Richtung Geben, Campus Verlag, Frankfurt/M., 4. Auflage Taschenbuchauflage 11/2009.
- Lawhead, Stephen R.: Byzantium, HarperPrism, New York, first paperback printing August 1997.
- Lucado, Max: Das Haus Gottes: Im Vaterunser eine Heimat finden, SCM Verlag, Witten, 2010.
- Lüling, Christa und Dirk: Lastenträger – die verkannte Gabe, ASAPH Verlag, Lüdenscheid, 6., ergänzte Auflage 2010.
- Lütz, Manfred: Die Kunst, glücklich zu leben, in: Lebenslust, 1/2010, SCM Verlag, Witten, 2010.
- McManus, Erwin Raphael: The Way of the Warrior, WaterBrook, New York, Kindle Edition 2019.
- Pfennighaus, Dieter: Schick deinen Stress in die Wüste, R. Brockhaus Verlag, Wuppertal, 3. Auflage 2005.
- Schacht, Christopher: Mit 50 Euro um die Welt, adeo Verlag, Asslar, Kindle Edition, 1. Auflage Mai 2018.
- Story, Laura: Selbst wenn du mich vergisst, SCM Hänssler Verlag, Holzgerlingen, Kindle Edition, 2018.
- Stovall, Jim: The Ultimate Gift, David C Cook, Colorado Springs, First English Edition, Kindle Edition 2001.
- Stovall, Jim: The Ultimate Life, David C Cook, Colorado Springs, First English Edition, Kindle Edition 2007.
- Stovall, Jim: The Ultimate Journey, David C Cook, Colorado Springs,

First English Edition, Kindle Edition 2011.
- Von Witzleben, Ines und Aljoscha A. Schwarz: Endlich frei von Angst, Gräfe und Unzer Verlag, München, 5. Auflage 2009.
- Weber, Willy: Entdecke das Kind in dir!, R.Brockhaus Verlag, Wuppertal, 2005.
- Weber, Willy: Kraftquelle Aggression, R.Brockhaus Verlag, Wuppertal, 2007.
- Wilson, Bill: Christentum im Fadenkreuz, Metro Ministries Deutschland, Dortmund, 2005.
- Young, Sarah: Ich lass dich nicht allein, Gerth Medien, Asslar, 1. Auflage 2015.

Die in den Fußnoten angegeben Links zu Internetseiten wurden am 07.05.2021 überprüft.

IMPRESSUM

Die Deutsche Bibliothek verzeichnet diese Publikation in der Deutschen Nationalbibliografie; detaillierte bibliografische Daten sind im Internet über www.d-nb.de abrufbar

Soweit nicht anders angegeben, sind die verwendeten Bibelverse folgender Ausgabe entnommen:

Weiter wurden verwendet:

Umschlaggestaltung und Satz: Nadine Ortmann, Allianz-Mission e. V.
Umschlagabbildung: © Derkien / istockphoto.com
Herstellung: Edition Wortschatz

Edition Wortschatz, Sauerbruchstraße 16, 27478 Cuxhaven
ISBN 978-3-943362-73-2, Bestell-Nr. 588 973

www.edition-wortschatz.de